Dr. med. Dagmar Hauner
Prof. Dr. med. Hans Hauner

# Leichter durchs Leben

Ratgeber für Übergewichtige
Strategien zum langfristigen Abnehmen

W0195725

≡ **TRIAS** THIEME HIPPOKRATES ENKE

Anschrift der Autoren:
Dr. med. Dagmar Hauner
Prof. Dr. med. Hans Hauner
Jahnstraße 37
41464 Neuss

Umschlagzeichnung:
Cyclus · D+P Loenicker, Stuttgart

Textzeichnungen:
Friedrich Hartmann, Nagold

Lektorat:
Uta Spieldiener


Die Deutsche Bibliothek –
CIP-Einheitsaufnahme

Hauner, Dagmar:
Leichter durchs Leben: Ratgeber für
Übergewichtige; Strategien zum
langfristigen Abnehmen / Dagmar
Hauner; Hans Hauner. – Stuttgart:
TRIAS Thieme Hippokrates Enke,
1996
NE: Hauner, Hans:

© 1996 Georg Thieme Verlag,
Rüdigerstraße 14,
D-70469 Stuttgart
Printed in Germany
Satz: Gulde-Druck GmbH,
72070 Tübingen
Gesetzt auf CCS Textline
Herkules PRO
Druck: Parzeller GmbH & Co. KG,
Fulda

ISBN 3-89373-335-3

**Wichtiger Hinweis:**

Wie jede Wissenschaft ist die Medizin ständigen Entwicklungen unterworfen. Forschung und klinische Erfahrung erweitern unsere Erkenntnisse, insbesondere was Behandlung und medikamentöse Therapie anbelangt. Soweit in diesem Werk eine Dosierung oder eine Applikation erwähnt wird, darf der Leser zwar darauf vertrauen, daß Autoren, Herausgeber und Verlag große Sorgfalt darauf verwandt haben, daß diese Angabe **dem Wissensstand bei Fertigstellung des Werkes** entspricht. Für Angaben über Dosierungsanweisungen und Applikationsformen kann vom Verlag jedoch keine Gewähr übernommen werden. **Jeder Benutzer ist angehalten,** durch sorgfältige Prüfung der Beipackzettel der verwendeten Präparate und gegebenenfalls nach Konsultation eines Spezialisten festzustellen, ob die dort gegebene Empfehlung für Dosierungen oder die Beachtung von Kontraindikationen gegenüber der Angabe in diesem Buch abweicht. Eine solche Prüfung ist besonders wichtig bei selten verwendeten Präparaten oder solchen, die neu auf den Markt gebracht worden sind. **Jede Dosierung oder Applikation erfolgt auf eigene Gefahr des Benutzers.** Autoren und Verlag appellieren an jeden Benutzer, ihm etwa auffallende Ungenauigkeiten dem Verlag mitzuteilen.

## Die Behandlung des Übergewichts 84

# Vorwort

Übergewicht zählt heute zu den größten Gesundheitsproblemen. Fast jeder Betroffene leidet unter seinem Übergewicht und würde die überflüssigen Pfunde gerne loswerden. Unser Buch soll Ihnen helfen, mit Erfolg und auf Dauer Gewicht abzunehmen. Es soll aber auch den Schlanken unter Ihnen aufzeigen, wie Sie sich vor Übergewicht schützen können. Je früher Sie sich mit diesem Thema auseinandersetzen und je mehr Sie darüber wissen, desto besser werden Sie Übergewicht verhindern können.

Wir möchten Ihnen einen wissenschaftlich begründeten, aber dennoch leicht verständlichen Überblick zu Ursachen, Risiken und Behandlung des Übergewichts geben. Zuallererst sollen Sie erfahren, was man unter Übergewicht versteht, um dann selbst prüfen zu können, ob Sie zu dick sind. Wir beantworten Ihnen die Fragen:

- Welche Störungen und Krankheiten können als Folgen des Übergewichts auftreten, und worauf sollten Sie selbst achten?
- Was hält man heute für die Ursachen des Übergewichts? Welche Rolle spielen dabei Erbanlagen, Lebensweise, Familie und Umwelt? Welchen Einfluß haben psychische Faktoren?

Im Kapitel *Behandlung des Übergewichts* wollen wir Ihnen einige Grundkenntnisse in »Ernährungslehre« vermitteln und Ihnen ein langfristig angelegtes Ernährungskonzept empfehlen, das leicht durchführbar ist, kein übertriebenes Kalorienzählen in den Mittelpunkt stellt, und mit dem Sie ohne quälendes Hungergefühl dauerhaft abnehmen können. Wir möchten Ihnen aber auch die Vor- und Nachteile anderer Formen des Abnehmens vorstellen, Sie über Sinn und Unsinn einiger Diäten aufklären und verschiedene Programme zur Gewichtsabnahme besprechen.

Wie Sie sich ein gesundes Eßverhalten angewöhnen können, um auch auf lange Sicht weniger zu wiegen, wird ebenfalls mit vielen praktischen Hinweisen erläutert. Sie werden weiter erfahren, warum regelmäßige körperliche Bewegung so wichtig ist und welche Sportarten am besten geeignet sind. Schließlich möchten wir Sie darüber informieren, ob und welche Medikamente bei Übergewicht sinnvoll sind und wem eine Operation helfen kann.

Wir wollen auch nicht versäumen, auf spezielle Probleme einzugehen, wie *Übergewicht und Schwangerschaft* sowie *Übergewicht im Kindes- und Jugendalter*. Da Vorbeugen immer sinnvoller und leichter ist als Behandeln, wollen wir Ihnen zum Abschluß Vorschläge machen, wie Sie sich und Ihre Familie vor Übergewicht schützen können.

Dieser umfassende Überblick über die neuesten medizinischen Erkenntnisse zu Ursachen, Risiken und Behandlung von Übergewicht soll Sie letztendlich in die Lage versetzen, selbst entscheiden zu können, welche Methode für Sie am günstigsten ist. Selbstverständlich erspart Ihnen dies nicht, spezielle Fragen mit Ihrem Arzt zu besprechen. Es ist immer empfehlenswert, einen Arzt aufzusuchen, bevor Sie Gewicht abnehmen wollen. Er kann Ihnen am besten sagen, inwieweit Ihre Gesundheit durch das Übergewicht bedroht ist und ob medizinische Bedenken darüber bestehen, wie und wieviel Gewicht Sie abnehmen wollen.

Unser Buch wäre in dieser Form nicht möglich gewesen ohne den Rat und die Erfahrung zahlreicher Kollegen, die zu den besten Kennern des Übergewichtsproblems in Deutschland zählen. Unser herzlicher Dank gilt dabei Frau R. Frenz vom Institut für Ernährungsberatung und Diätetik der DGE, Düsseldorf, Herrn Prof. Dr. B. Husemann, Düsseldorf, Herrn Dr. M. Wabitsch, Ulm, Herrn Prof. Dr. J. G. Wechsler, München, und Herrn Prof. Dr. A. Wirth, Bad Rothenfelde, die uns wertvolle Ratschläge zu einzelnen Themen gegeben haben. Wir hatten außerdem das große Glück, daß uns ein äußerst engagiertes und kompetentes Verlagsteam zur Seite stand.

Möge Ihnen unser Buch viel Lesefreude, Anregung und Gewinn bringen!

Dr. med. Dagmar Hauner
Prof. Dr. med. Hans Hauner

# Was ist Übergewicht, und wie mißt man es?

Um die Frage beantworten zu können, müssen wir erst einmal definieren, was wir unter Übergewicht oder »zu-dick-sein« verstehen. In der Umgangssprache ist »zu-dick-sein« ein sehr dehnbarer Begriff und stark vom Zeitgeist und dem jeweils herrschenden Schönheitsideal abhängig. Zu allen Zeiten der Kulturgeschichte herrschten feste Vorstellungen von körperlicher Schönheit und Figurideal, dem die Menschen nacheiferten. Dafür gibt es zahlreiche Beispiele aus den verschiedensten Epochen, die wir Ihnen nicht vorenthalten wollen.

## Das Figurideal im Wandel der Zeit

Betrachten wir zunächst einmal eine der ältesten Abbildungen von Menschen überhaupt, die Gestalt der berühmten *Venus von Willendorf*, die aus der Altsteinzeit (27 000–19 000 v. Chr.) stammt und 1908 in Willendorf, Österreich, entdeckt wurde (Abb. 1). Ähnliche Frauenfiguren aus der gleichen Periode wurden in ganz Europa gefunden. Die üppige Gestalt mit übergroßen Brüsten und ausladenden Hüften und Oberschenkeln diente wohl als Symbol für Mütterlichkeit, Fruchtbarkeit, weibliche Macht und hatte wahrscheinlich auch eine gewisse pornographische Funktion. Sie spiegelt das damalige Frauenideal wider. Der Gegensatz zum heutigen Zeitgeschmack der westlichen Welt könnte kaum krasser sein.

Doch überspringen wir viele Jahrtausende und sehen uns im alten Griechenland um. Dort blühte eine hoch entwickelte Kultur, die neben geistigen Werten besonders die bildenden Künste pflegte. Die Bildhauer schufen Skulpturen von einzigartiger Schönheit, doch selbst die *Venus von Milo* hätte heute größte Schwierigkeiten, eine Anstellung als Model zu bekommen (Abb. 2). Denn die Antike huldigte einer eher üppigen Frauenschönheit, und die Venus würde heute wohl Kleidergröße 42–44 tragen und wäre damit chancenlos.

Die Idealfrau des *Mittelalters* mit ihrem knabenhaften Körperbau, den langen, schmalen Hüften und den kleinen Brüsten würde schon eher in unsere heutige Zeit passen (Abb. 3). In der *Barockzeit* wiederum galt eine fleischige, vollschlanke Figur als ausgesprochen schön (Abb. 4). Wer kennt nicht Gemälde von Rubens mit den so fülligen Frauenformen – die spindeldürre Twiggy der spätsechziger Jahre unseres Jahrhunderts wäre damals ein unscheinbares, verhungertes Mauerblümchen gewesen.

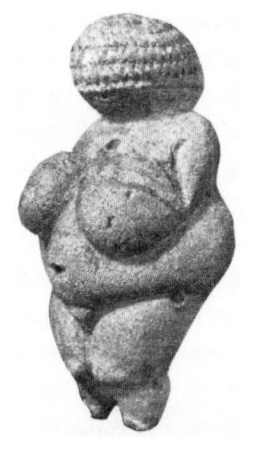

Abb. 1–5
1 Venus von Willendorf
  (27 000–19 000 v. Chr.)
2 Venus von Milo (2. Jh. v. Chr.)
3 Heilige Barbara
  (Tilman Riemenschneider, um 1500)
4 Rubensfigur der Barockzeit (um 1600)
5 Marilyn Monroe (50er Jahre)

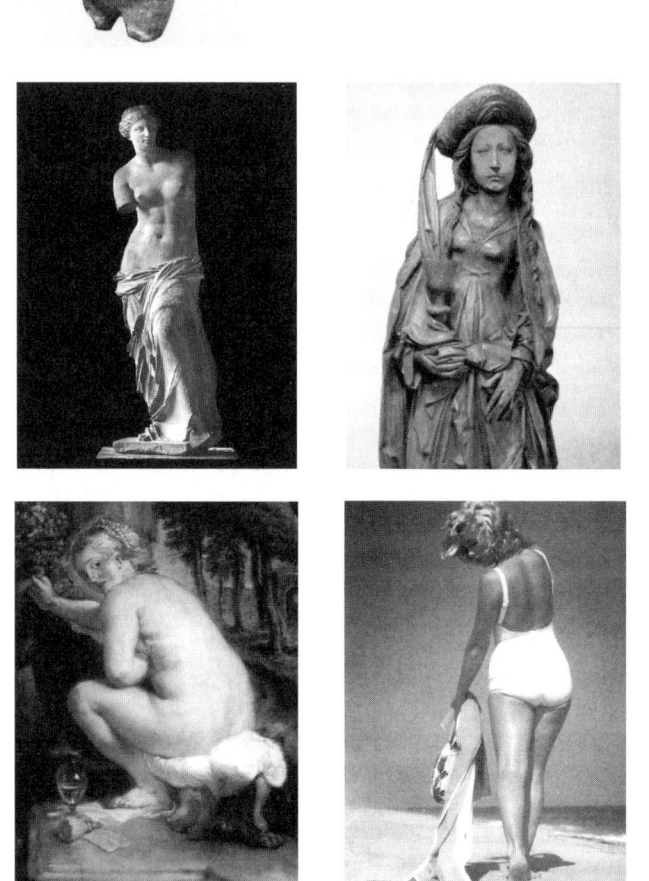

Auch das männliche Figurideal hat sich im Lauf der Menschheitsgeschichte immer wieder gewandelt: vom athletischen griechischen Apoll über den eher mageren mittelalterlichen Minnesänger, den kräftigen Rubens- und van Dyck-Typus bis zum schlanken, sportiven Mann der Gegenwart.

Das *heutige Schönheitsideal*, das stark durch Mode, Film, Fernsehen und Werbung bestimmt wird, zeigt ewig jung gebliebene und stets gut gelaunte Menschen, überschlanke Frauen und sportlich aktive Männer. Diese Schlankheitsbetonung bei den Frauen, verknüpft mit einem fast knabenhaften Aussehen, kam erstmals in den zwanziger Jahren zum Vorschein: fallender Rocksaum, Bubikopf, schmale Hüften, die Frau trägt Hosen, also »Männer-Kleidung«. Sicher hat die damals aufkommende Emanzipation der Frauen entscheidend dazu beigetragen, Mütterlichkeit und weibliche Formen im äußeren Erscheinungsbild weitgehend hintanzustellen. Die berufstätige, karriereorientierte Frau entwickelte nicht nur männliche Verhaltensweisen, sondern versteckte ihre Weiblichkeit, um in der männlich dominierten Berufswelt erfolgreich zu sein. Aber dies war noch nicht genug. Seit Ende des zweiten Weltkrieges wurde der ideale Frauenkörper immer dünner. Dies fällt sofort ins Auge, wenn man beispielsweise die Hauptdarstellerinnen von Spielfilmen aus den 50er Jahren mit heutigen Filmschauspielerinnen vergleicht (Abb. 5). Dieser Trend wurde in Schweden sogar wissenschaftlich untersucht und bestätigt: Im Zeitraum der letzten 30 Jahre sind die dortigen Schönheitsköniginnen ständig schlanker geworden. Eine andere Studie aus Kanada untersuchte die Proportionen des Playmates der Männerzeitschrift »Playboy« und stellte ebenfalls fest: Die Idealfrau magert tatsächlich immer mehr ab.

## Figurideal als Statussymbol

Schlankheit ist aber nicht nur als Symbol sexueller Attraktivität gefragt, sondern hat auch große Bedeutung für Ansehen und Stellung in der Gesellschaft. Folgende Einschätzung gilt als typisch für die westliche Welt: »Schlankheit ist in jedem Fall erstrebenswert. Jeder kann eine gertenschlanke Figur bekommen, er muß nur hart genug im Fitneß-Studio trainieren und beim Essen Disziplin zeigen.« Eine superschlanke Figur ist ein soziales Erkennungszeichen, ein Statussymbol der »Reichen und Schönen«, die über viel Geld und ausreichend Freizeit verfügen, um die schönen Dinge des Lebens zu genießen. »Zu-dick-sein« wird dagegen mit mangelnder Selbstbeherrschung, Versagen, fehlender sexueller Anziehungskraft und niedriger gesellschaftlicher Stellung gleichgesetzt.

Dieses schablonenhafte Denken vereinfacht das Problem nicht nur in nahezu sträflicher Weise, sondern verkennt völlig den Einfluß der Umgebung, in der Menschen aufwachsen. Denn auch heute gibt es eine ganze Reihe von anderen Kulturkreisen, in denen unser superschlankes Schönheitsideal keine Gültigkeit besitzt. In Mittel- und Südamerika, aber auch im vorderen Orient und in Afrika gibt es viele Völker, bei denen eine gewisse Leibesfülle als äußeres Zeichen für Wohlstand und Gesundheit angesehen wird und damit als schön und erstrebenswert gilt. Gewichtsverlust und Schlankheit bedeuten dagegen Einbuße an sexueller Attraktivität, sind ein äußeres Anzeichen von Krankheit und führen letztlich zum Verlust von gesellschaftlichem Ansehen. Diese Vorstellung ist selbst in der westlichen Welt noch viel stärker vorhanden, als wir manchmal wahrhaben wollen. Ein bekanntes Motto lautet: *Wer ordentlich Pfunde auf die Waage bringt, ist widerstandsfähiger gegen Krankheiten.*

Bei den meisten Stämmen der Ureinwohner Afrikas, Amerikas und der Pazifischen Inseln gilt dick sein sogar als schick. Die *Cherokee-Indianer* in Nordamerika haben beispielsweise die Vorstellung, daß bei einem erfolgreichen Mann der Bauch über den Gürtel hängen muß. Die *Havaisupai* im Südwesten der USA haben den Brauch, ihre Mädchen mit Erreichen der Pubertät regelrecht zu mästen. Unter Obhut einer wohlbeleibten Frau bekommen sie soviel zu essen, daß sie eine »ansprechende Körperfülle« erreichen. Um als schön zu gelten, sind dicke Arme und Beine unerläßlich. Bei den *Amhara*, die am Horn von Afrika beheimatet sind, werden schmale Hüften als häßlich angesehen und als »Hundehüften« bezeichnet, was eine ausgesprochene Beleidigung darstellt.

Etwas näher betrachten möchten wir in diesem Zusammenhang die »Hispanics«, die spanisch-sprechende Bevölkerung in den USA. Hier gilt eine dickere Figur als attraktiv und stellt auch gesellschaftlich keinen Nachteil dar. Die Schichtzugehörigkeit spielt dabei keine Rolle. Während in unserem Kulturkreis das Dicksein in den oberen Schichten im Gegensatz zu den unteren kaum toleriert wird, bewertet man bei den »Hispanics« die Leibesfülle in der Oberschicht genauso positiv. So wird bei der Frau nach der Heirat mit Wohlgefallen zur Kenntnis genommen, wenn sie an Gewicht zunimmt, denn dies beweist, daß sie eine gute Ehefrau, Mutter und Köchin ist und daß der Ehemann gut für die Familie sorgt.

## Körperfett ist notwendig

Das Fettgewebe ist über den ganzen Körper verteilt, der größte Teil (ca. 70–85%) befindet sich unter der Haut (Unterhautfettgewebe), weitere größere Fettansammlungen sind in der Bauchhöhle und in der Nierengegend zu finden. Für den menschlichen Körper ist das Fettgewebe sehr wichtig, ohne Fettgewebe ist der Mensch kaum lebensfähig.

Das Fettgewebe schützt die inneren Organe wie ein Puffer gegen äußere Einwirkungen, z. B. Prellungen oder Stöße. Außerdem bildet es eine Art Isolierschicht und verhindert einen unnötigen Wärmeverlust. Dies ist z. B. ein Grund dafür, daß schlanke Menschen oft schneller frieren und daß die Körpertemperatur bei Schlanken im kalten Wasser schneller absinkt als bei Übergewichtigen.

Die **Hauptaufgabe** des Fettgewebes ist aber, Nahrungsenergie in Form von Fett zu speichern und gleichsam als Vorratskeller des Körpers zu dienen. In üppigen Zeiten, wenn wir mehr Kalorien aufnehmen als wir verbrauchen, quillt der Vorratskeller bald über, unsere Fettmasse wächst. In schlechten Zeiten, wenn wir weniger zu essen haben als wir verbrauchen, schwindet der Vorrat im Keller, unsere Fettspeicher schmelzen. 1 kg Fettgewebe enthält rund 7000 Kilokalorien. Eine schlanke Person mit rund 15 kg Körperfett verfügt somit über ca. 100 000 Reservekalorien und wäre damit in der Lage, mehrere Wochen bis Monate mit wenig Nahrung oder sogar ohne Essen – allerdings nicht ohne Wasser – auszukommen.

Der menschliche Körper ist darauf programmiert, alle überschüssigen Kalorien langfristig in Form von Fett zu speichern. Dieses Verhalten ist überlebensnotwendig, wenn die Nahrungszufuhr nicht gesichert ist. Wird aber in einer Wohlstandsgesellschaft mit ständigem Nahrungsüberfluß sehr reichlich gegessen, dann führt dieser Mechanismus leicht zu Übergewicht.

Auch ist Fett für eine Reihe von Stoffwechselvorgängen unverzichtbar. Dazu sei kurz angemerkt, daß Fett in verschiedenen Arten, z. B. in Form von Fettsäuren, Triglyzeriden oder Cholesterin im Körpergewebe und im Blut vorkommt. Einzelne Fettsäuren haben eine langgestreckte, gerade Form, bei den Triglyzeriden sind jeweils 3 Fettsäuren zu einem »Päckchen« zusammengefaßt, und das Cholesterin ist ein kompaktes, vernetztes Gebilde. Im *Abwehr- oder Immunsystem* des Körpers spielen Fette ebenfalls eine wichtige Rolle. Fette sind somit für den geregelten Ablauf wichtiger Körperfunktionen unerläßlich. Fette sind neben ihrer Funktion als Energiespeicher auch für das Wachstum neuer Zellen und die Herstellung von Hormonen wichtig.

Das Fettgewebe ist gleichzeitig der größte *Cholesterinspeicher* des Menschen. Cholesterin kann zwar schädlich sein, wenn es in zu hoher Konzentration im Blut schwimmt und in die Gefäßwände eingelagert wird, es ist aber gleichzeitig ein lebenswichtiger Baustein für die Bildung der weiblichen und männlichen *Geschlechtshormone* (Östrogene und Androgene) sowie des lebensnotwendigen Streßhormons Cortisol. Auch die Gallensäuren, die in der Leber hergestellt werden, bestehen überwiegend aus Cholesterin.

Über Jahrtausende hinweg waren die Lebensbedingungen des Menschen sehr hart. Von regelmäßigen Hungersnöten geplagt und widrigen klimatischen Verhältnissen ausgesetzt, erwiesen sich ein gutes Fettpolster und eine gute Futterverwertung als großer Überlebensvorteil. Körperfülle signalisierte Wohlstand und galt bei Frauen als äußeres Merkmal für Fruchtbarkeit – selbst in Zeiten der Nahrungsknappheit. Interessant ist, daß gerade die Fettpolster in der Po- und Oberschenkelgegend in der späten Schwangerschaft und der Stillperiode die Ernährung des Kindes sicherstellen. Gesteuert von den Schwangerschaftshormonen geben die Fettzellen nur in dieser Zeit die gespeicherten Fette bereitwillig ab. Das neugeborene Kind wiederum lebt vorwiegend von den Fetten, die es über die Muttermilch erhält; erst nach einigen Monaten kann es seinen Stoffwechsel auf die Verbrennung von Kohlenhydraten umstellen. Obwohl früher »Dicksein« aus diesen Gründen als erstrebenswert galt, waren dennoch nur wenige Menschen tatsächlich übergewichtig.

## Was ist Übergewicht?

»Zu-dick-sein« bedeutet in der medizinischen Wissenschaft ein *Zuviel an Körperfett.* Ab einem bestimmten Übermaß scheint Körperfett für eine Reihe von Krankheiten anfällig zu machen und kann dann sogar die Lebenserwartung verkürzen.

Vereinfacht betrachtet setzt sich der menschliche Körper aus Fett (10–25%) und fettfreier Masse (75–85%) zusammen. Die fettfreie Masse besteht zum größten Teil aus Muskulatur, dann folgen die Knochen und das Organgewebe. Bei Frauen ist der Fettanteil (15–25%) größer als bei Männern (10–15%), da Frauen mehr Fett im Bereich von Brust, Gesäß und Oberschenkel sowie überall im Unterhautgewebe haben als Männer.

Beim »Dickerwerden« vermehrt sich vor allem die Fettmasse, in geringerem Umfang nimmt aber auch die fettfreie Masse zu (im Verhältnis 3:1). Bei einer Gewichtszunahme von 12 kg sind ca. 9 kg Fettgewebe und ca. 3 kg fettfreies Gewebe entstanden. Umgekehrt verringert sich bei Gewichts-

abnahme wieder vor allem die Fettmasse, aber eben auch das fettfreie Gewebe (im Verhältnis 2:1 bis 3:1), d. h. bei einer Gewichtsabnahme von 12 kg gehen ca. 8 bis 9 kg Fettgewebe, aber auch 3 bis 4 kg fettfreies Körpergewebe
verloren. Da das fettfreie Gewebe überwiegend aus Muskelmasse besteht,
schrumpft also bei jeder Gewichtsabnahme die Muskulatur.

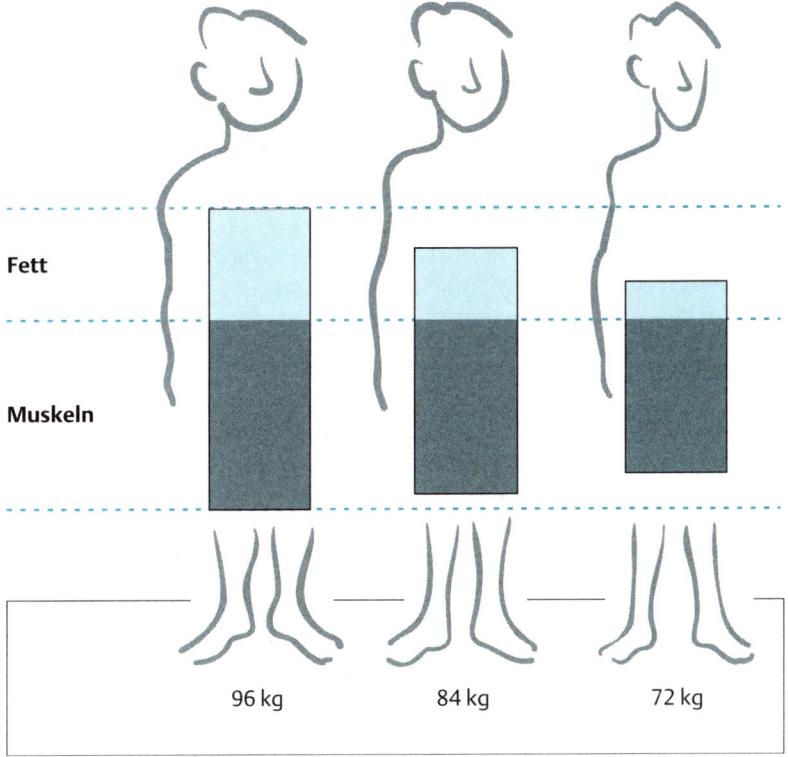

Fett

Muskeln

96 kg    84 kg    72 kg

Abb. 6    Bei Gewichtsabnahme verringert sich auch die Muskelmasse.

## So ermittelt man das Körperfett

Da sich eine Vermehrung des Körperfettes stets im Gewicht nieder-
schlägt, erhält man über die Messung des Körpergewichts auch eine zuverläs-
sige Aussage über die Körperfettmasse. Wer kennt nicht den morgendlichen
Gang zur Waage. Weil die Menschen unterschiedlich groß sind, muß allerdings
die Körpergröße berücksichtigt werden. Eigentlich müßte auch der Körperbau

beachtet werden, da dieser aber nicht einfach zu bestimmen ist, wird er außer acht gelassen. Statt dessen werden größere Gewichtsbereiche empfohlen, in denen auch die unterschiedlichen Körperbautypen zu ihrem Recht kommen.

In der Praxis haben sich zwei Formeln bewährt:

–  das Körpergewicht nach Broca und
–  der Körpermassenindex (Body-Mass-Index = BMI)

**Das Körpergewicht nach Broca**

Das Normal- oder Sollgewicht nach Broca wird so berechnet:

*Körpergröße in cm – 100 = Normal- oder Sollgewicht bei Männern. Bei Frauen werden von diesem Wert wegen des schlankeren Körperbaus noch 5 bis 10% abgezogen.*

Über- oder unterschreitet Ihr Gewicht den errechneten Wert um bis zu 10%, so liegen Sie noch im Normalbereich.

*Beispiele*

Herr M.:  Größe 184 cm, Gewicht 82 kg
184 – 100 = 84 kg = errechnetes Normal- oder Sollgewicht, sein Gewicht liegt also im Normalbereich.

Herr A.:  Größe 180 cm, Gewicht 100 kg
180 – 100 = 80 kg = errechnetes Normal- oder Sollgewicht, sein Gewicht liegt 20 kg oder 25% darüber, er ist also übergewichtig.

Frau S.:  Größe 175, Gewicht 88 kg, breiterer Körperbau
175 – 100 – 5% = 75 – 4 = 71 kg = errechnetes Normal- oder Sollgewicht, ihr Gewicht liegt um 17 kg oder 24% darüber, sie ist also übergewichtig.

Das Broca-Normalgewicht hängt stark von der Körpergröße ab; bei besonders großen oder sehr kleinen Menschen ist deshalb diese Berechnungsformel ungeeignet.

Das in der Vergangenheit vielzitierte »Idealgewicht« ist heute nicht mehr gültig. Man verstand darunter ein Gewicht, das 10% unterhalb des Normalgewichts lag. Eine amerikanische Lebensversicherungsgesellschaft (Metropolitan Life Insurance Company) hatte in den 60er Jahren Daten ihrer Versicherten ausgewertet. Dabei kristallisierte sich ein Körpergewicht heraus, das im Hinblick auf die Lebenserwartung besonders günstig zu sein schien, das sog. »Idealgewicht«. Neuere Untersuchungen zeigten aber, daß dieses Idealgewicht bestenfalls für junge Erwachsene stimmt, aber bereits ab einem Alter von 30 Jahren wahrscheinlich zu niedrig angesetzt ist.

Hinzu kommt, daß das »Idealgewicht« für Menschen mit breiterem Körperbau praktisch unerreichbar ist. Der Begriff »Idealgewicht« suggeriert darüber hinaus, daß jeder Mensch dieses Gewicht anstreben sollte und weckt damit einen falschen Ehrgeiz. Da das Idealgewicht nicht nur eine unrealistische, sondern auch unsinnige Größe ist und inzwischen genug Unheil angerichtet hat, sollte dieser Begriff besser gemieden werden.

### Körpermassenindex (Body-Mass-Index = BMI)

Der BMI wird aus Gewicht und Größe berechnet:

$$BMI = \frac{\text{Körpergewicht in Kilogramm}}{(\text{Körpergröße in Meter})^2}$$

Um Ihnen mühsames Ausrechnen zu ersparen, gibt es Tabellen oder sog. Nomogramme (Graphiken), wo Sie rasch Ihren BMI ablesen können. Auf der nächsten Seite finden Sie eine solche Tabelle und ein Nomogramm. Wenn Sie Ihre Größe und Ihr Gewicht wissen, können Sie damit Ihren Körpermassenindex ermitteln. Der Körpermassenindex eignet sich auch gut, um den Schweregrad des Übergewichts einteilen zu können.

**Tab. 1**      **Einteilung des Körpergewichts nach BMI**

| | | |
|---|---|---|
| BMI | < 20 | Untergewicht (bei Frauen unter 18 Jahren normal) |
| BMI | 20 – 24 | Normalgewicht |
| BMI | 25 – 29 | leichtes bis mäßiges Übergewicht |
| BMI | 30 – 39 | deutliches Übergewicht |
| BMI | ab 40 | sehr starkes Übergewicht |

*Beispiele:*

Herr F.: Größe 180, Gewicht 100 kg
       BMI = $100{:}(1{,}80)^2$ = 31, somit hat er deutliches Übergewicht.

Frau O.: Größe 165 cm, Gewicht 60 kg
       BMI = $60{:}(1{,}65)^2$ = 22, sie hat Normalgewicht.

Frau T.: Größe 175 cm, Gewicht 88 kg
       BMI = $88{:}(1{,}75)^2$ = 29, sie ist also mäßig übergewichtig.

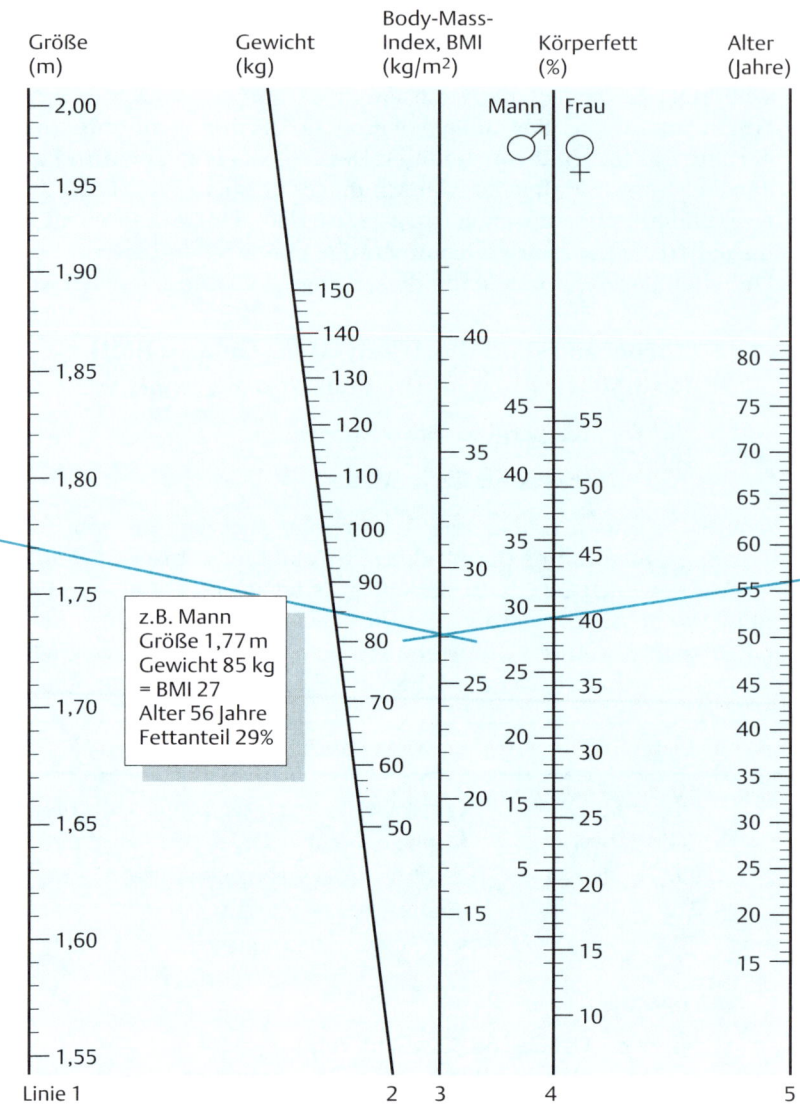

Abb. 7     Nomogramm. Um Ihren BMI zu ermitteln, verbinden Sie bitte mit einem Lineal Ihre
Größe (Linie 1) mit Ihrem Gewicht (Linie 2). Am Schnittpunkt mit Linie 3 können
Sie Ihren BMI ablesen. Wenn Sie zusätzlich Ihren Körperfettanteil abschätzen wollen, dann verbinden Sie Ihren BMI mit Ihrem Alter. Am Schnittpunkt mit Linie 4 erhalten Sie den ungefähren Körperfettanteil in Prozent (Geschlecht beachten!).

| Gewicht in kg | 1,50 | 1,52 | 1,54 | 1,56 | 1,58 | 1,60 | 1,62 | 1,64 | 1,66 | 1,68 | 1,70 | 1,72 | 1,74 | 1,76 | 1,78 | 1,80 | 1,82 | 1,84 | 1,86 | 1,88 | 1,90 | 1,92 | 1,94 | 1,96 | 1,98 | 2,00 | |
|---|---|---|---|---|---|---|---|---|---|---|---|---|---|---|---|---|---|---|---|---|---|---|---|---|---|---|---|
| 160 | 71 | 69 | 68 | 66 | 64 | 63 | 61 | 60 | 58 | 57 | 55 | 54 | 53 | 52 | 51 | 49 | 48 | 47 | 46 | 45 | 44 | 43 | 43 | 42 | 41 | 40 | ≥ 40 |
| 158 | 70 | 68 | 67 | 65 | 63 | 62 | 60 | 59 | 57 | 56 | 55 | 53 | 52 | 51 | 50 | 49 | 48 | 47 | 46 | 45 | 44 | 43 | 42 | 41 | 40 | 40 | sehr |
| 156 | 69 | 68 | 66 | 64 | 62 | 61 | 60 | 58 | 57 | 55 | 54 | 53 | 52 | 50 | 49 | 48 | 47 | 46 | 45 | 44 | 43 | 42 | 42 | 41 | 40 | 39 | starkes |
| 154 | 68 | 67 | 65 | 63 | 62 | 60 | 59 | 57 | 56 | 55 | 53 | 52 | 51 | 50 | 49 | 48 | 47 | 45 | 45 | 44 | 43 | 42 | 41 | 40 | 39 | 39 | Über- |
| 152 | 68 | 66 | 64 | 63 | 61 | 59 | 58 | 57 | 55 | 54 | 53 | 51 | 50 | 49 | 48 | 47 | 46 | 45 | 44 | 43 | 42 | 41 | 40 | 40 | 39 | 38 | gewicht |
| 150 | 67 | 65 | 63 | 62 | 60 | 59 | 57 | 56 | 54 | 53 | 52 | 51 | 50 | 48 | 47 | 46 | 45 | 44 | 43 | 42 | 41 | 40 | 39 | 38 | 38 | | |
| 148 | 66 | 64 | 63 | 61 | 59 | 58 | 57 | 55 | 54 | 53 | 51 | 50 | 49 | 48 | 47 | 46 | 45 | 44 | 43 | 42 | 41 | 40 | 39 | 39 | 38 | 37 | |
| 146 | 65 | 63 | 62 | 60 | 58 | 57 | 56 | 54 | 53 | 52 | 51 | 49 | 48 | 47 | 46 | 45 | 44 | 43 | 42 | 41 | 40 | 40 | 39 | 38 | 37 | 37 | |
| 144 | 64 | 62 | 61 | 59 | 58 | 56 | 55 | 54 | 52 | 51 | 50 | 49 | 48 | 47 | 45 | 44 | 44 | 43 | 42 | 41 | 40 | 39 | 38 | 38 | 37 | 36 | |
| 142 | 63 | 62 | 60 | 58 | 57 | 56 | 54 | 53 | 52 | 50 | 49 | 48 | 47 | 46 | 45 | 44 | 43 | 42 | 41 | 40 | 39 | 39 | 38 | 37 | 36 | 36 | |
| 140 | 62 | 61 | 59 | 58 | 56 | 55 | 53 | 52 | 51 | 50 | 48 | 47 | 46 | 45 | 44 | 43 | 42 | 41 | 41 | 40 | 39 | 38 | 37 | 37 | 36 | 35 | |
| 138 | 61 | 60 | 58 | 57 | 55 | 54 | 53 | 51 | 50 | 49 | 48 | 47 | 46 | 45 | 44 | 43 | 42 | 41 | 40 | 39 | 38 | 37 | 37 | 36 | 35 | 35 | 30-39 |
| 136 | 60 | 59 | 57 | 56 | 54 | 53 | 52 | 51 | 49 | 48 | 47 | 46 | 45 | 44 | 43 | 42 | 41 | 40 | 39 | 39 | 38 | 37 | 36 | 35 | 35 | 34 | deut- |
| 134 | 60 | 58 | 57 | 55 | 54 | 52 | 51 | 50 | 49 | 48 | 46 | 45 | 44 | 43 | 42 | 41 | 41 | 40 | 39 | 38 | 37 | 36 | 36 | 35 | 34 | 34 | liches |
| 132 | 59 | 57 | 56 | 54 | 53 | 52 | 50 | 49 | 48 | 47 | 46 | 45 | 44 | 43 | 42 | 41 | 40 | 39 | 38 | 37 | 36 | 36 | 35 | 34 | 34 | 33 | Über- |
| 130 | 58 | 56 | 55 | 54 | 52 | 51 | 50 | 48 | 47 | 46 | 45 | 44 | 43 | 42 | 41 | 40 | 39 | 38 | 38 | 37 | 36 | 35 | 35 | 34 | 33 | 33 | gewicht |
| 128 | 57 | 55 | 54 | 53 | 51 | 50 | 49 | 48 | 46 | 45 | 44 | 43 | 42 | 41 | 40 | 40 | 39 | 38 | 37 | 36 | 36 | 35 | 34 | 33 | 33 | 32 | |
| 126 | 56 | 55 | 53 | 52 | 50 | 49 | 48 | 47 | 46 | 44 | 43 | 42 | 41 | 40 | 39 | 38 | 38 | 37 | 36 | 35 | 35 | 34 | 34 | 33 | 32 | 32 | |
| 124 | 55 | 54 | 52 | 51 | 50 | 48 | 47 | 46 | 45 | 44 | 43 | 42 | 41 | 40 | 39 | 38 | 38 | 37 | 36 | 35 | 34 | 34 | 33 | 32 | 32 | 31 | |
| 122 | 54 | 53 | 52 | 50 | 49 | 48 | 47 | 45 | 44 | 43 | 42 | 41 | 40 | 39 | 39 | 38 | 37 | 36 | 35 | 35 | 34 | 33 | 33 | 32 | 31 | 31 | |
| 120 | 53 | 52 | 51 | 49 | 48 | 47 | 46 | 45 | 44 | 43 | 42 | 41 | 40 | 39 | 38 | 37 | 36 | 35 | 35 | 34 | 33 | 33 | 32 | 31 | 31 | 30 | |
| 118 | 52 | 51 | 50 | 48 | 47 | 46 | 45 | 44 | 43 | 42 | 41 | 40 | 39 | 38 | 37 | 36 | 35 | 35 | 34 | 33 | 33 | 32 | 31 | 31 | 30 | 30 | |
| 116 | 52 | 50 | 49 | 48 | 46 | 45 | 44 | 43 | 42 | 41 | 40 | 39 | 38 | 37 | 37 | 36 | 35 | 34 | 34 | 33 | 32 | 31 | 31 | 30 | 30 | 29 | |
| 114 | 51 | 49 | 48 | 47 | 46 | 45 | 44 | 42 | 41 | 40 | 40 | 39 | 38 | 37 | 36 | 35 | 34 | 34 | 33 | 32 | 32 | 31 | 30 | 30 | 29 | 29 | 25-29 |
| 112 | 50 | 49 | 47 | 46 | 45 | 44 | 43 | 42 | 41 | 40 | 39 | 38 | 37 | 36 | 35 | 35 | 34 | 33 | 32 | 32 | 31 | 30 | 30 | 29 | 29 | 28 | leichtes |
| 110 | 49 | 48 | 46 | 45 | 44 | 43 | 42 | 41 | 40 | 39 | 38 | 37 | 36 | 36 | 35 | 34 | 33 | 33 | 32 | 31 | 30 | 30 | 29 | 29 | 28 | 28 | bis |
| 108 | 48 | 47 | 46 | 44 | 43 | 42 | 41 | 40 | 39 | 38 | 37 | 37 | 36 | 35 | 34 | 33 | 33 | 32 | 31 | 31 | 30 | 29 | 29 | 28 | 28 | 27 | mäßiges |
| 106 | 47 | 46 | 45 | 44 | 42 | 41 | 40 | 39 | 38 | 37 | 36 | 35 | 34 | 33 | 33 | 32 | 31 | 31 | 30 | 29 | 29 | 28 | 28 | 27 | 27 | 26 | Über- |
| 104 | 46 | 45 | 44 | 43 | 42 | 41 | 40 | 39 | 38 | 37 | 36 | 35 | 34 | 34 | 33 | 32 | 31 | 31 | 30 | 29 | 29 | 28 | 28 | 27 | 27 | 26 | gewicht |
| 102 | 45 | 44 | 43 | 42 | 41 | 40 | 39 | 38 | 37 | 36 | 35 | 34 | 34 | 33 | 32 | 31 | 31 | 30 | 29 | 29 | 28 | 28 | 27 | 27 | 26 | 26 | |
| 100 | 44 | 43 | 42 | 41 | 40 | 39 | 38 | 37 | 36 | 35 | 34 | 33 | 33 | 32 | 32 | 31 | 30 | 30 | 29 | 28 | 28 | 27 | 27 | 26 | 26 | 25 | |
| 98 | 44 | 42 | 41 | 40 | 39 | 38 | 37 | 36 | 36 | 35 | 34 | 33 | 33 | 32 | 31 | 30 | 30 | 29 | 28 | 28 | 27 | 27 | 26 | 26 | 25 | 25 | |
| 96 | 43 | 42 | 40 | 39 | 38 | 37 | 37 | 36 | 35 | 34 | 33 | 32 | 32 | 31 | 30 | 30 | 29 | 28 | 28 | 27 | 27 | 26 | 26 | 25 | 24 | 24 | |
| 94 | 42 | 41 | 40 | 39 | 38 | 37 | 36 | 35 | 34 | 33 | 33 | 32 | 31 | 30 | 30 | 29 | 28 | 28 | 27 | 27 | 26 | 25 | 25 | 24 | 24 | 24 | |
| 92 | 41 | 40 | 39 | 38 | 37 | 36 | 35 | 34 | 33 | 33 | 32 | 31 | 30 | 30 | 29 | 28 | 28 | 27 | 27 | 26 | 25 | 25 | 24 | 24 | 23 | 23 | |
| 90 | 40 | 39 | 38 | 37 | 36 | 35 | 34 | 33 | 33 | 32 | 31 | 30 | 30 | 29 | 28 | 28 | 27 | 27 | 26 | 25 | 25 | 24 | 24 | 23 | 23 | 23 | |
| 88 | 39 | 38 | 37 | 36 | 35 | 34 | 34 | 33 | 32 | 31 | 30 | 30 | 29 | 28 | 28 | 27 | 27 | 26 | 25 | 25 | 24 | 24 | 23 | 23 | 22 | 22 | 20-24 |
| 86 | 38 | 37 | 36 | 35 | 34 | 33 | 33 | 32 | 31 | 30 | 29 | 28 | 28 | 27 | 27 | 26 | 25 | 25 | 24 | 24 | 23 | 23 | 22 | 22 | 21 | | Normal- |
| 84 | 37 | 36 | 35 | 35 | 34 | 33 | 32 | 31 | 30 | 30 | 29 | 28 | 28 | 27 | 27 | 26 | 25 | 25 | 24 | 24 | 23 | 23 | 22 | 22 | 21 | 21 | gewicht |
| 82 | 36 | 35 | 35 | 34 | 33 | 32 | 31 | 30 | 30 | 29 | 28 | 28 | 27 | 26 | 26 | 25 | 25 | 24 | 24 | 23 | 23 | 22 | 22 | 21 | 21 | 21 | |
| 80 | 36 | 35 | 34 | 33 | 32 | 31 | 30 | 30 | 29 | 28 | 28 | 27 | 26 | 26 | 25 | 25 | 24 | 24 | 23 | 23 | 22 | 22 | 21 | 21 | 20 | 20 | |
| 78 | 35 | 34 | 33 | 32 | 31 | 30 | 30 | 29 | 28 | 28 | 27 | 26 | 26 | 25 | 25 | 24 | 24 | 23 | 23 | 22 | 22 | 21 | 21 | 20 | 20 | 20 | |
| 76 | 34 | 33 | 32 | 31 | 30 | 30 | 29 | 28 | 28 | 27 | 26 | 26 | 25 | 25 | 24 | 23 | 23 | 22 | 22 | 22 | 21 | 21 | 20 | 20 | 19 | 19 | |
| 74 | 33 | 32 | 31 | 30 | 30 | 29 | 28 | 28 | 27 | 26 | 26 | 25 | 25 | 24 | 24 | 23 | 23 | 22 | 22 | 21 | 21 | 20 | 20 | 19 | 19 | 19 | |
| 72 | 32 | 31 | 30 | 30 | 29 | 28 | 27 | 27 | 26 | 26 | 25 | 24 | 24 | 23 | 23 | 22 | 22 | 21 | 21 | 20 | 20 | 20 | 19 | 19 | 18 | 18 | |
| 70 | 31 | 30 | 30 | 29 | 28 | 27 | 27 | 26 | 25 | 25 | 24 | 24 | 23 | 23 | 22 | 22 | 21 | 21 | 20 | 20 | 19 | 19 | 19 | 18 | 18 | 18 | |
| 68 | 30 | 29 | 29 | 28 | 27 | 27 | 26 | 25 | 25 | 24 | 24 | 23 | 22 | 22 | 21 | 21 | 20 | 20 | 19 | 19 | 18 | 18 | 18 | 17 | 17 | | |
| 66 | 29 | 29 | 28 | 27 | 27 | 26 | 25 | 25 | 24 | 24 | 23 | 22 | 22 | 21 | 21 | 20 | 19 | 19 | 19 | 18 | 18 | 18 | 18 | 17 | 17 | 17 | < 20 |
| 64 | 28 | 28 | 27 | 26 | 26 | 25 | 24 | 24 | 23 | 23 | 22 | 22 | 21 | 21 | 20 | 20 | 19 | 19 | 18 | 18 | 18 | 17 | 17 | 17 | 16 | 16 | Unter- |
| 62 | 28 | 27 | 26 | 25 | 25 | 24 | 24 | 23 | 22 | 22 | 21 | 21 | 20 | 20 | 19 | 19 | 18 | 18 | 18 | 17 | 17 | 16 | 16 | 16 | 16 | | gewicht |
| 60 | 27 | 26 | 25 | 25 | 24 | 23 | 23 | 22 | 22 | 21 | 21 | 20 | 20 | 19 | 19 | 18 | 18 | 18 | 17 | 17 | 16 | 16 | 16 | 15 | 15 | | |
| 58 | 26 | 25 | 24 | 24 | 23 | 23 | 22 | 22 | 21 | 21 | 20 | 20 | 19 | 19 | 18 | 18 | 18 | 17 | 17 | 16 | 16 | 16 | 15 | 15 | 15 | 15 | |
| 56 | 25 | 24 | 24 | 23 | 22 | 22 | 21 | 21 | 20 | 20 | 19 | 19 | 18 | 18 | 18 | 17 | 17 | 17 | 16 | 16 | 16 | 15 | 15 | 15 | 14 | 14 | |
| 54 | 24 | 23 | 23 | 22 | 21 | 21 | 20 | 20 | 19 | 19 | 18 | 18 | 17 | 17 | 16 | 16 | 16 | 15 | 15 | 15 | 14 | 14 | 14 | 14 | 13 | 13 | |
| 52 | 23 | 23 | 22 | 21 | 21 | 20 | 20 | 19 | 19 | 18 | 18 | 17 | 17 | 16 | 16 | 16 | 15 | 15 | 15 | 14 | 14 | 14 | 14 | 13 | 13 | | |
| 50 | 22 | 22 | 21 | 21 | 20 | 20 | 19 | 19 | 18 | 18 | 17 | 17 | 17 | 16 | 16 | 15 | 15 | 15 | 14 | 14 | 14 | 14 | 13 | 13 | 13 | 13 | |

Größe in Meter

Abb. 8 BMI-Tabelle. Am Kreuzungspunkt zwischen Ihrem Gewicht (Spalte) mit Ihrer Körpergröße (Linie) liegt Ihr Body-Mass-Index.

Der BMI hängt nicht so stark von der Körpergröße ab wie das Broca-Gewicht und ist damit ein genaueres Maß.

International setzt sich heute mehr und mehr der BMI durch, dennoch bleibt die Broca-Formel in ihrer Einfachheit unübertroffen. Nachfolgend sind noch einmal die wichtigsten Vor- und Nachteile beider Körpergewichtsmaße aufgelistet.

● Broca-Formel:

*Vorteile:* Leicht zu berechnen, anschaulicher Wert, bei durchschnittlicher Körpergröße ausreichende Aussagekraft, bei Gewichtsabnahme anschaulicher Verlauf.

*Nachteil:* Bei sehr großen und kleinen Menschen ungeeignet.

● BMI:

*Vorteile:* Leicht in Tabellen zu ermitteln, gutes Maß für das Körperfett, auch bei extremen Körpergrößen gute Aussagekraft, abgestufte Stadieneinteilung des Übergewichts ist möglich.

*Nachteile:* weniger anschaulich, bei Gewichtsabnahme nur größere Veränderungen ablesbar, kleine Erfolge weniger gut in Zahlen sichtbar.

Neben diesen beiden einfachen Körpergewichtsmaßen, die aber im Normalfall völlig ausreichend sind, gibt es verschiedene mehr oder weniger aufwendige Methoden, um die Körperfettmasse zu bestimmen. Die wichtigsten davon sollen kurz vorgestellt werden.

**Bioelektrische Impedanz-Analyse**

Dieses Meßprinzip beruht darauf, daß verschiedene Körpergewebe (z. B. Körperfettmasse, Muskulatur, Knochen) bei Stromdurchfluß unterschiedliche Widerstände aufbauen. Nach dem Anlegen von 4 Hautelektroden wird der Körper einem schwachen Wechselstrom (50 kHz, 800 µA) ausgesetzt. Aus den Widerstandsmessungen und anderen Größen läßt sich dann annäherungsweise die Körperfettmasse errechnen. Dieses Verfahren ist ohne Nebenwirkungen, die verwendeten Stromstärken sind gesundheitlich unbedenklich und nicht spürbar. Vorsicht ist allerdings bei Personen mit Herzschrittmachern geboten. Die Bioimpedanz-Analyse wird inzwischen in manchen Praxen zur Messung des Körperfettes angewandt. Vielleicht ist sie Ihnen schon einmal in einem Fitneß-Studio begegnet, wo sie sich großer Beliebtheit erfreut. Einschränkend muß aber erwähnt werden, daß die Meßergebnisse dieser Methode durch verschiedene Störfaktoren verfälscht werden können, so daß der Wert dieses Verfahrens nicht unumstritten ist. Am zuverlässigsten sind mehrere Messungen bei der gleichen Person über einen längeren Zeitraum. Zur Erfolgskontrolle beim Abnehmen ist diese Methode entbehrlich, sie kann allerdings bei manchen Menschen die Motivation fördern.

*Vorteile:* Genaues Maß für Körperfett, unabhängig von Körpergröße und Körperbau, kann die Motivation fördern.

*Nachteile:* Störfaktoren können Meßergebnisse verfälschen, es entstehen Kosten, für die Behandlung des Übergewichts nicht notwendig, Vorsicht bei Herzschrittmachern.

### Computertomographie

Die Computertomographie ist ein besonderes Röntgenverfahren, bei dem die Körperorgane und damit auch die Fettdepots schichtweise (wie beim Salamischneiden) sehr genau abgebildet werden können. Der Körper ist dazu meist in einer »Röhre«, die manchmal Platzangst auslöst. Die Computertomographie ist neben der Kernspintomographie die einzige Methode, bei der sich auch die Fettspeicher innerhalb der Bauchhöhle exakt darstellen lassen. Wegen der Strahlenbelastung ist sie aber für Routineuntersuchungen ungeeignet und bleibt wissenschaftlichen Fragestellungen vorbehalten.

*Vorteil:* Kann das gefährliche Bauchfett messen (s. S. 42).

*Nachteile:* Ungeeignet für Routine, da Strahlenbelastung, hohe Kosten.

### Ultraschall und Messung der Hautfaltendicke

Weitere Verfahren zur Erfassung des Körperfettgehaltes sind Ultraschall und Messung der Hautfaltendicke. Beide Methoden erlauben zwar nur eine Abschätzung der Unterhautfettschicht, dort befinden sich aber ca. 70–85% des gesamten Körperfettes. Bei Kindern hat sich die Hautfaltendickemessung als besonders günstig zur Abschätzung des Körperfettes erwiesen und wird daher auch heute noch eingesetzt. Dabei wird eine Hautfalte, z. B. am äußeren Oberarm, in eine »Meßzange« eingespannt und die Dicke festgestellt.

*Vorteil:* Einfache Methode im Kindesalter bei richtiger Meßtechnik

*Nachteile:* Bei Erwachsenen oft zu ungenau, da die Haut weniger fest ist; Messung nicht einfach durchzuführen.

Daneben gibt es weitere Methoden, mit denen die Körperdichte und damit indirekt (über komplizierte Formeln) der Körperfettanteil bestimmt werden kann, beispielsweise durch Unterwasserwägung oder das sog. DE-XA-Verfahren. Diese Techniken stehen aber nur in wenigen Einrichtungen zur Verfügung.

**Ist die Schätzung des Körperfettes mit dem bloßen Auge zuverlässig?**

Bei den meisten Menschen kann man bereits mit dem bloßen Auge gut erkennen, ob zuviel Körperfett vorhanden ist. Die Beurteilung nach dem äußeren Eindruck kann aber trügerisch sein. So erscheint eine Person mit stark entwickelter Muskulatur als dick (z. B. Bodybuilder), obwohl das Fettgewebe gar nicht vermehrt ist. Menschen mit stärkerem *(pyknischem)* Knochenbau wirken ebenfalls dicker als Menschen mit zierlichem *(asthenischem)* Körperbau. Außerdem schwankt die Bewertungsskala von »zu dick« und »normal« von Betrachter zu Betrachter und ist keineswegs objektiv. Daher ist es doch empfehlenswert, sich auf überprüfbare Meßmethoden zu verlassen.

## Ermitteln Sie selbst, ob Sie zu dick sind!

Berechnen Sie Ihr Körpergewicht nach der Broca- und nach der BMI-Methode oder lesen Sie es einfach aus der Tabelle auf Seite 25 ab! So können Sie selbst feststellen, ob Sie Normalgewicht haben, an der Grenze liegen oder übergewichtig sind und, wenn ja, wie ausgeprägt Ihr Übergewicht ist.

Das Körpergewicht läßt sich mit dem Körpermassenindex oder mit der Broca-Formel gut erfassen. Mit dem BMI läßt sich auch der Schweregrad des Übergewichts festlegen. Aufwendigere Methoden zur Messung des Körperfettes sind nur in Ausnahmefällen sinnvoll.

# Ist Übergewicht schädlich?

Das wünschenswerte Körpergewicht des Menschen sollte weniger eine Frage von Mode und Zeitgeschmack, sondern zuallererst eine Frage der Gesundheit sein. In vielen Untersuchungen wurden in den letzten Jahrzehnten die Zusammenhänge zwischen Übergewicht und bestimmten Krankheiten erforscht. Wir wissen heute sehr gut, daß Übergewicht die Gesundheit ernsthaft bedrohen kann. Je ausgeprägter das Übergewicht ist und je länger es besteht, desto häufiger muß mit gesundheitlichen Problemen gerechnet werden. Übergewicht ist aber nicht für jeden Menschen gleich schädlich. Entscheidend ist oft, ob zusätzliche Faktoren vorhanden sind, wie z. B. eine erbliche Belastung für die Zuckerkrankheit.

Meist entwickeln sich diese Gesundheitsstörungen schleichend über Jahre hinweg und werden deshalb über lange Zeit nicht bemerkt. Typisch ist auch, daß viele Beschwerden verharmlost werden, weil die Betroffenen sich nicht eingestehen wollen, daß ein Zusammenhang mit ihrem Übergewicht besteht. Ein gutes Beispiel dafür sind belastungsabhängige Schmerzen an der Wirbelsäule oder in den Kniegelenken. Natürlich scheuen sich Übergewichtige, darüber mit ihren Bekannten oder ihrem Arzt zu sprechen, weil sie die Antwort bereits im voraus kennen, nämlich: *»Essen Sie weniger«* oder *»Nehmen Sie endlich ab«.* Diesen Rat hören Übergewichtige gar nicht gerne.

Obwohl Übergewichtige rascher ermüden, beim Treppensteigen oft Atemnot haben und häufig unter Gelenkbeschwerden leiden, gewöhnen sie sich daran, solche Einschränkungen als Normalzustand anzusehen. Sie passen sich an, denn sie wollen nicht durch Eingeständnis dieser Beschwerden an ihr Übergewicht erinnert werden oder andere Menschen darauf aufmerksam machen.

Neben diesen subjektiven Beschwerden entwickeln sich bei Übergewicht auch andere *Gesundheitsprobleme* – oft symptomlos und von den Betroffenen unbemerkt –, die aber auf lange Sicht zu einer ernsten Gefahr für die Gesundheit werden können. Auf den nächsten Seiten sollen die wichtigsten Störungen näher beschrieben werden. Dabei wollen wir Ihnen verdeutlichen, daß viele unserer »Zivilisationskrankheiten« kein unbeeinflußbares Schicksal sind, sondern sehr eng mit unserer Lebensweise, insbesondere dem Übergewicht, in Verbindung stehen.

## ≡ Stoffwechselstörungen

### ≡ Zuckerkrankheit (Diabetes mellitus)

Die Zuckerkrankheit ist eine Stoffwechselstörung, die an erhöhten Blutzuckerwerten erkennbar ist. Während beim Gesunden die Blutzuckerwerte nüchtern um 80 mg/dl (also 80 mg in 100 ml Blut) liegen und nach einer Mahlzeit auf höchstens 140 mg/dl ansteigen, sind sie beim Diabetiker oft wesentlich höher. Die Höhe des Blutzuckers wird vom Hormon Insulin reguliert, das in der Bauchspeicheldrüse gebildet wird. Insulin schließt gleichsam einem Schlüssel die Körperzellen auf, damit sie Zucker aus dem Blut aufnehmen können, den sie dann zur Energiegewinnung »verbrennen«. Fehlt der Schlüssel, so steigt der Blutzuckerspiegel an.

Man unterscheidet 2 Hauptformen der Zuckerkrankheit, den Typ-I- und den Typ-II-Diabetes. Der *Typ-I-Diabetes*, früher auch jugendlicher Diabetes genannt, beginnt unabhängig vom Körpergewicht meist vor dem 35. Lebensjahr. Da die Bauchspeicheldrüse wenig oder kein Insulin mehr bildet, muß deshalb rasch Insulin gespritzt werden. Ganz anders verhält es sich mit dem *Typ-II- oder Erwachsenendiabetes*, der in der Regel erst nach dem 35. Lebensjahr und fast ausschließlich bei Übergewichtigen auftritt. Zwar liegt dieser Diabetesform immer eine erbliche Veranlagung zugrunde, meist kommt es aber erst durch Überernährung oder Übergewicht zum Ausbruch der Symptome. Beim Typ-II-Diabetes ist zu Beginn der Erkrankung sogar reichlich eigenes Insulin vorhanden, das aber nicht richtig wirkt, der Körper reagiert kaum auf das Insulin. Die verminderte Insulinempfindlichkeit des Körpers wird auch als Insulinresistenz bezeichnet. Wir wissen heute, daß Übergewicht diese Insulinresistenz auslöst bzw. verstärkt. Dieser Zusammenhang läßt sich besonders gut daran verdeutlichen, daß der Typ-II-Diabetes in der Nachkriegszeit, als bei knappem Nahrungsmittelangebot fast alle Menschen schlank bis untergewichtig waren, in Deutschland so gut wie verschwunden war. Erst als die Bundesbürger mit steigendem Wohlstand an Gewicht zulegten, tauchte diese Diabetesform wieder auf und ist heute eine »Volkskrankheit«. Man schätzt, daß dreieinhalb bis vier Millionen Deutsche, also knapp 5% der Bevölkerung, davon betroffen sind.

Obwohl das Risiko für den Typ-II-Diabetes selbst bei geringem Übergewicht deutlich ansteigt, wird nicht jeder Übergewichtige zwangsläufig zuckerkrank. Im Gegenteil, die meisten Übergewichtigen bleiben von dieser Krankheit verschont, denn gleichzeitig muß eine erbliche Störung der Bauchspeicheldrüse vorhanden sein, damit der Typ-II-Diabetes ausbrechen kann. Eine nicht erblich vorbelastete Bauchspeicheldrüse kann sich auf

Dauer an die Insulinresistenz anpassen und vermehrt Insulin bilden. Das Diabetesrisiko ist also bei Übergewichtigen besonders hoch, wenn bereits andere Familienmitglieder zuckerkrank sind.

Ein leicht bis mäßig erhöhter Blutzucker verursacht nur gelegentlich Beschwerden, z. B. in Form von gesteigertem Durstgefühl, Müdigkeit oder häufigem Wasserlassen. Erhöhte Blutzuckerwerte schädigen jedoch langfristig Blutgefäße und Nerven. Es kann dadurch zu Schäden an Nieren, Augenhintergrund (Sehstörungen), Herzkranzgefäßen (Herzinfarkt) und am Nervensystem (Taubheitsgefühl an den Füßen) kommen, um nur die wichtigsten Spätkomplikationen zu nennen. Daher ist eine konsequente Blutzuckersenkung und -einstellung, am besten durch Gewichtsabnahme und diabetesgerechte Ernährung, immer notwendig. Vor allem die Gewichtsabnahme sollte beim Typ-II-Diabetes die erste und wichtigste Behandlungsmaßnahme sein. Durch Begrenzung der Kalorienaufnahme und Gewichtsabnahme läßt sich fast immer eine nachhaltige Besserung oder sogar Normalisierung der Blutzuckerwerte erzielen. Oft genügt dafür bereits ein Gewichtsverlust von 5 bis 10 kg.

## Fettstoffwechselstörungen

Hinter diesem Begriff verbirgt sich eine Gruppe ganz unterschiedlicher Störungen des Fettstoffwechsels. Bei Übergewichtigen findet man typischerweise erhöhte Triglyzeridwerte im Blut und ein erniedrigtes HDL-Cholesterin. Das HDL-Cholesterin kann man auch als »gutes Cholesterin« bezeichnen, da es eine schützende Wirkung auf die Blutgefäße ausübt. Das »schlechte« LDL-Cholesterin ist normal bis leicht erhöht, so daß auch die Gesamtcholesterinwerte im Blut oft noch normal sind. Die mit dem Übergewicht verbundenen Veränderungen der Triglyzerid- und Cholesterinwerte (s. Kästchen) werden deshalb gefürchtet, weil sie die Entstehung von Durchblutungsstörungen, vor allem an den Herzkranzgefäßen, fördern. Dadurch steigt wiederum das Risiko, einen Herzinfarkt oder einen Schlaganfall zu erleiden (s. S. 34). Bei Übergewichtigen kommt das häufiger vor als bei schlanken Menschen. Vergrößerte Fettpolster bedeuten, daß von dort auch mehr Triglyzeride und Cholesterin in die Blutbahn abgegeben werden als beim Schlanken. Die vermehrt freigesetzten Triglyzeride stören außerdem den Leberstoffwechsel und die Zuckerverbrennung in der Muskulatur.

Zumindest leichte Erhöhungen der Triglyzeridkonzentrationen finden sich bei den meisten Menschen mit einem Körpermassenindex über 30.

Die wirksamste Behandlung von Fettstoffwechselstörungen besteht zweifellos wiederum darin, das Körpergewicht zu senken. Dadurch kommt es meist rasch zur erwünschten Besserung der Blutfette. Das »gute« HDL-Cholesterin kann zwar bei einer Diät vorübergehend sogar weiter abfallen, steigt aber danach (innerhalb weniger Wochen) über den Ausgangswert hinaus an.

### Wie hoch sollen die Blutfette sein?

Die Serumtriglyzeride müssen im Nüchternzustand gemessen werden. Sie sollten unter 150 mg/dl liegen. Der Gesamtcholesterinwert sollte idealerweise 200 mg/dl nicht überschreiten, wobei das »gute« HDL-Cholesterin bei Frauen höher als 55 mg/dl, bei Männern höher als 45 mg/dl sein sollte.

## Gicht

Ein erhöhter Harnsäurespiegel (über 6,5 mg/dl) im Blut kann zur Bildung von Harnsäurekristallen führen, die sich in Gelenken, Nieren und Knorpeln ablagern. Dieses Krankheitsbild wird als Gicht bezeichnet. Männer sind davon wesentlich häufiger betroffen als Frauen. Häufigste Ursache der Gicht ist eine erbliche Stoffwechselstörung, die aber in der Regel nur unterschwellig besteht und erst durch eine falsche Ernährung zum Ausbruch kommt. Alleine mit der erblichen Anlage kann man also bei richtiger Ernährung ein Leben lang ohne Gichtsymptome bleiben.

Ernährungsbedingte Mitursachen sind in erster Linie Übergewicht und Überernährung, aber auch purinreiche und fettreiche Kost sowie hoher Alkoholkonsum.

Purine sind Nahrungsbestandteile, die zu Harnsäure abgebaut und über den Harn ausgeschieden werden. Ist die Harnsäureausscheidung wie bei der Gicht gestört, dann sollten besonders purinreiche Lebensmittel gemieden werden. Hierzu zählen vor allem Innereien, manche Fischsorten (Bückling, Hering, Ölsardinen, Räucherlachs, Sprotten, Hummer, Krabben, Muscheln), aber auch einige Gemüsearten (Bohnen, Linsen, Erbsen, Anchovis).

Je höher der Harnsäurespiegel ist, desto wahrscheinlicher wird das Auftreten von Beschwerden (bei über 9 mg/dl fast 100%ige Wahrscheinlichkeit). Typische Beschwerden sind plötzliche starke Schmerzen, Schwellung und Rötung an Gelenken (meistens ist das Grundgelenk der großen Zehe betroffen) sowie schmerzhafte Koliken an Nieren und Harnwegen durch Harnsäuresteine.

Je nach Höhe des Harnsäurespiegels und Stärke der Beschwerden sind eine spezielle Diät und/oder Medikamente erforderlich. Wichtigste Behandlungsmaßnahme ist die Beseitigung von Übergewicht. Allein durch Gewichtsabnahme wird in vielen Fällen der Harnsäurespiegel gesenkt oder gar normalisiert, so daß man auf Medikamente verzichten kann und mit Diät allein auskommt. Im Rahmen von Reduktionsdiäten, z. B. Formula-Diäten (s. S. 171 ff.), fällt vorübergehend vermehrt Harnsäure an. Durch reichliches Trinken sollte diesem Anstieg und eventuellen Gichtanfällen bei Veranlagung vorgebeugt werden. Manchmal müssen vorübergehend harnsäuresenkende Medikamente eingenommen werden.

## Herz- und Kreislauferkrankungen

### Bluthochdruck (Hypertonie)

Ein erhöhter Blutdruck liegt immer dann vor, wenn wiederholt Werte über 160/95 mmHg gemessen werden. Bis 140/90 mmHg ist der Blutdruck normal, die Werte dazwischen entsprechen einem grenzwertigen Bluthochdruck, der regelmäßig kontrolliert werden sollte. Seltene **Ursachen** für Bluthochdruck sind Nierenerkrankungen oder Hormonstörungen. Meist läßt sich keine eigentliche Ursache für die Erkrankung finden, man spricht dann vom *essentiellen Bluthochdruck*. Diese bei weitem häufigste Hochdruckform ist erblich veranlagt, wird aber durch Übergewicht sowie durch hohen Alkoholkonsum und salzreiche Ernährung begünstigt. Eine besondere Rolle spielt wiederum das Übergewicht, da bei der Mehrzahl aller Hochdruckpatienten die Waage zuviel Gewicht anzeigt.

Häufige Beschwerden sind Kopfschmerzen, Müdigkeit, Schwindel, Sehstörungen. Doch ein hoher Blutdruck kann auch völlig symptomlos sein. Eine Behandlung ist aber trotzdem notwendig, da sonst Blutgefäße und Herz geschädigt werden, was schließlich zu Schlaganfall, Herzinfarkt, Herzbzw. Nierenschwäche sowie zu Augenschäden führen kann.

Wenn Sie Übergewicht haben, ist die Gewichtsabnahme der wichtigste Schritt zur Blutdrucknormalisierung. Jedes Kilogramm, das Sie verlieren, senkt Ihren Blutdruck um etwa 1–2 mmHg. In vielen Fällen normalisiert sich der Blutdruck nach Erreichen des Normalgewichts, oft bessert aber schon eine leichte bis mäßige Gewichtsabnahme die Blutdruckwerte ganz erheblich. Medikamente können dann reduziert oder ganz weggelassen werden.

Bei Bluthochdruck sollten Sie außerdem ihren *Kochsalzverbrauch* auf höchstens 5–6 Gramm pro Tag einschränken (bei heutiger Durchschnittskost nimmt man etwa 10–15 Gramm Kochsalz pro Tag auf). Dazu sollten Sie beim Kochen sparsam mit dem Salzstreuer umgehen und lieber zu schmackhaften frischen Kräutern greifen, auf das Nachsalzen bei Tisch verzichten und salzreiche Nahrungsmittel wie herzhafte Knabbereien, Fertiggerichte aller Art, geräucherte Lebensmittel, Gewürzmischungen etc. meiden. Achten Sie bei Ihrem Mineralwasser auf Natriumwerte unter 20 mg pro Liter.

Auf Alkohol sollten Sie möglichst verzichten, weil er nicht nur den Blutdruck steigert, sondern auch viele Kalorien enthält. Bohnenkaffee kann aber – sofern Sie keine Herzrhythmusstörungen haben – in mäßigen Mengen getrunken werden.

## Herzinfarkt und Schlaganfall

Herz-Kreislauf-Erkrankungen, die durch eine Gefäßverkalkung bedingt sind und zu Herzinfarkt und Schlaganfall führen können, stellen heute die häufigste Todesursache dar. Ihre Entstehung wird durch eine Reihe von *Risikofaktoren* begünstigt. Die bedeutsamsten davon sind die gerade beschriebenen Fettstoffwechselstörungen, der Bluthochdruck, die Zuckerkrankheit sowie das Rauchen. Abgesehen vom Rauchen finden sich diese Risikofaktoren bei Übergewichtigen wesentlich häufiger als bei schlanken Menschen. Es überrascht daher nicht, daß Übergewichtige häufiger einen Herzinfarkt oder Schlaganfall erleiden als Normalgewichtige.

Auch wer keine derartigen Risikofaktoren hat, ist allein durch sein Übergewicht stärker gefährdet, einen Herzinfarkt zu erleiden. Allerdings nimmt man an, daß es Jahrzehnte dauern kann, bis sich dieses erhöhte Herzinfarktrisiko, beispielsweise mit Schmerzen in der Brust, bemerkbar macht. Wenn aber der Ernstfall eintritt, dann scheinen Übergewichtige schlechtere Überlebenschancen zu haben als Schlanke. Als weiterer Nachteil kommt hinzu, daß lebensrettende Maßnahmen wie Herzkatheter, Aufdehnung verengter Herzkranzgefäße (PTCA) und Bypass-Operation am Herzen bei Übergewichtigen schwieriger und komplikationsträchtiger als bei Schlanken sind (s. S. 38).

## Herzschwäche (Herzinsuffizienz)

Je höher das Körpergewicht ist, desto mehr Pumparbeit muß der Herzmuskel leisten, da mit steigender Körperfülle die Blutmenge zunimmt und die Blutversorgung der Organe schwieriger wird. Daraus folgt eine ständig erhöhte Beanspruchung des Herzmuskels, was zu Herzvergrößerung und Herzschwäche führen kann. Vor allem bei extremem Übergewicht kann dadurch eine ausgeprägte Herzschwäche entstehen, die sich zu einer echten Lebensbedrohung verschlimmern kann. Auch dieses Problem läßt sich durch eine Gewichtsabnahme deutlich bessern.

## Venenleiden

Aufgabe der Venen ist es, sauerstoffarmes Blut zum Herzen zurückzutransportieren. Dafür besitzen sie *Klappen*, die wie Ventile wirken und verhindern, daß das Blut in die falsche Richtung, also abwärts, fließt. Wenn eine Klappe nicht mehr richtig schließt, dann staut sich das Blut in diesem Venenabschnitt, die betroffene Vene schwillt an und es entsteht eine sog. *Krampfader*. Von Venenleiden betroffen sind in erster Linie die Beinvenen.

Da sich die Venen im Unterhautfettgewebe zwischen Haut und Muskeln befinden, wird der Rücktransport des Blutes normalerweise durch Muskelbewegungen unterstützt. Wenn die Fettschicht zu dick ist, wird diese unterstützende Wirkung zu schwach. Außerdem werden die Venenklappen durch die Fettschicht auseinandergezogen, so daß sie nicht mehr richtig schließen. Aus diesem Grund beobachtet man bei Übergewicht häufiger Venenleiden (Krampfadern) als bei normalem Körpergewicht.

Häufige Beschwerden sind Spannungsgefühl und Schwellungen an Füßen und Beinen. Gefürchtete Folgen solcher Venenleiden sind schmerzhafte Entzündungen, die sich als gerötete Stellen zeigen, und Unterschenkelgeschwüre, das »offene Bein«, die schwierig zu behandeln sind und nur langsam abheilen. Schließlich können infolge des gestörten Blutrückflusses in den Venen auch Blutgerinnsel (Thrombosen) entstehen.

## Andere Folgen

### Gelenkerkrankungen

Im Laufe des Lebens kommt es bei vielen Menschen – bei dem einen früher, bei dem anderen später – zu *Verschleißerscheinungen* an den Gelenken. Im Gelenkbereich ist der Knochen von einer schützenden Knorpelschicht überzogen. Nutzt sich diese Knorpelschicht infolge des hohen Drucks, der auf ihr lastet, vorzeitig ab, dann wird auch der darunterliegende Knochen geschädigt, es entsteht eine sog. Arthrose. Besonders beansprucht – und daher besonders anfällig – sind Hüft-, Knie- und Knöchelgelenke, aber auch die Wirbelsäule wird mehr belastet. Häufige Beschwerden sind Schmerzen, Schwellungen und eingeschränkte Beweglichkeit der betroffenen Gelenke. Für eine Arthrose kommen zwar immer verschiedene Ursachen (z. B. Alter, Gicht, Rheuma, Entzündungen oder Fehlstellungen der Gelenke) in Betracht, aber zweifellos kann Übergewicht alleine eine Arthrose verursachen oder eine bereits bestehende verschlimmern. Gelenkbeschwerden sind bei Übergewichtigen die häufigste Ursache für Fehlen am Arbeitsplatz und vorzeitige Berentung.

*Gewichtsabnahme* führt zu einer deutlichen Entlastung der statischen Verhältnisse und verhindert ein weiteres Fortschreiten der Gelenkschädigung. Der Spruch »*Wer rastet, der rostet*« – trifft besonders für unsere Gelenke zu. Wenn Sie schlanker werden, steigt in der Regel Ihre körperliche Betätigung. Für die Gelenke ist eine regelmäßige Bewegung außerordentlich wichtig: zuviel schadet allerdings genauso wie zuwenig.

### Gallensteine

Die Gallenflüssigkeit wird von der Leber gebildet, in der Gallenblase gespeichert und »portionsweise« in den Zwölffingerdarm abgegeben. Sie wird vor allem für die Verdauung von Fett und die Aufnahme der fettlöslichen Vitamine A, D, K und E benötigt. Die Gallenflüssigkeit enthält Gallensäuren, Gallenfarbstoff (Bilirubin), Cholesterin und andere Fetteilchen.

Ändert sich die Zusammensetzung der Gallenflüssigkeit, z. B. wenn sie zuviel Cholesterin enthält, dann können Gallensteine entstehen, die wiederum leicht Entzündungen oder einen Stau in den Gallenabflußwegen auslösen können. Übergewicht sowie eine fettreiche und ballaststoffarme Ernährung begünstigen auf diese Weise die Entstehung von Gallensteinen. Besonders übergewichtige Frauen über 40 Jahren tragen ein erhöhtes Risiko für Gallensteinleiden.

Viele Menschen haben Gallensteine, ohne daß sie jemals Beschwerden bekommen. Wenn Symptome auftreten, dann können diese sehr unterschiedlich sein und von leichtem Druck- und Völlegefühl, kolikartigen Bauchschmerzen bis zu Gallenblasenschwellung und Gelbsucht reichen.

Durch Gewichtsabnahme und mit einer fettarmen, ballaststoffreichen Kost kann man erfolgreich vorbeugen. Allerdings sollten Sie nicht zuviel Pfunde auf einmal verlieren, denn eine zu rasche Gewichtsabnahme kann die Steinbildung ebenfalls fördern.

## Krebserkrankungen

Wissenschaftliche Untersuchungen haben gezeigt, daß die Ernährung bei der Entstehung bestimmter Krebserkrankungen eine ganz entscheidende Rolle spielen kann. Nach den Herz-Kreislauf-Erkrankungen sind Krebserkrankungen die zweithäufigste Todesursache in den westlichen Industrienationen. Übergewicht sowie eine fettreiche Nahrung erhöhen das Risiko bei Frauen für Dickdarmkrebs, Brustkrebs und Gebärmutterkrebs und bei Männern für Dickdarm- und Prostatakrebs. Allerdings ist das Krebsrisiko Übergewichtiger insgesamt nur mäßig erhöht.

## Schlafatemnot und verminderte Lungenbelüftung (Schlafapnoe- und Hypoventilationssyndrom)

Unter der Bezeichnung Schlafapnoe-Syndrom werden verschiedene Atmungsstörungen zusammengefaßt, die nur während des Schlafes auftreten und dabei die Sauerstoffversorgung des Körpers verschlechtern. Männer sind deutlich häufiger betroffen als Frauen, Schnarcher häufiger als Nichtschnarcher. Je höher das Körpergewicht ist, desto öfter kommt dieses Beschwerdebild vor, vermutlich u. a. weil Fettansammlungen im Halsbereich die Atemwege einengen und die Funktion von Lunge und Bronchien behindern. Auf diese Weise entsteht im Körper ein Sauerstoffmangel. Typisch für das Schlafapnoe-Syndrom sind ein unruhiger Nachtschlaf mit vielen kurzen Atempausen und als Folge eine übermäßige Müdigkeit während des Tages. Hinzu kommt, daß Menschen mit Schlafapnoe-Syndrom stärker durch Bluthochdruck und Herz-Kreislauf-Erkrankungen gefährdet sind.

Dem Hypoventilationssyndrom liegt eine Minderbelüftung in den unteren Lungenabschnitten zugrunde, weil auch dort Fettmassen die Atmung behindern. Diese Störung findet sich vorwiegend bei Menschen mit extremem Übergewicht. Die Betroffenen klagen darüber, daß sie tagsüber oft einnicken und fast nur im Sitzen schlafen können. Als Folge der Atemstörung ist die Haut oft bläulich verfärbt.

Wichtigste Behandlungsmaßnahme ist bei beiden Störungen die Gewichtsabnahme, da durch Verringerung der Fettmassen das Übel an der Wurzel gepackt wird. Beim Schlafapnoe-Syndrom wird mit Erfolg auch eine Überdruckbeatmung durch die Nase eingesetzt.

## Operations- und Unfallrisiko

Die meisten Operationen sind bei Übergewichtigen schwieriger durchzuführen und mit mehr Komplikationen belastet als bei Normalgewichtigen. So muß beispielsweise häufiger mit *Wundheilungsstörungen* und *Lungenentzündungen* gerechnet werden. Eine dicke Fettschicht vergrößert nämlich die Wundfläche, heilt daher nur langsam zu und behindert die Lunge beim Atmen.

Es kann daher passieren, daß Übergewichtige für bestimmte Operationen abgelehnt werden, wenn sie nicht bereit sind, vorher Gewicht abzunehmen. Man kann über die Berechtigung solcher Entscheidungen gewiß streiten, Tatsache ist jedoch, daß z. B. Herz- und Hüftgelenksoperationen bei Übergewichtigen besonders schwierig und komplikationsreich sind und die Langzeiterfolge ohne Beseitigung der Hauptursache, nämlich des Übergewichts, schlechter sind als bei Schlanken.

Im allgemeinen ist es günstig – sofern es sich nicht um eine Notoperation handelt –, vor einem chirurgischen Eingriff eine Gewichtsabnahme zu versuchen. Die Abnahmephase sollte dabei 1 bis 2 Wochen vor dem Operationstermin beendet werden.

In verschiedenen Untersuchungen wurde auch festgestellt, daß Übergewichtige häufiger Unfälle jeglicher Art erleiden als Normalgewichtige. Die naheliegende Erklärung ist, daß Übergewichtige weniger gut beweglich sind und daher in gefährlichen Situationen nicht rasch genug reagieren bzw. ausweichen können.

## Verminderte Lebenserwartung

Die zahlreichen gesundheitlichen Probleme, die das Übergewicht mit sich bringt, können letztendlich die Lebenserwartung verkürzen. Dies hängt natürlich ganz entscheidend davon ab, wie ausgeprägt das Übergewicht ist, wie lange es besteht und welche Begleiterkrankungen vorhanden sind. Abbildung 9 zeigt, daß die Sterblichkeit bis zu einem BMI von 30 nur geringfügig, darüber aber deutlich erhöht ist. Bei einem BMI über 40 muß mit einer erheblichen Verkürzung der Lebenserwartung gerechnet werden. In diese »Gewichtsklasse« gehört aber nur etwa jeder 100ste Erwachsene.

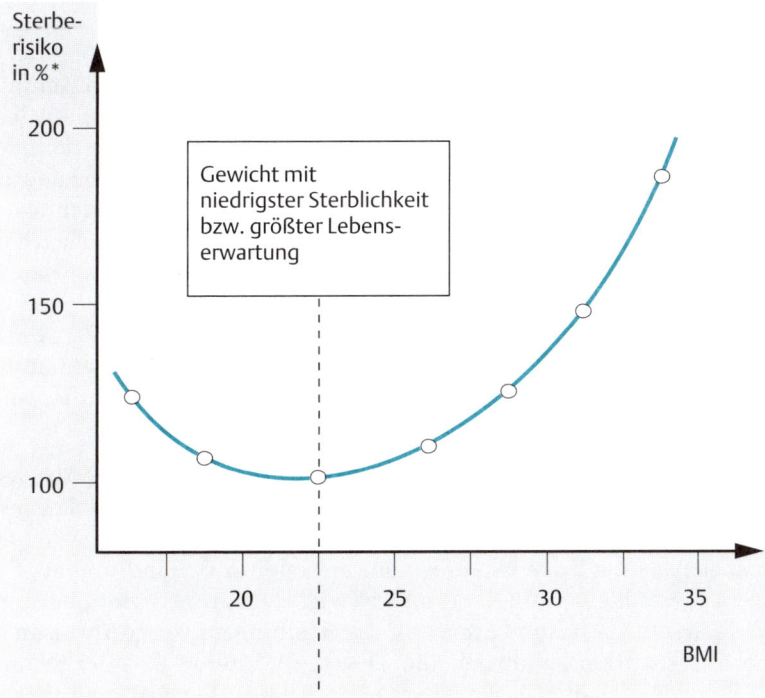

Abb. 9    Zusammenhang zwischen Übergewicht und Lebenserwartung

Das Risiko, daß die oben aufgeführten Krankheiten auch bei Ihnen auftreten, ist um so größer, je mehr Übergewicht Sie auf die Waage bringen und je länger Ihr Übergewicht besteht. Ab einem BMI von 30 (z. B. 80 kg bei 170 cm oder 98 kg bei 180 cm) müssen Sie auf längere Sicht eine Verkürzung Ihrer Lebenserwartung befürchten. Falls Sie nur mäßig übergewichtig sind und zu den Glücklichen ohne Gesundheitsprobleme gehören, können Sie sich nicht darauf verlassen, daß dies so bleibt, denn viele der Erkrankungen stellen sich erst mit einiger Zeitverzögerung ein. Sie sollten zumindest darauf achten, daß Sie nicht weiter zunehmen.

## Auf die Fettverteilung kommt es an

Inwieweit sich die geschilderten gesundheitlichen Komplikationen tatsächlich entwickeln, hängt aber nicht nur vom Ausmaß des Übergewichts, sondern ganz entscheidend auch von der Verteilung der überschüssigen Pfunde ab. In den letzten 15 Jahren zeigte sich immer deutlicher, daß Fett nicht gleich Fett ist. So weiß man heute, daß eine Gewichtszunahme im Gesäß- und Oberschenkelbereich weitaus weniger gefährlich ist als eine Fettvermehrung im Bauchraum. Menschen mit stamm- oder bauchbetonter Fettverteilung (*»Apfelform«*) leiden viel häufiger an Diabetes, Bluthochdruck, Fettstoffwechselstörungen oder Arteriosklerose als Menschen mit sog. hüftbetonter Fettverteilung (*»Birnenform«*). Die beiden Fettverteilungstypen, die in Abbildung 10 dargestellt sind, haben also bei gleichem Körpergewicht ein unterschiedliches Gesundheitsrisiko.

Da Männer viel eher zu einer stammbetonten Fettverteilung neigen als Frauen, ist ihre Gesundheit durch Übergewicht stärker bedroht. Paradoxerweise achten Männer aber weniger auf ihr Körpergewicht und begeben sich wegen ihres Übergewichts seltener in Behandlung als Frauen, obwohl es gerade bei ihnen besonders wichtig wäre. Es gibt aber auch etliche Frauen, die ein stammbetontes Fettverteilungsmuster aufweisen und damit ebenfalls stärker gefährdet sind. Dies trifft für etwa 20% der Frauen zu. Diese Frauen wirken von den Körperproportionen her fast männlich, nicht selten haben sie einen vermehrten Haarwuchs an für Frauen untypischen Stellen wie Kinn, Oberlippe, unterhalb des Nabels sowie an den Innenseiten der Oberschenkel.

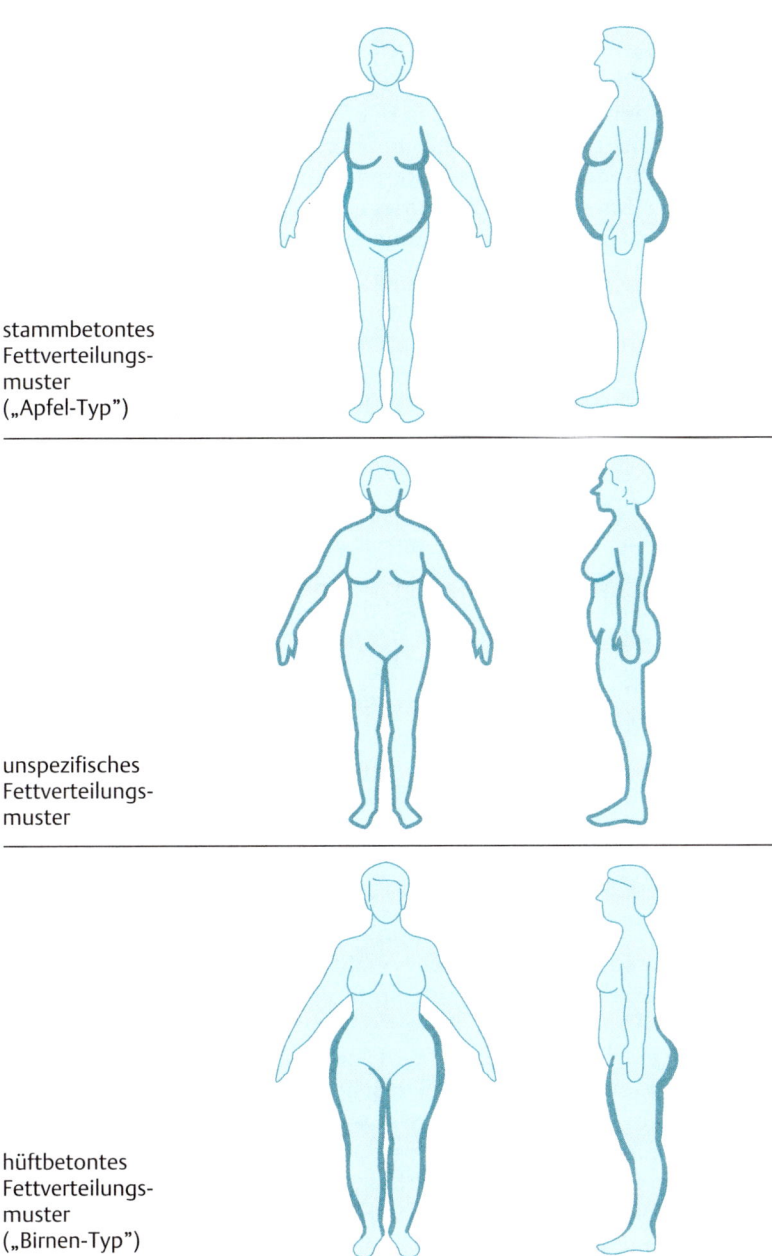

stammbetontes
Fettverteilungs-
muster
(„Apfel-Typ")

unspezifisches
Fettverteilungs-
muster

hüftbetontes
Fettverteilungs-
muster
(„Birnen-Typ")

Abb. 10    Fettverteilungsmuster

Die Fettverteilung sollte besonders bei mäßigem Übergewicht beachtet werden, weil beim Apfel-Typ schon früh Gesundheitsstörungen auftreten können und deshalb eine Behandlung empfohlen werden muß. Umgekehrt ist leichtes Übergewicht beim Birnen-Typ medizinisch oft unbedenklich, so daß dann zumindest keine dringende Notwendigkeit zu einer Gewichtsabnahme besteht. Besonders auffällig ist dieser Zusammenhang beim Diabetes: Zuckerkranke haben in der Regel eine Bauchfettsucht.

Das Fettverteilungsmuster ist zu einem großen Teil *erblich* festgelegt, und darauf kann man keinen Einfluß nehmen. Es gibt aber andererseits Verhaltensweisen, die das Fettverteilungsmuster verändern können. So fördert Rauchen, hoher Alkoholkonsum, Bewegungsmangel und ständiger Streß offensichtlich eine Fettablagerung im Bauchraum.

Auch mit dem *Älterwerden* kommt es zu einer langsamen Umverteilung der Fettpolster in Richtung Bauch. Besonders augenfällig ist dieses Phänomen bei der Frau. In den Wechseljahren, wenn die Bildung der weiblichen Geschlechtshormone in den Eierstöcken zurückgeht, kann man nämlich eine Veränderung der Fettverteilung zugunsten des Bauchfettes beobachten. Gleichzeitig verschlechtern sich einzelne Stoffwechselwerte wie Blutzucker und Blutfette. Heute nimmt man daher an, daß Fettverteilung und Stoffwechsel stark von den Geschlechtshormonen beeinflußt werden. Werden im Klimakterium und danach Hormonpräparate (weibliche Geschlechtshormone) eingenommen, was heute aus verschiedenen Gründen häufig empfohlen wird, dann kann man eine Vermehrung des Bauchfettes und die damit verbundenen Störungen weitgehend vermeiden.

## Warum ist das Bauchfett so gefährlich?

Zahlreiche Untersuchungen haben ergeben, daß der Stoffwechsel in den verschiedenen Fettdepots nicht gleich ist. Die Fettzellen in der Bauchhöhle unterscheiden sich in ihren Stoffwechseleigenschaften grundsätzlich von Fettzellen aus dem Hüft- und Oberschenkelbereich. Das Bauchfett ist auch viel stärker durchblutet und von Nervenfasern durchzogen. Bauchfettzellen können Fett daher viel rascher über das Blut aufnehmen und speichern, aber auch beim Fasten viel schneller freisetzen als Fettzellen aus anderen Regionen. Das ist auch der Grund, weswegen sich Gewichtsveränderungen hauptsächlich am Bauch bemerkbar machen. Heute nimmt man an, daß vergrößerte Fettdepots in der Bauchhöhle viele Stoffwechselvorgänge nachhaltig stören können. Dies dürfte die Hauptursache für die Stoffwechselstörungen bei Übergewicht sein, aus denen sich dann die im vorherigen Kapitel beschriebenen Gesundheitsstörungen ergeben können.

## Wie kann man die Fettverteilung messen?

Man kann zwar das Fettverteilungsmuster besonders bei Frauen oft mit einem Blick gut erkennen, zuverlässiger ist jedoch die Messung des Bauchumfangs. Dafür gibt es heute einfache und genaue Meßmethoden. Man benötigt im Grunde lediglich ein Maßband, das in jedem Haushalt vorhanden ist. Um immer an der gleichen Stelle zu messen und Ergebnisse auch vergleichen zu können, sollte man den *Taillenumfang* immer in der Mitte zwischen Beckenkamm und unterster Rippe bestimmen. Es empfiehlt sich, diese Stellen vorher mit einem Filzstift zu markieren. Dann kann man im Stehen das Maßband in Höhe der Markierung waagrecht um den Bauch führen und den Bauchumfang auf Zentimeter genau ablesen. Selbstverständlich darf man dabei den Bauch nicht »einziehen«, weil dann das Ergebnis verfälscht wird.

Um den unterschiedlichen Körperbau, der sich gut an der Breite der Hüften ablesen läßt, zu berücksichtigen, wird zusätzlich der größte *Hüftumfang* bestimmt. Aus den beiden Meßwerten kann man dann den sog. *Taille- / Hüft-Quotienten* bilden, der ein gutes Maß der Fettverteilung ist. Wo Sie genau messen, zeigt Ihnen Abbildung 11.

$$\text{Taille-/Hüft-Quotient (T/H-Quotient)} = \frac{\text{Körperumfang in Taillenhöhe}}{\text{Körperumfang in Hüfthöhe}}$$

Der Taille-/Hüft-Quotient sollte bei Männern kleiner als 1,0 und bei Frauen kleiner als 0,85 sein. Mit dem Älterwerden nimmt dieser Quotient leicht zu, sollte aber dennoch die genannten Grenzwerte nicht überschreiten. Ein Taillenumfang von über 100 cm ist bereits alleine ein ungünstiges Zeichen. In Abbildung 11 können Sie Ihren Taille-/Hüft-Quotienten rasch ablesen. Verbinden Sie den Skalenwert Ihres Taillenumfangs mit dem Wert Ihres gemessenen Hüftumfangs mit einem Lineal. Da, wo das Lineal die Skala des Taille-/Hüft-Quotienten schneidet, liegt Ihr spezifischer Wert. Üben Sie auch mit den beiden folgenden Beispielen.

*Beispiele:*

Herr M.: Taillenumfang 90 cm, Hüftumfang 100 cm; der Taille-/Hüft-Quotient beträgt 0,9 und ist damit günstig.

Frau B.: Taillenumfang 95 cm, Hüftumfang 100 cm; der Taille-/Hüft-Quotient beträgt 0,95 und ist damit ungünstig.

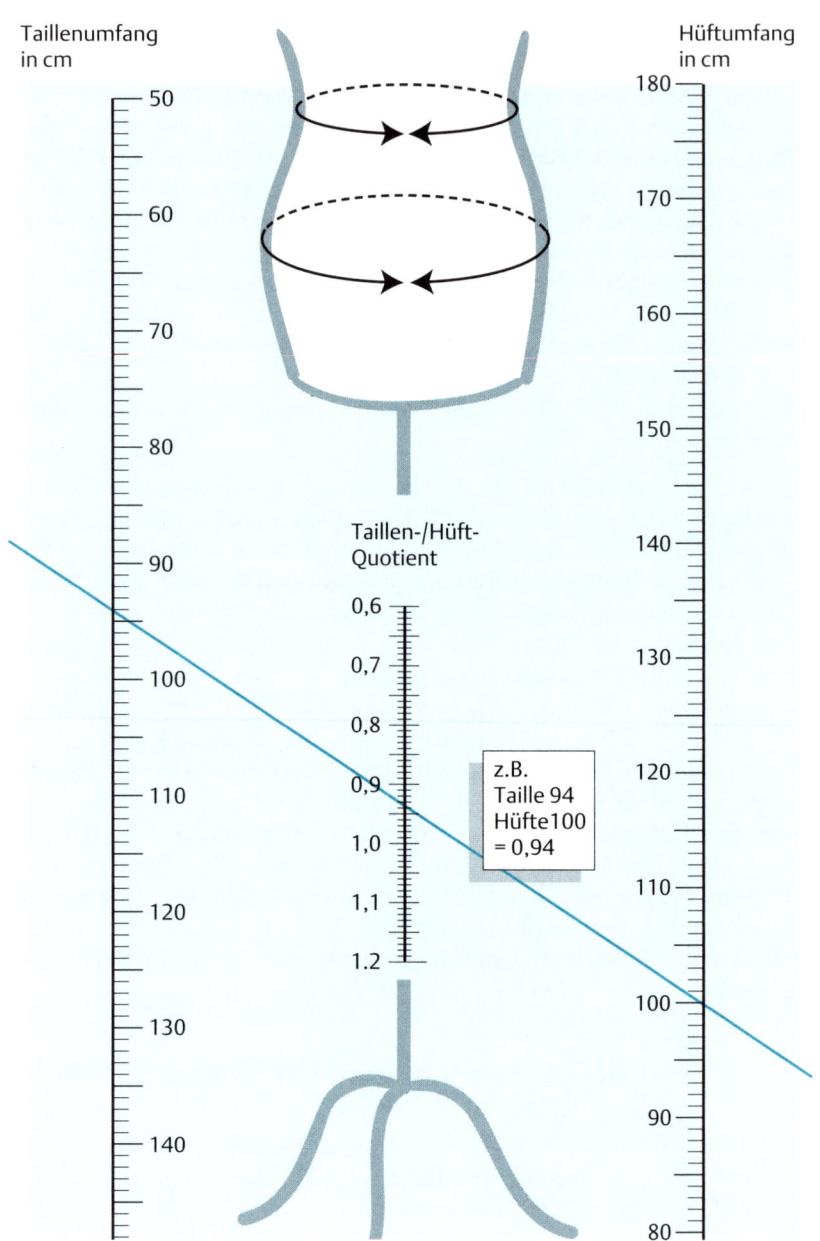

Taillenumfang
in cm

Hüftumfang
in cm

Taillen-/Hüft-
Quotient

z.B.
Taille 94
Hüfte100
= 0,94

Abb. 11    Lesen Sie Ihren Taille-/Hüft-Quotienten ab

Das Gesundheitsrisiko des Übergewichts hängt neben dem Ausmaß der überflüssigen Pfunde auch von der Verteilung der Fettdepots ab. Ein stammbetontes Fettverteilungsmuster (»Apfel-Form«) ist wesentlich häufiger mit Komplikationen verbunden als eine hüftbetonte Fettverteilung (»Birnen-Form«). Zur Erfassung der Körperfettverteilung genügt es, den Taille-/Hüft-Quotienten zu bestimmen.

## Gesellschaftliche Nachteile für Übergewichtige

Übergewicht ist für viele Betroffene mit einer Benachteiligung im alltäglichen Leben verbunden. Ständig wird in Mode, Film, Fernsehen und Werbung ein »super-ultra-schlankes« Körperbild vorgeführt. Dieses Schönheitsideal liegt weit unter dem, was man als Normalgewicht bezeichnen würde. Obwohl es schon für Schlanke schwierig ist, sich mit diesem spindeldürren Vorbild zu messen, so liegen für Übergewichtige Welten dazwischen. Nichtsdestotrotz hat sich unsere Gesellschaft auf dieses, für die meisten unerreichbare Ideal eingestellt und belohnt die Dünnen durch Anerkennung und bestraft die Dickeren durch Geringschätzung. Diese Wertung läuft oft im Unbewußten ab und wird gerne geleugnet, macht sich aber in fast allen Bereichen des täglichen Lebens mehr oder weniger deutlich bemerkbar.

So hat es der/die Übergewichtige bereits beim Kleiderkauf schwer, etwas Geeignetes oder gar Modisches zu finden. Denn die Mode orientiert sich fast ausschließlich an den überschlanken Mannequins. Noch bedenklicher aber ist, daß man – wie Umfragen gezeigt haben – dicken Menschen häufiger als schlanken schlechte Eigenschaften zutraut, wie z. B. Faulheit, Ungepflegtheit, niedrige Intelligenz, Häßlichkeit, Unbeholfenheit, Willensschwäche, um nur die übelsten zu nennen. Solche Einschätzungen sind beleidigend und entbehren jeder Grundlage. Es ist völlig unsinnig, den Charakter eines Menschen nach seinem Körpergewicht zu beurteilen. Aber sogar Kinder haben dieses Vorurteil bereits verinnerlicht: Bei einer Befragung von Sechsjährigen war das dicke Kind als Spielkamerad am allerwenigsten gefragt.

Auch in der *Berufswelt* werden Übergewichtige häufig benachteiligt. Untersuchungen aus den USA haben gezeigt, daß Dicke weniger verdienen als Schlanke: 1974 fanden sich unter den Besserverdienenden (Jahreseinkommen 25 000–50 000 US-Dollar) nur 9% Übergewichtige. Von den Befragten mit einem Jahreseinkommen von 10 000–20 000 US-Dollar hatten dagegen 39% Übergewicht. Gewitzte Statistiker haben daraus errechnet, daß jedes überzählige Pfund Fett den amerikanischen Arbeitnehmer rund 1000 Dollar pro Jahr kostet.

Auch bei der *Arbeitsplatzsuche* sind übergewichtige Bewerber Vorurteilen ausgesetzt: Bei einer Befragung amerikanischer Arbeitnehmer lehnten es 16% der Firmen kategorisch ab, Dicke einzustellen, und 44% würden Dicke nur »unter bestimmten Voraussetzungen« einstellen. Haben Übergewichtige ein festes Arbeitsverhältnis, dann müssen sie oft erkennen, daß ihre beruflichen Aufstiegschancen schlechter sind als die ihrer schlanken Mitstreiter. Dies bleibt natürlich den Betroffenen nicht verborgen und sie machen häufig unliebsame Erfahrungen wie z. B.: »*An meiner Arbeitsstelle tuscheln die Kollegen hinter meinem Rücken und gehen mir oft aus dem Weg*« oder »*Bei Besprechungen oder Verhandlungen werden meine schlanken Kollegen bevorzugt, ich werde nicht gerne vorgezeigt*«. Wie sehr Übergewichtige im Arbeitsleben benachteiligt sind, wird meistens unterschätzt, da dieses Thema in der Öffentlichkeit praktisch tabu ist. Bedauerlicherweise sind selbst Ärzte, Krankenschwestern/-pfleger und andere Beschäftigte im Gesundheitsdienst häufig nicht frei von Vorurteilen gegenüber ihren wohlbeleibten Patienten. Die Betroffenen spüren dies sehr wohl und fühlen sich nicht selten respektlos behandelt und zurückgesetzt. Diesen Vorwurf erhoben immerhin 80% der Übergewichtigen in einer amerikanischen Umfrage, und ähnliche Erfahrungen schildern Dicke auch hierzulande.

## Haben Übergewichtige mehr Partnerschaftsprobleme?

Übergewichtige Frauen und Männer fühlen sich häufig vom anderen Geschlecht weniger beachtet als schlanke Geschlechtsgenossen – was leider nicht selten auch den Tatsachen entspricht. Vor allem dickere Frauen sind bei der Partnersuche erheblichen Vorurteilen ausgesetzt. Daher ziehen sich Übergewichtige oft aus dem gesellschaftlichen Leben zurück und meiden Situationen, in denen sie allzuleicht Enttäuschungen erleben könnten, wie z. B. Tanzvergnügungen, Sportveranstaltungen, Partys etc. Damit nehmen sie sich aber selbst die Chance, Kontakte zu knüpfen und andere Menschen kennenzulernen. Auch wenn diese Angst oft unbegründet ist, benötigen Übergewichtige in solchen Situationen dennoch mehr Mut als Schlanke. So entwickelt sich leider manchmal ein Teufelskreis: Weil Übergewichtige eher mit Mißerfolgen rechnen und vielleicht auch häufiger solche einstecken müssen, sinkt ihr Mut und sie sind schließlich so verkrampft, daß die »Mißerfolgsrate« tatsächlich hoch ist.

Leben Übergewichtige in einer festen Partnerschaft, dann kann das Gewicht ebenfalls Anlaß für Konflikte sein. Wenn die Erwartungen des/der Partners/in nicht erfüllt werden, dann bleiben oft Anspielungen oder offene Kritik nicht aus und können sich zu einer Krise ausweiten. Nicht selten suchen Übergewichtige ärztlichen Rat oder sonstige Hilfe zur Gewichtsabnahme, weil damit der/die Partner/in zufriedengestellt werden soll. Dennoch ist Übergewicht in einer Partnerschaft eher selten das einzige oder entscheidende Thema bei Streitigkeiten. Häufig wird allerdings das Gewichtsproblem in den Vordergrund gerückt und andere, vielleicht gravierendere Streitpunkte bleiben verborgen. Entgegen der landläufigen Vorstellung sind Übergewichtige übrigens sexuell genauso aktiv und zufrieden wie schlanke Menschen. Selbstverständlich können übergewichtige Frauen genauso Kinder bekommen wie schlanke. Gleiches gilt für die Zeugungsfähigkeit übergewichtiger Männer.

# Die Ursachen des Übergewichts

*»Ich esse nicht mehr als meine Freundin, und die ist gertenschlank. Aber ich habe schon wieder 20 kg zuviel auf der Waage!«, »Ich esse jetzt schon bald gar nichts mehr und nehme trotzdem nicht ab!«.* Jeder kennt solche oder ähnliche Aussagen von Übergewichtigen, und der Volksmund spricht dabei gerne von guten und schlechten »Futterverwertern« oder von »Drüsenstörungen«. Was ist dran an der Behauptung, daß manche Menschen trotz »normaler« Essensmenge Gewicht zulegen, während andere Unmengen »verputzen« können und trotzdem rank und schlank bleiben?

## Ursachen, die im Körper selbst liegen

### Die Bedeutung der Vererbung

Unsere unterschiedliche Ausstattung mit Erbanlagen (Genen) spielt eine große Rolle bei der Entstehung von Übergewicht. Wissenschaftliche Untersuchungen der letzten 10–15 Jahre haben eindrucksvoll gezeigt, wie stark das Übergewicht durch die Vererbung beeinflußt wird. Mindestens zu einem Drittel (30–40%) soll das Erbgut an der Entstehung von Übergewicht schuld sein. Unsere Erbfaktoren legen z. B. den Energieverbrauch des Körpers zu einem gehörigen Anteil fest: Sie bestimmen vor allem, wie viele Kalorien der Körper im Ruhezustand verbrennt. Daneben gibt es Hinweise, daß Erbfaktoren auch unser Eßverhalten mitbestimmen. Alles in allem haben unsere Gene also ein gewaltiges Wörtchen mitzureden, ob wir zu einer gewissen Leibesfülle neigen oder nicht.

Studien mit Adoptivkindern und deren Familien sowie mit eineiigen und zweieiigen Zwillingen haben den starken Einfluß des Erbguts bewiesen. Adoptivkinder haben das gleiche Erbgut wie ihre leiblichen Eltern, jedoch häufig andere Umweltbedingungen. Mit ihren Adoptiveltern haben sie die Umwelt, nicht aber das Erbgut gemeinsam. Ähnlichkeiten zwischen Adoptivkindern und ihren leiblichen Eltern sind daher mit hoher Wahrscheinlichkeit erblich bedingt, Gemeinsamkeiten mit den Adoptiveltern gelten als weitgehend umweltbedingt. In Dänemark wurde vor einigen Jahren eine große Adoptionsstudie durchgeführt. Dort wurden junge Erwachsene untersucht, die bei Adoptiveltern aufgewachsen waren, und man wollte nun wissen, wem ihr Körpergewicht ähnlicher war: dem der Adoptiveltern oder dem der leiblichen Eltern. Das Ergebnis war eindeutig: Das Körpergewicht glich viel stärker dem der leiblichen Eltern, ganz besonders dem der leiblichen Mutter, als dem der Adoptiveltern.

Eineiige Zwillinge haben zu 100%, zweieiige Zwillinge ähnlich wie normale Geschwister nur zu 50% das gleiche Erbgut. Je nachdem, ob Zwillingspaare gemeinsam oder in verschiedenen Familien aufwachsen, sind die Umweltbedingungen gleich oder verschieden. So ist z. B. bei einem eineiigen Zwillingspaar, das in verschiedenen Familien aufwächst, das Erbgut gleich, aber die Umwelt verschieden. In einer großen Studie wurde nun das Körpergewicht von eineiigen Zwillingspärchen untersucht, die entweder zusammen oder in verschiedenen Familien aufgewachsen waren. Dabei fand man heraus, daß bei allen Zwillingen – ob zusammen oder getrennt groß geworden – das Gewicht zu etwa 70% übereinstimmte. Dies bedeutet ebenfalls, daß das Erbgut einen starken Einfluß auf die Gewichtsentwicklung hat. Bei einer ähnlichen Untersuchung an zweieiigen Zwillingen zeigte sich lediglich eine etwa 30%ige Übereinstimmung, was bei einem gemeinsamen Erbgut von 50% wiederum auf den Einfluß der Erbanlagen hinweist.

In einer kanadischen Untersuchung wurden 12 eineiige Zwillingspaare insgesamt 100 Tage lang überernährt. Sie erhielten zusätzlich zu ihrem normalen Kalorienbedarf täglich 1000 kcal und wurden dabei rund um die Uhr überwacht. Die Zwillingspaare nahmen jeweils etwa gleich viel an Gewicht zu, zwischen den verschiedenen Zwillingspaaren war die Gewichtszunahme aber sehr unterschiedlich. Sie schwankte während dieser 100 Tage zwischen 5 und fast 14 kg. Dieses Ergebnis ist so zu deuten, daß Menschen auf eine gleich große Kalorienaufnahme offensichtlich sehr unterschiedlich reagieren und daß die genetische Veranlagung großen Einfluß auf das Gewichtsverhalten bei Überernährung hat.

Sie könnten jetzt Ihr Übergewicht damit entschuldigen, daß es sozusagen Ihr Schicksal ist, ob Sie dick werden oder nicht, da die Erbanlagen ja vorgegeben sind und nicht verändert werden können. Diese Einstellung wäre aber falsch, da letztlich erst die Umwelt, also unsere Ernährung und Bewegungsaktivität, entscheidet, inwieweit die Erbanlagen zur Geltung kommen. Dies kann man daran erkennen, daß sich die Erbanlagen der Mitteleuropäer in den letzten Jahrzehnten gewiß nicht verändert haben. Dennoch ist es zu einer rasanten Zunahme des Übergewichtsproblems gekommen.

Ihre Erbanlagen bestimmen, ob Sie dick werden *können*. Letztlich entscheidet Ihre Umwelt aber, ob Sie *tatsächlich* dick werden und, wenn ja, wie dick Sie werden. Es liegt damit bei Ihnen selbst, ob Sie durch eine vernünftige Ernährungs- und Lebensweise auch bei »ungünstigen« Erbanlagen ihr Gewicht stabil halten. Sie können sozusagen Ihre Erbanlagen durch eine angepaßte Lebensweise im Zaum halten.

## Der Energiehaushalt des Körpers

Grundsätzlich kann es nur dann zu einer Gewichtszunahme kommen, wenn der Körper mehr Energie, d. h. mehr Nahrungskalorien aufnimmt als er verbraucht. Ein Kalorienüberschuß entsteht immer dann, wenn zuviel Energie zugeführt wird, zuwenig verbraucht wird oder beides zutrifft. Werden zu viele Kalorien gegessen, steigt zwar auch der Energieverbrauch geringfügig an, weil für die Nahrungsverwertung mehr Energie aufgewandt werden muß, dieser Effekt kann aber den Überschuß bestenfalls abmildern, keinesfalls ausgleichen. Jede Kalorie, die der Mensch ißt, wird ausgenutzt und geht in die »Energiebuchhaltung« ein.

Um zu verstehen, wie der Energiehaushalt das Körpergewicht beeinflußt, sollten Sie einige grundlegende Zusammenhänge kennen. Der Energieverbrauch des Menschen setzt sich im wesentlichen aus 3 Komponenten zusammen:

- *Grundumsatz (Ruheumsatz):* Darunter versteht man den Energieverbrauch im Ruhezustand. Diese Komponente ist der Hauptanteil und damit für 50 bis 70% des gesamten Energieverbrauchs verantwortlich.

- *Nahrungsabhängiger Verbrauch:* Damit ist der Energieaufwand gemeint, um die Nahrung aufzunehmen und zu verwerten. Diese Komponente macht etwa 10% des gesamten Energieverbrauchs aus. Beim Fasten entfällt dieser Faktor ganz oder ist stark vermindert, so daß der Energieverbrauch dadurch sinkt.

- *Bewegungsabhängiger Energieverbrauch:* Der Anteil dieser Komponente am Gesamtenergieverbrauch liegt zwischen 20 und 40%. Diese Komponente läßt sich als einziger von Ihnen selbst beeinflussen. Durch Veränderung der Bewegungsaktivität kann die Energiebilanz ins Positive wie ins Negative verschoben werden.

Abbildung 12 zeigt Ihnen nochmal die 3 Komponenten des Energieverbrauchs.

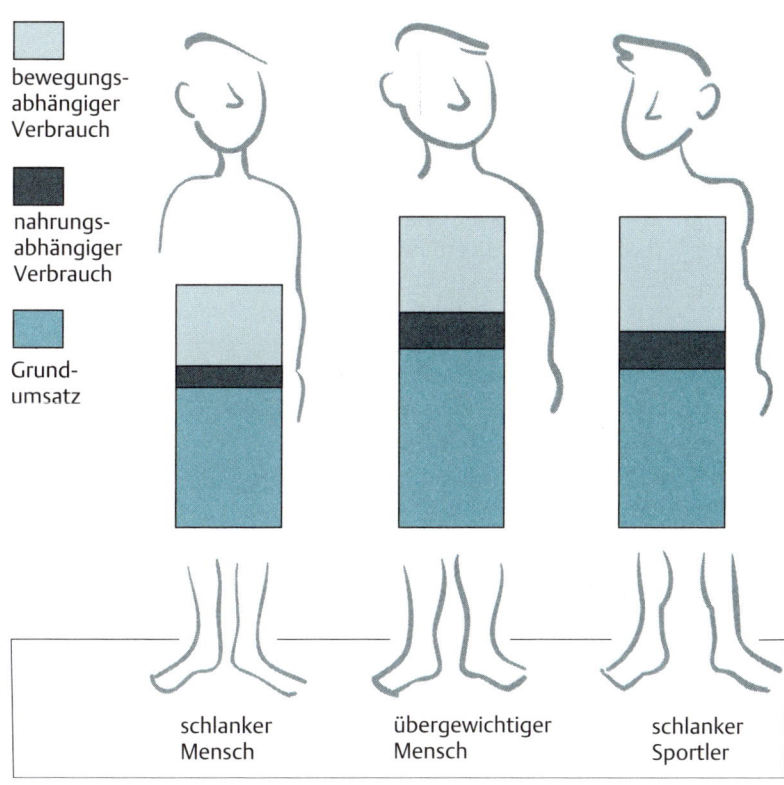

bewegungs-
abhängiger
Verbrauch

nahrungs-
abhängiger
Verbrauch

Grund-
umsatz

schlanker
Mensch

übergewichtiger
Mensch

schlanker
Sportler

Abb. 12    Komponenten des Energieverbrauchs beim Menschen

Die Höhe des *Grundumsatzes* hängt in erster Linie von der Muskelmasse ab, da die Muskulatur das größte Körperorgan ist und dort der Löwen-
anteil der Energie verbrannt wird. Da Männer mehr Muskelmasse haben als
Frauen, ist ihr Grundumsatz in der Regel etwas höher. Sportlich durchtrai-
nierte Athleten mit ausgeprägter Muskelmasse haben daher auch einen hohen Grundumsatz. Übergewichtige haben ebenfalls einen höheren Grundumsatz als Schlanke, da Übergewicht nicht nur aus einer Vermehrung der
Fettmasse besteht, sondern auch mit einer Zunahme von Muskelmasse einhergeht (s. Abb. 6, S. 21). Umgekehrt kommt es bei einer größeren Gewichtsabnahme immer zu einem Verlust an Muskelmasse, weswegen dann wiederum der Grundumsatz absinkt und ohne dauerhafte Beschränkung der Kalorienaufnahme eine erneute Gewichtszunahme begünstigt wird.

Die Zunahme der Muskelmasse und damit auch des Grundumsatzes bei Gewichtszunahme gilt heute als ein wichtiger Anpassungsmechanismus, um die Energiebilanz eines Menschen ins Gleichgewicht zu bringen. Auf diese Weise stellt sich bei langfristig überschüssiger Kalorienaufnahme früher oder später ein neues Gleichgewicht auf einem erhöhten Niveau ein. Das erkennt man auch daran, daß bei den meisten Menschen das Übergewicht bis zu einem gewissen Ausmaß ansteigt, dann aber lange auf diesem Niveau verharrt. Wenn das nicht so wäre, müßte jeder Mensch bei Überernährung ununterbrochen zunehmen, was aber nicht der Fall ist. Der Energieverbrauch des Menschen hängt somit eng mit seinem Gewicht zusammen. Übergewichtige haben keineswegs einen niedrigen Energieumsatz. Also: Übergewichtige können mehr Kalorien verzehren, ohne weiter zuzunehmen, als schlanke Menschen. Wie der Energieverbrauch mit dem Körpergewicht ansteigt, zeigt Ihnen Abbildung 13.

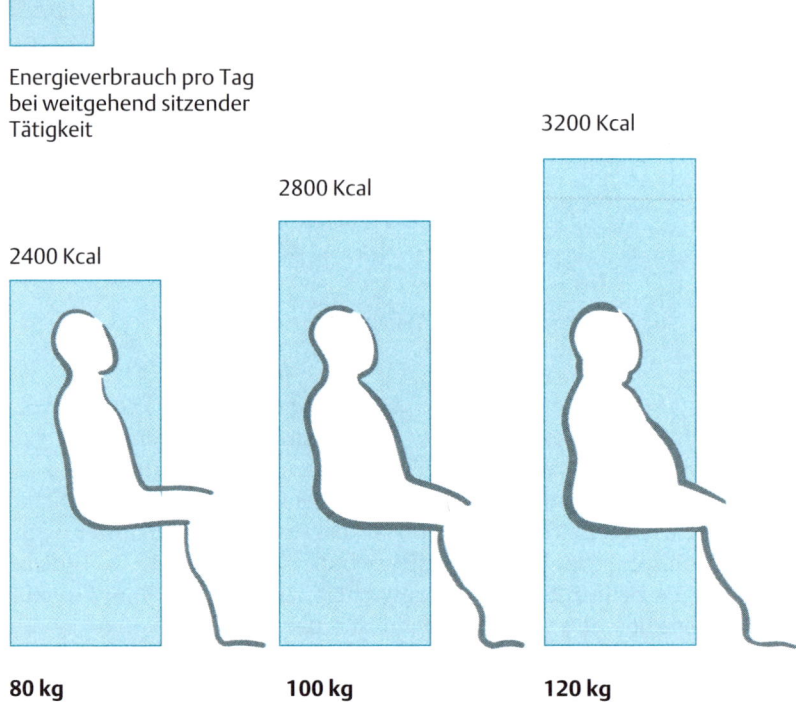

Energieverbrauch pro Tag
bei weitgehend sitzender
Tätigkeit

3200 Kcal

2800 Kcal

2400 Kcal

80 kg          100 kg          120 kg

Abb. 13    Anstieg des Energieverbrauchs mit dem Körpergewicht

Wir wissen heute, daß der Grundumsatz des Menschen zu einem gewissen Grad erblich festgelegt ist. Innerhalb von Familien findet man eine große Ähnlichkeit im Grundumsatz, während er sonst von Mensch zu Mensch erheblich schwanken kann. Diese Schwankungsbreite kann bei gleichem Alter, Geschlecht, Größe und Gewicht immerhin 30 bis 40% ausmachen. Das bedeutet beispielsweise, daß der Grundumsatz von zwei gleich schweren Frauen im einen Fall bei 1200 und im anderen bei 1600 kcal/Tag liegen kann. Dies läßt verstehen, warum Menschen bei gleicher Kalorienzufuhr völlig unterschiedlich mit ihrem Gewicht reagieren können. Tatsächlich scheinen Menschen mit niedrigem Grundumsatz stärker zu Übergewicht zu neigen als Menschen mit hohem Grundumsatz.

Wichtig ist auch zu wissen, daß der Grundumsatz mit dem Älterwerden zurückgeht. Ein Grund dafür ist der Rückgang der Muskelmasse bei gleichzeitiger Zunahme der Fettmasse. Aber auch viele Stoffwechselvorgänge laufen mit zunehmendem Alter »langsamer« ab. Es gibt Berechnungen, nach denen der Grundumsatz ab dem 20. Lebensjahr jährlich um etwa 1% abnimmt. Deshalb braucht ein 60jähriger Mensch deutlich weniger Kalorien als ein 20jähriger. Wenn er aber weiterhin soviel ißt wie in jungen Jahren, dann kommt es unweigerlich zur Gewichtszunahme. Leider ist genau dieses oft der Fall. Da sich Menschen mit dem Älterwerden meist auch weniger bewegen, nimmt auch der bewegungsabhängige Energieverbrauch ab, so daß hier eine zusätzliche Erklärung für eine altersbedingte Gewichtszunahme zu sehen ist, obwohl man nicht mehr ißt als früher.

> Der Energieverbrauch des Menschen setzt sich aus Grundumsatz sowie dem Energieaufwand für Nahrungsaufnahme und körperliche Bewegung zusammen. Vor allem die Höhe des Grundumsatzes und die Bewegungsaktivität bestimmen das Risiko für die Entwicklung von Übergewicht. Mit dem Älterwerden nimmt der Energieverbrauch des Menschen langsam ab, so daß man bei gleichbleibender Nahrungsmenge zunimmt.

## Hunger und Sättigung

Die Nahrungsaufnahme des Menschen ist ein komplizierter Vorgang. Wie Hunger und Sättigung im Einzelnen reguliert werden, ist bis heute weitgehend ein Rätsel geblieben. Sicher ist aber, daß es im Gehirn ein Hunger- und ein Sättigungszentrum gibt, die beide im Hypothalamus, einer bestimmten Region im Gehirn, angesiedelt sind.

Ein wichtiger Sättigungsmechanismus besteht darin, daß durch die *Magendehnung* nach einem Essen Substanzen freigesetzt bzw. Signale aktiviert werden, die auf den Hypothalamus einwirken und dort ein Sättigungsgefühl hervorrufen. Es kommt dabei nicht alleine auf die Kalorienmenge, sondern genauso auf das Volumen der Mahlzeit an. Eine ballaststoffreiche und relativ kalorienarme Mahlzeit kann damit ein ähnlich gutes Sättigungsgefühl erzeugen wie eine ballaststoffarme, aber kalorienreiche Mahlzeit.

Andererseits wird dem Gehirn auch über Nerven und Hormone die *Zusammensetzung der Nahrung* mitgeteilt. Verschiedene Hormone, die bei der Verdauung aus den Drüsen von Magen, Darm und Bauchspeicheldrüse freigesetzt werden, stehen wahrscheinlich mit dem Sättigungszentrum in Verbindung und sind an der Entstehung des Sättigungsgefühls beteiligt.

Trotz zahlreicher Untersuchungen ist bis heute nicht endgültig geklärt, ob dem Übergewicht auch eine Störung der Sättigung zugrunde liegen kann. Man nimmt aber eher an, daß die meisten Übergewichtigen eine normale Hunger- und Sättigungsregulation aufweisen. Dafür spricht auch, daß zumindest leicht bis mäßig Übergewichtige nicht unbedingt mehr essen als Schlanke. Bei den sehr Dicken ist die Nahrungsaufnahme in der Regel allerdings deutlich erhöht. Ein auffälliges Phänomen ist auch, daß Übergewichtige die tägliche Kalorienaufnahme viel stärker unterschätzen als Schlanke, sich also eher in dem Glauben wiegen, doch »heute gar nicht viel gegessen zu haben«. Während schlanke Menschen den Kaloriengehalt nicht selten überschätzen, liegt bei Übergewichtigen die tatsächliche Kalorienaufnahme in Durchschnitt um 20–50% höher als das, was sie selbst vermuten oder was Ernährungsprotokolle angeben. Manche sind dabei so fest überzeugt, höchstens 1000 kcal am Tag zu essen, daß sie darauf jeden Eid leisten würden.

In einer Untersuchung wurden übergewichtige Frauen, die sich selbst als »Diätversager« bezeichneten und angaben, mit 1000 kcal pro Tag nicht abnehmen zu können, genau beobachtet, um festzustellen, wieviel sie in Wirklichkeit essen und wieviel sie sich bewegen. Die Frauen waren zuvor gebeten worden, eine 1000 kcal-Diät einzuhalten und genau aufzuschreiben, was sie essen und wieviel sie sich bewegen. Dabei stellte sich überraschenderweise heraus, daß die »Diätversager« in Wirklichkeit rund das Doppelte, nämlich ca. 2000 kcal pro Tag, konsumiert hatten. In ähnlicher Weise überschätzen diese Frauen die körperliche Bewegung ganz erheblich, so daß auch daraus die ausgebliebene Gewichtsabnahme verständlich wurde.

Was man landläufig als Sättigung bezeichnet, besteht wissenschaftlich gesehen aus 2 verschiedenen Phasen:

- *Sättigung* bezeichnet den Moment bzw. das Gefühl, bei dem man sich beim Essen satt fühlt und deshalb die Mahlzeit beendet.

- *Sattheit* oder *Gesättigtsein* beschreibt dagegen den Zeitraum, wie lange man sich gesättigt fühlt und kein echtes Hungergefühl mehr verspürt.

So können Speisen mit gleichem Kaloriengehalt zwar schnell zur Sättigung führen, aber eine schlechte Sattheit vermitteln. Jeder weiß z. B., daß ein süßes Getränk kurzfristig gut sättigt, daß aber das Hungergefühl rasch wieder zurückkehrt. Ein Müsli erzeugt dagegen ein viel länger anhaltendes Sattheitsgefühl. Die Erklärung dafür ist, daß eine zuckerhaltige, süße Speise zu einem raschen Blutzuckeranstieg und damit zu einer raschen und hohen Insulinausschüttung führt. Dadurch wird der Blutzucker nach kurzer Zeit wieder gesenkt, da er durch das Insulin in die Körperzellen aufgenommen wird, wobei bald ein erneutes Hungergefühl entsteht. Stärkehaltige Kohlenhydrate, die nur zu einer langsamen und geringen, aber lang anhaltenden Blutzuckererhöhung führen, lösen keine so hohe Insulinfreisetzung aus, so daß das Gefühl der Sattheit oft stundenlang anhält. Ein gutes Beispiel dafür ist auch, daß viele Menschen, wenn sie zum Frühstück ein Marmeladenbrötchen aus weißem Mehl essen, im Laufe des Vormittags viel schneller wieder Hunger verspüren, als wenn sie ein Vollkornbrot mit dem gleichen Kaloriengehalt essen. Abbildung 14 verdeutlicht Ihnen nochmal diese Zusammenhänge.

Die Forschung hat sich in den letzten Jahren auch intensiv mit der Sättigungswirkung der einzelnen Nahrungsbestandteile auseinandergesetzt. Dabei konnten interessante Erkenntnisse gewonnen werden. So ist die Sättigungswirkung von Fett deutlich schlechter als die von Kohlenhydraten, wenn man von der gleichen Kalorienmenge ausgeht. Das hat damit zu tun, daß fettreiche Nahrung sehr kaloriendicht ist, d. h. in einer kleinen Menge Nahrung stecken viele Kalorien, dadurch wird der Magen weniger gedehnt und das Sättigungszentrum im Gehirn weniger aktiviert. Außerdem lassen sich fettreiche Speisen ohne aufwendige Zubereitung und ohne mühsames Kauen verspeisen. Wie schnell sind eine Tafel Schokolade (= 600 kcal) oder 100 g Salami (= 500 kcal) gegessen, wieviel langwieriger sind Zubereitung und Verzehr von 1700 g Kohlrabi (= 500 kcal), von 2,5 kg Tomaten (= 500 kcal) oder von 600 g gekochtem Reis (= 500 kcal).

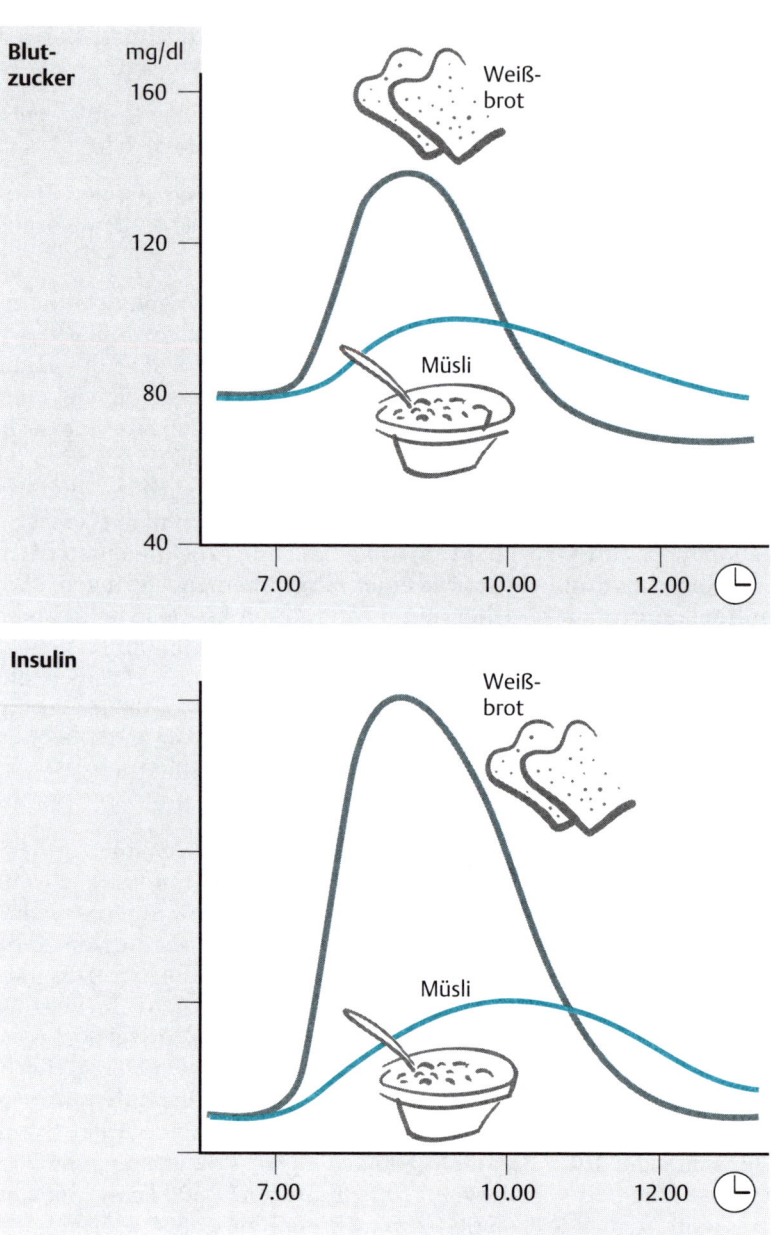

Abb. 14    Blutzucker- und Insulinkurve bei Weißbrot- bzw. Müsli-Frühstück

Auch *Ballaststoffe* können das Sättigungsgefühl verbessern. Ballaststoffe sind Substanzen, die nicht oder nur zu einem ganz geringen Teil vom Darm in den Körper gelangen. Neben ihrem günstigen Einfluß auf die Verdauung bewirken sie eine langsame aber anhaltende Blutzuckererhöhung. Ballaststoffreiche Nahrungsmittel sättigen also besser als ballaststoffarme. Da stärkehaltige Lebensmittel in der Regel ballaststoffreicher als fettreiche sind, erklärt dies auch die bessere Sättigungswirkung.

Schließlich ist noch darauf hinzuweisen, daß die Nahrungsaufnahme nicht nur von inneren, »biologischen« Faktoren, sondern auch von kulturellen Einflüssen gesteuert wird. Unsere Eßerziehung spielt dabei eine wichtige Rolle. Langsames, genußvolles Essen läßt viel eher ein Sättigungsgefühl entstehen als schnelles Hinunterschlingen. Ein gutes Sättigungsgefühl stellt sich frühestens nach ca. 15 bis 20 Minuten ein.

Daneben können auch seelische Faktoren das Hunger- und Sättigungsgefühl beeinflussen. So weiß man, daß manche Menschen bei großer *Streßbelastung* Hunger bekommen und mehr essen als sonst, während bei anderen Menschen der gleiche Streß genau das Gegenteil, nämlich Appetitlosigkeit, bewirkt. Es gibt somit ein breites Spektrum an Reaktionen, die in einem Fall Übergewicht und im anderen Fall Untergewicht begünstigen können.

Die meisten Übergewichtigen haben eine normale Hunger- und Sättigungsregulation. Nicht alle Übergewichtigen essen mehr als Schlanke. Stärkehaltige Lebensmittel sättigen deutlich besser und länger anhaltend als fettreiche Lebensmittel. Auch mit ballaststoffreichen Lebensmitteln läßt sich eine bessere Sättigung erzielen.

## Regulation des Körpergewichts

Normalerweise hält der Körper sein Gewicht in sehr engen Grenzen. Nur so läßt sich verstehen, daß das Körpergewicht der meisten Menschen über längere Zeiträume weitgehend stabil bleibt. Auch nach vorübergehender Änderung der Kalorienzufuhr, z.B. durch Diäten oder Völlerei im Urlaub, stellt sich meist innerhalb kurzer Zeit wieder das Ausgangsgewicht ein: als Ausgleich ist die Nahrungsaufnahme nach einem solchen »Ausnahmezustand« dann erhöht (nach Fasten) oder vermindert (nach großen Nahrungsmengen). Die meisten Menschen kennen die Erfahrung, daß nach einer längeren Grippe mit Gewichtsverlust der Appetit besonders gut ist oder daß man sich nach einem größeren Familienfest am Wochenende in den dar-

auffolgenden Tagen noch übersättigt fühlt. Durch diese Anpassung des Appetits verhindert der Körper allzugroße Gewichtsschwankungen und gewährleistet damit eine optimale Lebensfähigkeit. Der Körper verfügt über äußerst leistungsfähige Anpassungsmechanismen, um sein Gewicht stabil zu halten. Beim Fasten kann er die Stoffwechselaktivität drosseln und beim Üb
eressen den Energieverbrauch etwas steigern, z. B. durch erhöhte Wärmebildung und -abgabe. Stabile Gewichtsveränderungen lassen sich nur über längere Zeiträume erreichen. Es dauert somit recht lange, bis sich ein neues Gleichgewicht auf einem anderen Niveau einstellt. Hieraus leitet sich auch der Unsinn von Kurzdiäten ab, wo man zwar innerhalb weniger Tage ein paar Pfunde verlieren kann, diese aber in der Regel nach kurzer Zeit wieder auf der Waage erscheinen.

Wie die Regulation des Körpergewichts im Einzelnen abläuft, ist bis heute nur unzureichend bekannt. Kürzlich wurde aber ein Faktor entdeckt, der im Fettgewebe des Menschen gebildet wird und dem Hunger- und Sättigungszentrum im Gehirn vermutlich die Größe und den Füllungszustand der Fettdepots meldet. Auf diese Weise ist das Fettgewebe möglicherweise an der Steuerung der Nahrungsaufnahme beteiligt. Es wird vermutet, daß Störungen dieses Regelkreises zur Entstehung von Übergewicht beitragen können. Ist z. B. die Bildung dieses Sattheitsfaktors gestört oder wird das Signal vom Gehirn nicht richtig verstanden, dann könnte dies ein Übereessen zur Folge haben. Die Rolle dieses Faktors wird derzeit intensiv erforscht, und es ist durchaus vorstellbar, daß sich daraus in absehbarer Zeit neue Behandlungsmöglichkeiten für Übergewichtige entwickeln lassen.

### Die Entdeckung des Sattheitshormons »Leptin«

Ende 1994 gelang dem amerikanischen Forscher J. Friedman und seinen Mitarbeitern die Entdeckung eines neuen Sattheitsfaktors. 8 Jahre lang hatten die Wissenschaftler zuvor versucht, den Gendefekt eines Mäusestamms aufzuklären, der sehr stark zur Fettsucht neigt. Schließlich konnten sie das verantwortliche Gen identifizieren und erkannten rasch, daß es einen bislang unbekannten Sattheitsfaktor festlegt, der nur im Fettgewebe gebildet wird. Ist reichlich Fettgewebe vorhanden, wird viel von diesem Faktor produziert und umgekehrt. Fasten bzw. Gewichtsverlust führt zur verminderten Bildung dieses Faktors. Erhalten fettsüchtige Mäuse diesen Faktor gespritzt, dann fressen sie deutlich weniger und ihr Fettgewebe beginnt zu schrumpfen. Aufgrund dieser Wirkung wird der Faktor Leptin, von griechisch leptos = dünn, genannt. Dieses Fettzellhormon wird auch beim Menschen gebildet.

Das Körpergewicht des Menschen läßt sich kurzfristig nicht beliebig verändern, da der Stoffwechsel darauf programmiert ist, das Gewicht stabil zu halten. Nur über längere Zeiträume läßt sich ein neues Gewichtsniveau erreichen.

## Gute und schlechte »Futterverwerter«

Unsere frühen Vorfahren haben als Jäger und Sammler nur von dem gelebt, was die Natur ihnen bot: Wurzeln, Knollen, Pflanzen, Früchte, wilde Tiere. Eine größere Vorratshaltung konnte damit nicht betrieben werden. So war es unvermeidlich, daß die Menschen immer wieder Zeiten überstehen mußten, in denen die Nahrung knapp war oder sogar Hungersnot herrschte. Dann erwies sich das Körperfett als unschätzbarer Überlebensvorteil. War die Ausbeute beim Sammeln und Jagen aber üppig, so war es durchaus zweckmäßig, große Mengen zu essen, um seine Polster für schlechte Zeiten wieder aufzufüllen bzw. neue Reserven anzulegen. Solche Lebensbedingungen begünstigten verständlicherweise jene Menschen, deren Stoffwechsel sparsam mit der Nahrungsenergie umging, deren Körper also die Nahrung optimal ausnutzen konnte. Diese »guten Futterverwerter« konnten damit Notzeiten besser überstehen, waren stärker und lebten länger und hatten auch eine größere Chance, ihr Erbgut an Kinder weiterzugeben. Auf diese Weise wurden im Lauf von Jahrtausenden die Individuen, die besonders sparsam mit den Kalorien umgehen und die überflüssigen Kalorien im Fettgewebe abspeichern konnten, immer mehr »herangezüchtet«. Dieses Phänomen wurde bei den Pima-Indianern in Arizona besonders gut untersucht. In dieser wüstenähnlichen Gegend mußten die Menschen jahrhundertelang mit einer äußerst kärglichen Ernährung auskommen. Dann aber brach die amerikanische Kultur mit Überernährung, »Fast-Food« und »Soft-Drinks« über sie herein: Nun werden fast alle Stammesangehörigen bereits in jungen Jahren übergewichtig.

Aufgrund der knappen und unregelmäßigen Versorgung gab es in den Jäger- und Sammler-Kulturen wahrscheinlich keine Fälle von Fettsucht, soweit sich dies aus geschichtlichen Quellen rekonstruieren läßt. Auch heute gibt es vereinzelt noch kleinere Volksgruppen, die unter ähnlichen Bedingungen leben. Anthropologen haben festgestellt, daß bei diesen Menschen praktisch keine Fettsucht vorkommt und daß dort Zivilisationskrankheiten wie Herzinfarkt, Bluthochdruck oder Diabetes unbekannt sind. Diese Jäger und Sammler haben sich, wie wir heute sagen würden, sehr gesund ernährt und haben eine körperliche Kondition, um die sie mancher Besucher eines Fitneß-Studios beneiden würde. Ohne diese Lebensform mit einer rosaroten Brille betrachten zu wollen, liegen die gesundheitlichen Vorteile doch so klar auf der Hand, daß namhafte Wissenschaftler sogar eine »Steinzeit-Kost« empfehlen, um unseren heutigen Wohlstandserkrankungen vorzubeugen.

Erst mit dem Beginn des Ackerbaus vor etwa 10 000 Jahren waren die Menschen in der Lage, größere Nahrungsvorräte anzulegen. Damit stand zumindest für privilegierte Kreise ein Nahrungsüberfluß zur Verfügung, der die Voraussetzung für die Entstehung von Übergewicht brachte. Da aber auch die Ackerbaukulturen regelmäßig mit Mißernten, Naturkatastrophen, Kriegen und sonstigen Widrigkeiten zu kämpfen hatten, gab es in diesen Zeiten sicherlich nur wenig dicke Menschen, die meist der Oberschicht des jeweiligen Gesellschaftssystems angehörten. Erst mit der industriellen Revolution im 19. Jahrhundert wurden Hungersnöte in der westlichen Welt seltener und damit Übergewicht häufiger.

Seit ganz kurzer Zeit in der Menschheitsgeschichte steht einem Teil der Weltbevölkerung soviel Nahrung zur Verfügung, daß Übergewicht zu einem allgemeinen Gesundheitsproblem werden konnte. Dieser Umstand bringt gerade die »guten Futterverwerter« in Bedrängnis. Sie sind jetzt besonders gefährdet, übergewichtig zu werden. Der Organismus des Menschen, der im Laufe von Jahrtausenden auf sparsamen Energieverbrauch und gute Nahrungsausnutzung getrimmt wurde, wird nun plötzlich mit einem Nahrungsüberangebot konfrontiert, dem er nicht gewachsen ist.

> In seiner Stammesgeschichte hatte der Mensch immer wieder Zeiten der Nahrungsmittelknappheit zu überstehen. »Gute Futterverwerter« mit einem sparsamen Stoffwechsel hatten dabei einen großen Überlebensvorteil. Erst seit ganz kurzer Zeit steht einem Teil der Weltbevölkerung ein Nahrungsüberfluß zur Verfügung, auf den der menschliche Organismus durch die jahrtausendlange Anpassung an den Nahrungsmangel überhaupt nicht eingestellt ist.

## ☰ Äußere Einflüsse

### ☰ Verändertes Ernährungsverhalten und seine Folgen

Seit der Jahrhundertwende haben sich die Ernährungsgewohnheiten in Mitteleuropa, aber auch in anderen Teilen der Welt grundlegend gewandelt. Noch um 1900 ernährten sich die Menschen hierzulande zu etwa 60 bis 70% von Kohlenhydraten. Das wiederum waren hauptsächlich Getreideprodukte und Kartoffeln, die reich an Ballaststoffen und Stärke sind, Zukker wurde kaum aufgenommen. Der Fettanteil in der Nahrung lag zwischen 20 und 25%, der Rest der Kalorien bestand aus Eiweiß. Der Fleischverzehr war damals sehr niedrig, in vielen Familien gab es nur einmal in der Woche ein Fleischgericht.

Vor allem in den letzten Jahrzehnten hat sich die Nahrungszusammensetzung deutlich geändert. Wir essen heute viel mehr Fett – im Durchschnitt stammen 40 bis 45% aller Kalorien von Fetten meist tierischer Herkunft. Der Anteil der Kohlenhydrate sank dagegen auf unter 45%. Dabei hat der Anteil komplexer Kohlenhydrate besonders stark abgenommen, während der Zuckerkonsum deutlich angestiegen ist. Der Eiweißanteil der Nahrung hat sich dagegen nur wenig verändert. Bedenklich ist auch, daß ein nicht unbedeutender Anteil der Kalorien aus alkoholischen Getränken stammt (Abb. 15).

Viele Untersuchungen haben nun ergeben, daß in Ländern, in denen wenig Fett und viele Kohlenhydrate gegessen werden, Übergewicht selten ist. Umgekehrt findet man dort, wo viel Fett und wenige Kohlenhydrate verzehrt werden, häufig dicke Menschen. Offensichtlich besteht also ein Zusammenhang zwischen Fettzufuhr und Körpergewicht. Besonders eindrucksvoll läßt sich diese Beziehung bei Auswanderern verfolgen, die nach dem Verlassen ihrer Heimatländer auch ihre Ernährung umgestellt haben. Ein Beispiel dafür sind Japaner, die nach Hawaii oder an die Westküste der USA ausgewandert sind. Während die traditionelle japanische Küche fettarm ist und viele komplexe Kohlenhydrate und Ballaststoffe enthält, ist die typische amerikanische Kost ballaststoffarm und sehr fettreich. Unter den Amerikanern japanischer Herkunft ist Übergewicht heute wesentlich stärker verbreitet als bei den in Japan lebenden Menschen.

Fette und Kohlenhydrate werden vom Körper unterschiedlich verarbeitet. Die Aufnahme, Verdauung und Verstoffwechselung von Kohlenhydraten ist ein energieaufwendiger Prozeß. Zwischen 20 und 30% der in den Kohlenhydraten enthaltenen Energie geht dabei verloren. Die Energieko-

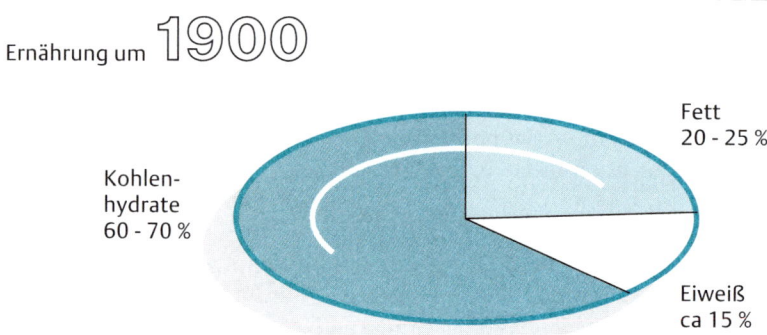

Ernährung um 1900

Fett
20 - 25 %

Kohlen-
hydrate
60 - 70 %

Eiweiß
ca 15 %

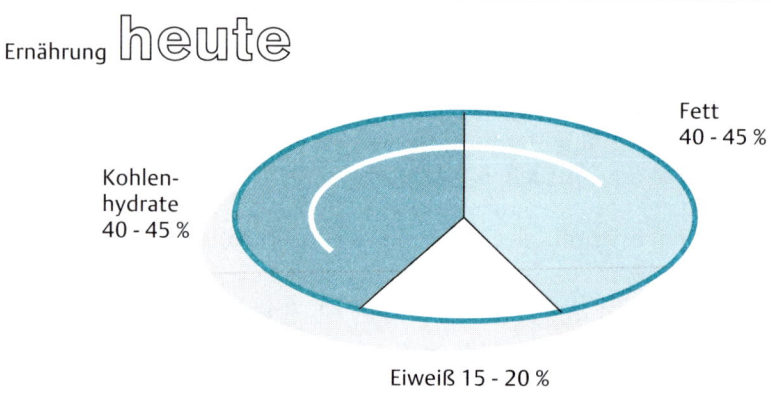

Ernährung heute

Fett
40 - 45 %

Kohlen-
hydrate
40 - 45 %

Eiweiß 15 - 20 %

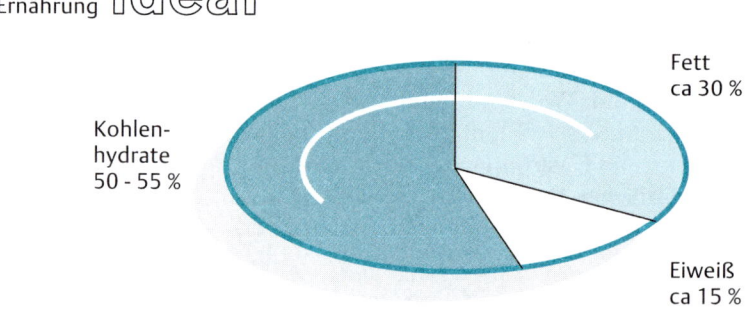

Ernährung ideal

Fett
ca 30 %

Kohlen-
hydrate
50 - 55 %

Eiweiß
ca 15 %

Abb. 15   Nahrungszusammensetzung um 1900, heute und bei »idealer« Ernährung

sten für die Verarbeitung von Fettkalorien sind im Vergleich dazu wesentlich niedriger. Nur ca. 3% bis 5% der enthaltenen Energie geht dabei verloren. Je geringer der Energieverbrauch ist, um eine Eßportion zu verarbeiten, desto mehr Nahrungsenergie steht letztendlich dem Stoffwechsel zur Verfügung oder kann als Fett gespeichert werden.

Ein weiterer Gesichtspunkt ist die Schmackhaftigkeit einer fettreichen Kost. Fettreiche Lebensmittel oder fettreich zubereitete Mahlzeiten schmecken vielen Menschen besser als fettarme Speisen. Auch die meisten Süßigkeiten wie Pralinen, Torten oder Schokolade verführen besonders durch ihren hohen Fettgehalt. Der Grund hierfür ist, daß verschiedene Geschmacks- und Aromastoffe sich in fetthaltigem Milieu besser »entfalten« können. Ein guter Geschmack verleitet aber leicht dazu, mehr zu essen als man benötigt und auch über die eigentliche Sättigung hinaus weiterzuessen.

Es gilt als gesichert, daß eine fettreiche und kohlenhydratarme Ernährung die Entstehung von Übergewicht begünstigt, eine fettarme und kohlenhydratreiche dagegen davor schützt. Der hohe Fettanteil in unserer Nahrung ist somit eine wesentliche Ursache für die weite Verbreitung des Übergewichts.

## Die große Verführung

Essen ist immer ein Prozeß, der mit Lustgewinn und Wohlgefühl verbunden wird. Der Eßvorgang wird nicht nur durch Hungergefühle ausgelöst. Jeder weiß, daß allein der Anblick bestimmter Speisen Appetit machen kann. Der Mensch läßt sich auch ohne Hungergefühl leicht zum Essen verführen. Wie häufig bekommt man etwas angeboten, was man dann ohne Hunger und ohne großes Überlegen verzehrt! Bei vielen Gelegenheiten kann man sich – aus sozialer Verpflichtung heraus – den kulinarischen Verlockungen kaum entziehen, z. B. wenn der Vorgesetzte am Arbeitsplatz wegen eines besonderen Anlasses Kaffee und Kuchen spendiert, bei Einladungen, Geschäftsessen, Familienfeiern und ähnlichem. Essen ist häufig an gesellschaftliche Rituale gekoppelt, die Ablehnung eines Essensangebots wird dann leicht als Unhöflichkeit angesehen. Essen besitzt also über die eigentliche Nahrungsaufnahme hinaus eine große Bedeutung im menschlichen Zusammenleben.

Die Lebensmittelindustrie läßt nichts unversucht, um Genußimpulse zu wecken und sich die leichte Verführbarkeit zunutze zu machen. Jährlich werden Milliarden DM für Werbung ausgegeben, um den Verbraucher zu ködern, bestimmte Speisen zu kaufen und zu verzehren, auch wenn

Qualität und Nutzen der Produkte oft fragwürdig sind. Mit viel Raffinesse und Skrupellosigkeit werden die Menschen zum Genuß überflüssiger Kalorien verleitet, z. B. wenn superschlanke Models für fettreiche Schokoriegel werben und damit die Botschaft verbreiten: »*Du brauchst dabei keine Angst um Dein Gewicht zu haben*« oder »*Du wirst dann genauso attraktiv wie ich*«. Die vielen Angebote an Süßigkeiten sind fast immer sehr kalorienreich und bestehen überwiegend aus Fett und Zucker, den beiden ungünstigsten Nährstoffen. Wahre Kalorienbomben werden hemmungslos als »leicht« bezeichnet oder sollen nur »den kleinen Hunger« stillen und dazu noch besonders »natürlich« und »wertvoll« sein.

Mit dem wahren Kaloriengehalt vieler Produkte wird so ein dreister Etikettenschwindel betrieben. Leider konnte sich der Gesetzgeber bisher vermutlich aufgrund des Widerstands der Ernährungsindustrie nicht zu klaren Verordnungen hinsichtlich der Nährstoff- und Kaloriendeklaration durchringen. Nur auf den wenigsten Verpackungen sind Angaben zum Kalorien- und Nährstoffgehalt (z. B. Fett, Zucker, Salz etc.) abgedruckt. Somit kann der Verbraucher fast nach Belieben über den wahren Kalorien- und Nährstoffgehalt vieler Lebensmittel hinweggetäuscht werden.

Ein weiterer Gesichtspunkt ist die leichte Verfügbarkeit der Nahrungsmittel. Auf Schritt und Tritt sind wir von Speisen umgeben, die delikat präsentiert werden und für jedermann erschwinglich sind. Nicht nur Lebensmittelgeschäfte, sondern auch Cafés, Kioske, Bahnhöfe und Tankstellen bieten fast rund um die Uhr Schleckereien und Getränke an, die es einem schwer machen, immer standhaft zu bleiben. Dies verführt ebenfalls zu übermäßigem Kaloriengenuß.

Gesellschaftliche Rituale, geschickte Werbung und ein allgegenwärtiges Angebot schmackhafter Nahrungsmittel verführen uns auch dann zum Essen, wenn wir in Wirklichkeit keinen echten Hunger verspüren. Die Nahrungsaufnahme wird damit mehr und mehr durch äußere Reize gesteuert.

## Bewegungsmangel

Viele Menschen nehmen vor allem deshalb zu, weil sie zuwenig körperliche Bewegung haben. Obwohl sich die Kalorienaufnahme in den letzten 20 bis 30 Jahren praktisch nicht mehr verändert hat bzw. sogar leicht rückläufig war, ist die Zahl der Übergewichtigen weiter angestiegen. Dies wird heute in erster Linie auf den zunehmenden Bewegungsmangel zurückgeführt.

Die Entwicklung von der Agrar- zur modernen Industriegesellschaft brachte für die Menschen eine spürbare Entlastung von körperlicher Arbeit mit sich. Immer mehr Maschinen übernehmen heute am Arbeitsplatz wie im Privatleben beschwerliche Tätigkeiten, menschliche Muskelkraft wird immer weniger gefordert. Es dominieren sitzende Berufe, z. B. infolge des stetigen Ausbaus des Dienstleistungssektors und der Kommunikationsgesellschaft. Auch in den produzierenden Gewerben ist die menschliche Arbeitskraft weitgehend durch Maschinen ersetzt worden. Nur noch wenige Menschen üben heute körperlich anstrengende Berufe aus.

Infolge der wachsenden Technisierung hat sich auch die häusliche Arbeit verändert. Man denke nur an Waschmaschine, Wäschetrockner, diverse elektrische Küchengeräte, Rasenmäher etc. Mittlerweile beschränkt sich die körperliche Leistung bei den meisten Tätigkeiten nur noch auf ein »Knopfdrücken«. Auch die Fortbewegung des Menschen wurde durch Transportmittel wie Auto, Bus, Bahn, Flugzeug, Aufzüge, Rolltreppen etc. wesentlich erleichtert. In der Freizeitgestaltung werden sitzende Aktivitäten immer beliebter: Fernsehen, Video und Computerspiele rangieren ganz vorne. Aus diesen Gründen ist der Energieverbrauch deutlich zurückgegangen, weshalb der Durchschnittsmensch heute weniger Kalorien benötigt und bei gleicher Nahrungszufuhr viel leichter zunimmt.

Es gibt Hinweise, daß in Europa und den USA allein in den letzten 2–3 Jahrzehnten der tägliche Energieverbrauch für körperliche Bewegung bzw. Arbeit um durchschnittlich 200 bis 400 kcal zurückgegangen ist. Die Hälfte aller Amerikaner verbringt ihr Leben ausschließlich im Sitzen, nur noch 20% strengen sich regelmäßig körperlich an. In Europa ist die Situation mit Sicherheit nicht viel besser.

Sogar die Kinder bewegen sich in ihrer Freizeit immer weniger. Statt Versteckspiel, Seilhüpfen oder Rollschuhlaufen verbringen die Kids von heute den Nachmittag oft lieber vor der »Glotze«. Dieser Trend hat sich in den letzten Jahren weiter verstärkt. So hat z. B. der durchschnittliche Fernsehkonsum bei englischen Kindern innerhalb eines Jahrzehnts von 17 auf 26 Stunden pro Woche zugenommen. Bei den Kindern spielt der Bewegungsmangel möglicherweise sogar noch eine größere Rolle bei der Entstehung von Übergewicht als bei den Erwachsenen.

Bewegungsmangel ist eine der Hauptursachen für die Entstehung von Übergewicht. Gelegentliche sportliche Aktivität kann den zurückgegangenen Kalorienverbrauch bei weitem nicht ausgleichen.

═══    Familie und Umwelt

Auch die *äußeren Lebensumstände* beeinflussen das Risiko für Übergewicht. Es spielt z. B. eine große Rolle, welcher Gesellschaftsschicht jemand angehört, welche Ausbildung er hat und in welchem Umfeld er aufwächst. Man hat immer wieder festgestellt, daß Übergewicht in niedrigeren sozialen Schichten wesentlich häufiger vorkommt, als in höheren. Warum dies so ist, läßt sich nicht mit letzter Sicherheit sagen. Es gibt jedoch einige plausible Erklärungen:

- Eine gesunde Ernährung mit vielen Frischprodukten ist nicht gerade billig und verhältnismäßig zeitaufwendig. Bei geringem Einkommen wird daher eine weniger kostspielige, wenn auch monotone Nahrung oder Fertigkost vorgezogen, die trotzdem ausreichend satt machen soll. Menschen mit niedrigerem Einkommen essen häufiger in Schnellrestaurants oder Imbißbuden als gutbetuchte. Dort werden hauptsächlich kalorienreiche Speisen wie Pommes frites, Bratwürste, Hamburger oder Pizza angeboten. Dieses »Fast Food« enthält meist sehr viel Fett und wenig Ballaststoffe und sättigt erst nach vielen Kalorien.

- Dicke Menschen werden in einkommensschwächeren Kreisen weniger an den Pranger gestellt als in einer wohlhabenderen Gesellschaft. Der soziale Druck, schlank und fit zu sein, ist hier wesentlich größer. Von einem erfolgreichen Geschäftsmann oder einer tüchtigen Chefsekretärin wird viel eher erwartet, schlank zu sein, als von einem Fabrikarbeiter oder einer Kellnerin.

- Das Gesundheitsbewußtsein ist in den höheren sozialen Schichten stärker entwickelt. Wer aus einfachen Verhältnissen kommt, treibt in der Regel weniger Sport als Menschen mit guter Ausbildung und hohem Einkommen. Oft fehlt das Geld für teure Sportausrüstungen und Vereinsbeiträge, oder Sporttreiben wird ganz einfach als »überflüssiger Firlefanz« abgetan.

Auch die *Wohnverhältnisse* haben Einfluß auf die Lebensweise und können indirekt die Übergewichtsentstehung fördern. Wenn die häusliche Umgebung wenig Gelegenheit bietet, sich körperlich richtig auszutoben, wirkt sich das ganz besonders schlimm bei Kindern und Jugendlichen aus. In den Städten sind die Straßen wegen des Verkehrs oft zu gefährlich, Spielplätze sind rar oder wenig attraktiv, andere Möglichkeiten zur sinnvollen, aktiven Freizeitgestaltung sind nur mit größerem Zeit- oder Geldaufwand nutzbar. So verbringen viele Kinder ihre Freizeit in engen Wohnungen und werden über viele Stunden des Tages durch den Fernseher bei Laune gehalten. Ist dann auch noch die häusliche Stimmung, z. B. wegen finanzieller Sorgen oder anderer Probleme, gedrückt, ist es nicht verwunderlich, wenn Eltern und Kinder wenig Wert auf gesunde Ernährung legen und eher Trost und Ersatzbefriedigung im Essen suchen.

Quer durch alle sozialen Kreise hat sich das *Familienleben* vor allem in den Großstädten gewandelt. Viele Menschen sind entwurzelter und isolierter als früher, Nachbarschaftskontakte sind seltener geworden. Häufiger Wohnortwechsel, Auseinanderbrechen der Großfamilien, Berufstätigkeit beider Elternteile, eine zunehmende Alltagshektik, aber auch technischer Fortschritt mit Tiefkühlkost und Mikrowelle, und nicht zuletzt wirtschaftliche Interessen haben das Eßverhalten grundlegend verändert. So siegt oft die Bequemlichkeit und die schnelle Küche ohne großen Aufwand. Fertiggerichte werden immer beliebter. Aber auch fett- und kalorienreiches »Fast Food« von minderer Qualität wie z. B. Hamburger, Pommes frites, Pizza und »Snacks« für zwischendurch wie Schokoriegel, Kartoffelchips oder abgepackte Kleinkuchen werden heute in großen Mengen konsumiert und ersetzen ganze Mahlzeiten. Die geschmackliche Qualität ist bescheiden, der Nährwert im Sinne der Bereitstellung wichtiger Nährstoffe niedrig.

Viele Menschen nehmen sich kaum noch richtig *Zeit* für das Essen. Es muß oft sehr schnell gehen. Manche essen aus Zeitgründen vorwiegend im Stehen. In etlichen Familien werden Mahlzeiten nicht mehr gemeinsam eingenommen, sondern jeder ißt für sich alleine, oft in Hast oder vor dem Fernseher. Die zusätzliche Freude und Befriedigung, die ein Essen in Gemeinschaft verschaffen kann, bleibt heute vielfach auf der Strecke.

Die Ausbildung und die Zugehörigkeit zu einer bestimmten Gesellschaftsschicht beeinflussen die Ernährungsweise sehr stark. In den einkommensschwächeren Schichten wird weniger auf eine gesunde Ernährung geachtet. Auch ungünstige Wohn- und Lebensverhältnisse scheinen die Entstehung von Übergewicht zu begünstigen.

## Psyche und Übergewicht

### Gibt es Kummerspeck?

Obwohl dieser Aspekt bereits an mehreren Stellen gestreift wurde, so wollen wir noch einmal näher darauf eingehen. Es ist in der Tat so, daß viele Menschen in seelisch belastenden Situationen mehr essen als sonst bzw. mehr essen als ihnen guttut. Das Essen hat dabei oft eine entspannende Wirkung. Auslöser für diese gesteigerte Nahrungsaufnahme kann akuter Streß wie z. B. ein Partnerschaftskonflikt sein, auch eine chronische Belastung wie Unzufriedenheit mit sich selbst oder ständiger Ärger am Arbeitsplatz kann dazu führen, daß man sich am Abend mit einem kalorienreichen Essen beruhigt und abreagiert.

Die modernen Lebensbedingungen haben dazu geführt, daß viele Menschen alleine wohnen und sich dabei oft einsam fühlen. Alleine in Frankfurt/Main sind etwa 40% der Wohnungen »Singlehaushalte«. Auch in einer solchen Situation, die von wenigen Menschen auf Dauer problemlos ertragen wird, ist die Gefahr groß, daß man aus Langeweile oder Einsamkeit den Kühlschrank plündert oder eine Pralinenschachtel öffnet, um sich damit von unangenehmen Gedanken und Gefühlen zu befreien oder abzulenken. Der Genuß von Lebensmitteln kann dann eine vorübergehende Ersatzbefriedigung verschaffen. Es ist klar, daß in solchen Situationen die Einhaltung einer vernünftigen Ernährungsweise besonders schwierig ist.

> Streß, negative Erlebnisse, aber auch Langeweile, seien diese Gefühle kurz- oder längerfristiger Art, können zu einer erhöhten Kalorienaufnahme führen und damit Übergewicht fördern.

### Sind Übergewichtige charakterlich anders?

Es ist noch nicht lange her, daß man der Meinung war, Dicke seien grundsätzlich weniger robust und anpassungsfähig als Schlanke. Manche glaubten sogar, dem Übergewicht würden vorwiegend seelische Störungen zugrunde liegen. Diese Ansicht hat sich aber längst als falsch erwiesen.

Während der letzten 20 Jahre zeigten viele Untersuchungen, daß sich Dicke und Schlanke in den meisten psychischen Eigenschaften nicht grundsätzlich voneinander unterscheiden. Dicke waren in manchen Studien sogar weniger ängstlich und depressiv als Schlanke. Es gibt daher kein für Dicke typisches Persönlichkeitsbild. Übergewichtige sind außerdem im

Durchschnitt nicht mehr oder weniger lebenslustig und gesellig als Schlanke. Sicherlich gibt es Menschen, die auf Streß oder seelische Belastungen mit Mehressen reagieren, um damit negative Gefühle zu verdrängen oder zu beseitigen. Die eigentliche Ursache für Schlanksein oder Übergewicht dürfte aber kaum im Seelenleben eines Menschen begründet sein.

## Wie reagieren Übergewichtige auf die ablehnende Haltung ihrer Umgebung?

Wir haben bereits angesprochen, welchen Vorurteilen und Benachteiligungen dicke Menschen manchmal ausgesetzt sind (s. S. 45 f.). Dies führt leider häufig dazu, daß die Betroffenen sich ihrer Figur schämen und Minderwertigkeitsgefühle bekommen, weil sie die angeblichen Erwartungen ihrer Mitmenschen nicht erfüllen. Dennoch sind diese negativen Gefühle längst nicht bei allen Übergewichtigen so ausgeprägt, daß sie ihr gesamtes Selbstbewußtsein erschüttern könnten.

Manche Übergewichtige entwickeln allerdings im Lauf der Zeit ein gänzlich negatives Bild von ihrem Körper. Alle übrigen Eigenschaften werden nicht mehr wahrgenommen, die Selbsteinschätzung beschränkt sich nur noch auf die Unzufriedenheit mit der eigenen Figur. Schließlich leidet das ganze Selbstwertgefühl. Das hat auch Auswirkungen auf die Behandlungsaussichten. Aufgrund schlechter Erfahrungen glauben diese Menschen nicht mehr daran, jemals erfolgreich Gewicht abzunehmen. Sie warten gleichsam auf das eigene Versagen und den Mißerfolg. Dies sind in der Tat ungünstige Voraussetzungen für eine Behandlung. Oft handelt es sich dabei um junge Frauen aus mittleren und höheren Gesellschaftsschichten, die trotz vieler Behandlungsversuche bisher keinen Erfolg hatten. Deshalb halten sie sich für schwach und werten sich selbst ab. Besonders anfällig für eine solche Denkweise sind auch Übergewichtige, die schon in ihrer Kindheit dick waren und sich von ihrer Umwelt und ihren Eltern nie richtig akzeptiert gefühlt hatten. Oft kann sogar eine erfolgreiche Gewichtsabnahme das angeschlagene Selbstwertgefühl nicht mehr aufrichten. Zwar bringt manchmal schon ein intensives Gespräch mit einem verständnisvollen Arzt oder Psychologen eine spürbare Erleichterung, in der Regel bedarf es aber einer langwierigen psychologisch/psychotherapeutischen Behandlung, um die Zusammenhänge zu erkennen und ein neues Selbstwertgefühl aufzubauen. Glücklicherweise sind solche Fälle eher Ausnahmeerscheinungen.

Das beschädigte Selbstbewußtsein oder die depressive Stimmung vieler Dicker ist normalerweise die Folge des Übergewichts und gescheiterter Behandlungsversuche, auch wenn diese vielleicht unsinnig waren. Die meisten suchen die Schuld für das »Versagen« zuerst bei sich selber, ohne sich zu fragen, wie sinnvoll die abgebrochene oder erfolglose Diät eigentlich war. Nach einer solchen Enttäuschung dauert es oft lange, bis man sich wieder »aufrafft«, um sich erneut dem Gewichtsproblem zu stellen. Aber auch negative Erlebnisse sind kein Grund, um aufzugeben. Durch eine intensivere Information über die Behandlungsmöglichkeiten und realistischere Ziele hat man durchaus eine Chance, diesen Teufelskreis zu durchbrechen.

Übergewichtige Menschen haben im Durchschnitt keine anderen Charaktereigenschaften als schlanke Menschen. Häufig findet sich jedoch ein »angekratztes« Selbstwertgefühl, das eher Folge als Ursache des Übergewichts ist.

## Eßverhaltensstörungen

Der sprunghafte Anstieg von Eßverhaltensstörungen in den letzten 30 Jahren hängt sicher stark mit dem übertriebenen Schlankheitsideal zusammen. Andererseits treten Eßstörungen immer nur bei einem Teil der Bevölkerung auf. Es müssen also noch andere Faktoren von Bedeutung sein. Diskutiert werden eine erbliche Veranlagung, eine besondere, bisher nicht genauer faßbare psychische Empfänglichkeit sowie schmerzliche Erlebnisse in der Kindheit. Daß seelische Schockerlebnisse oder Mißachtung in der frühen Kindheit mit der Folge eines gestörten Selbstwertgefühls Eßstörungen begünstigen, wird vermutet, ist aber nicht bewiesen. Wir möchten Ihnen nun verschiedene Eßverhaltensstörungen erläutern.

### »Gezügeltes« Eßverhalten

Darunter versteht man ein Verhalten, bei dem Menschen geradezu zwanghaft ihre Nahrungsaufnahme einschränken, um ihr Körpergewicht ständig unter Kontrolle zu halten. Dies geschieht aus Sorge und Angst, dick zu werden oder auch nur ein einziges Kilogramm zuzunehmen. Gefühle und Gelüste wie Hunger und Sättigung oder Vorlieben für bestimmte Speisen bzw. Nahrungsmittel werden übergangen oder völlig unterdrückt. Dieser Personenkreis neigt auch dazu, regelmäßig strenge Diäten einzuhalten. Typische Aussagen solcher Menschen sind z. B. *»Ich esse bestimmte Dinge nicht, weil sie dick machen«* oder *»Ich höre immer zu essen auf, weil ich sonst zu dick werde«* oder *»Ich habe immer Hunger«.*

Menschen mit »gezügeltem« Eßverhalten reagieren aber gleichzeitig viel stärker auf äußere Eßanreize und werden dadurch schneller zum Essen verführt, z. B. durch den Anblick, den Geruch und die Zubereitung von Speisen, durch »Essenszeiten«, durch besondere Eßanlässe wie Geschäftsessen oder Einladungen. Deshalb kreisen die Gedanken dieser Menschen ständig um das Thema Essen.

Die strenge Selbstkontrolle der »gezügelten« Esser läßt sich auf Dauer kaum durchhalten. Gefahr droht vor allem dann, wenn unvorhersehbare Ereignisse dazwischenkommen. In solchen, meist selbstempfundenen Streßsituationen bricht die Kontrolle schnell zusammen. Während normalen Essern eher der Appetit vergeht, reagieren »gezügelte« Esser mit dem Verzehr großer Nahrungsmengen. Obwohl ihr Stoffwechsel weitgehend normal zu sein scheint, besteht andererseits aber ein erhöhtes Risiko, eine der schwerwiegenderen Eßstörungen zu entwickeln. Gerade weil die Nahrungsbeschränkung so streng und zu sehr vom Kopf gesteuert ist, werden Eßstörungen begünstigt. Gelingt es, diese Kontrolle flexibel zu handhaben, indem z. B. Lieblingsspeisen berücksichtigt werden oder kleine Mengen an Süßigkeiten erlaubt sind, dann läßt sich diese Gefahr verringern.

### Eßanfälle (»Binge Eating«)

»Binge Eating« (eine gute deutsche Übersetzung fehlt leider, deshalb sei die Verwendung des englischen Fachbegriffes erlaubt) ist die wahrscheinlich häufigste Eßstörung. Bis zu 30% aller Übergewichtigen »bingen« (sprich: »*binschen*«). Aber auch unter den Schlanken ist diese Eßstörung weit verbreitet. Die Betroffenen haben oft ein gezügeltes Eßverhalten, werden aber immer wieder von plötzlichen Heißhungerattacken erfaßt. Dann stopfen sie wahllos riesige Kalorienmengen in sich hinein. Sie haben dabei das Gefühl, jegliche Kontrolle über das Essen verloren zu haben und verspüren auch keine Sättigung. Nach Beendigung einer solchen Eßattacke – es können 10 000 kcal und mehr auf einmal verschlungen werden – werden sich die Betroffenen ihres »dummen Verhaltens« bewußt und reagieren prompt mit schlechtem Gewissen, Schuldgefühlen und Depressionen.

Wie kommt es zu solchen Eßanfällen, die manche nur einmal im Monat, andere aber mehrmals wöchentlich haben? Das »erste Mal« passiert es meist während einer Schlankheitsdiät. Ausschlaggebend ist dabei nicht, ob tatsächlich Übergewicht vorliegt, denn Schlanke, die sich für zu dick halten, sind für diese Eßstörung genauso empfänglich wie Übergewichtige. Entscheidend ist die Einstellung zum eigenen Körpergewicht und ein übertriebenes Streben nach Gewichtskontrolle. Im Rahmen einer Diät sind nur wenige Lebensmittel, meist in kleiner Menge, erlaubt, vor allem Lieblingsspeisen sind verboten. Dies führt einerseits zu Entzugserscheinungen und Frustrationen, andererseits wird die Verlockung des »Verbotenen« immer übermächtiger. In diesem Zwiespalt ist es dann nur eine Frage der Zeit, bis der innere Drang die äußeren Kontrollen überwindet. Brechen schließlich die Kontrollmechanismen zusammen, dann fallen alle Schranken und die Eßattacke nimmt unaufhaltsam ihren Lauf. Da gezügelte Esser kein richtiges Sättigungsgefühl mehr kennen, entfällt die normale »Bremse«. Nun kommt es leicht zum Teufelskreis: Um die »Entgleisung« wieder auszugleichen, wird die Diät bzw. Eßkontrolle wieder aufgenommen, und damit ist es nur noch eine Frage der Zeit, wann das nächste »Bingen« passiert…

### Bulimie (Eß-Brech-Sucht) und Anorexie (Magersucht)

Bulimie und Anorexie sind verwandte Störungen und können ineinander übergehen. Während die Bulimie eine moderne Krankheit ist, kennt man die Anorexie schon viel länger. So wird angenommen, daß das rigide Fasten und die asketische Lebensweise einiger Heiliger im Mittelalter nichts anderes als Symptome einer Anorexie waren. Doch erst in den letzten 2–3 Jahrzehnten kam es zum sprunghaften Anstieg beider Störungen. Dabei spielt das übertriebene Schlankheitsideal eine fatale Rolle. Häufiges Diäthalten und gezügeltes Eßverhalten scheinen der Nährboden bzw. Schrittmacher, wenn auch nicht die eigentliche Ursache beider Störungen zu sein. Bulimie und Anorexie beginnen in vielen Fällen erstmals während einer Diätphase. Aber auch Erbfaktoren und Erziehungseinflüsse scheinen von einiger Bedeutung zu sein. Man weiß heute, daß eßgestörte Menschen bereits in der Pubertät größere Schwierigkeiten hatten, zu sich selbst zu finden und altersgemäße Anforderungen und Krisen zu bewältigen. Im Gegensatz zu früher wird heute nicht mehr die Meinung vertreten, daß Beziehungsstörungen innerhalb der Familie die entscheidende Rolle spielen bzw. für beide Krankheitsbilder typisch sind.

Bei der **Bulimie** treten ähnlich wie beim »Binge Eating« regelmäßige Eßattacken auf. Typisch für Bulimie-Patienten ist jedoch, daß sie alles daran setzen, um die gegessenen Kalorien so rasch wie möglich wieder loszuwerden. Die meisten Bulimiker versuchen, die Nahrung einfach zu erbrechen. Aber auch Abführmittel, entwässernde Medikamente und Appetitzügler werden hemmungslos eingenommen. Manche reagieren auf eine solche Eßattacke mit strengem Fasten oder treiben maßlos Sport, wohl auch in der Absicht, sich für das »Fehlverhalten« zu bestrafen. Als Folge des regelmäßigen Erbrechens können gesundheitliche Schäden entstehen, wie mumpsähnliches Anschwellen der Speicheldrüsen, Verletzungen in der Mundhöhle und an den Fingern (durch die Manipulationen beim Erbrechen). Störungen im Wasser- und Mineralstoffhaushalt können zu Verstopfung und Herzrhythmusstörungen führen. Auch Magengeschwüre und Hormonstörungen sind häufig. Im Vergleich zum »Binge Eating« kommt die echte Bulimie bei Übergewichtigen deutlich seltener vor (max. bei 5%). Betroffen sind hauptsächlich Mädchen in der Pubertät und junge Frauen, in den letzten Jahren wird diese Eßstörung aber auch zunehmend bei jungen Männern beobachtet.

Bei der **Anorexie**, der Magersucht, findet sich immer ein ausgeprägtes Untergewicht. Dieses Untergewicht ist gewollt und absichtlich herbeigeführt. Auch die Anorexie beginnt meist in der Pubertät oder im jungen Erwachsenenalter. Ganz überwiegend erkranken daran Frauen, bei Männern tritt diese Eßstörung sehr selten, aber in letzter Zeit auch häufiger auf. Bis zum Krankheitsbeginn bestehen keine psychischen Auffälligkeiten. Der Auszug aus der elterlichen Wohnung oder erste Erfahrungen mit dem anderen Geschlecht werden oft als Auslösesituationen beobachtet. Auch schwere Lebenskrisen können zu einer Anorexie führen, die dann aber meist nur vorübergehender Natur ist. Da die Betroffenen eine panische Angst haben, Gewicht zuzunehmen, schränken sie ihre Nahrungszufuhr drastisch ein oder erbrechen die gegessenen Speisen wieder. Sogar extrem abgemagerte Patienten halten sich für zu dick, ihr Urteilsvermögen bezüglich der eigenen Figur ist hochgradig gestört. Sie ziehen sich oft zurück und zeigen keinerlei Krankheitseinsicht. Sie entwickeln ein eigenartiges, aber typisches Eßverhalten wie »ewig langes Essen«, stundenlanges »Herumstochern« in Speisen und Vorlieben für seltsame Nahrungskombinationen. Obwohl sie selbst keinen Bissen anrühren, kochen sie oft für andere aufwendige Menüs und sammeln jede Menge Kochbücher und Diätbroschüren. Typische Komplikationen sind schwerer Eiweiß- und Kaliummangel sowie Hormonstörungen. So kommt es bei Frauen fast immer zum Ausbleiben der Regelblutung. Die Störung kann sogar zu lebensbedrohlichen Zuständen führen, so daß eine rasche ärztliche Behandlung erforderlich wird.

Die Behandlung von Bulimie und Anorexie ist insgesamt sehr schwierig. Durch langwierige psychotherapeutische bzw. verhaltenstherapeutische Betreuung wird eine Verbesserung der Eßverhaltensstörung angestrebt. In besonders schweren Fällen muß die Behandlung in Kliniken erfolgen. Wenn die Anorexie eine lebensbedrohliche Form annimmt, können die Betroffenen nur noch durch eine Zwangsernährung gerettet werden. Rückfälle sind trotz aller Behandlungsbemühungen häufig. Mit dem Älterwerden schwächen sich allerdings oft die Symptome ab oder verschwinden ganz.

### Kohlenhydratheißhunger
Manche Übergewichtige, aber auch Normalgewichtige, verspüren mehr oder weniger häufig Heißhunger auf Kohlenhydrate. Sie verspeisen dann mitunter große Mengen an Süßigkeiten, bis sie sich besser fühlen. Wäh-

rend sich die Betroffenen vorher antriebslos, gereizt oder ängstlich fühlten, sind sie danach entspannt, ruhig und wieder unternehmungslustig. Aufgrund wissenschaftlicher Untersuchungen wird vermutet, daß im Gehirn dieser Personen ein Mangel an Serotonin, einer wichtigen Überträgersubstanz, besteht, die auch in der Regulation der Sättigung eine große Rolle spielt. Nach einer umstrittenen Theorie wird dieser Serotonin-Mangel durch den Verzehr von Kohlenhydraten beseitigt, das Stimmungstief verschwindet.

Häufig sind es junge Frauen mit ungeregelter Ernährung, die an dieser im allgemeinen harmlosen Störung leiden. Durch gleichmäßig über den Tag verteilte Mahlzeiten, die viel komplexe Kohlenhydrate und wenig Zucker enthalten, lassen sich diese Störungen in den meisten Fällen deutlich bessern.

### Nächtliche Eßanfälle

Es gibt Menschen, Übergewichtige wie Schlanke, die am Vormittag keinen Hunger haben, dafür aber in den Abendstunden oder auch nachts um so mehr essen. Typisch ist die völlige Appetitlosigkeit am Morgen. Über die Hälfte der Kalorien wird dann erst nach 19 Uhr verzehrt. Nachts wachen die Betroffenen oft mit unbezähmbarem Hungergefühl auf und plündern den Kühlschrank, erst danach können sie wieder einschlafen. Häufig besteht auch eine Neigung zu Aufwachschlaflosigkeit. Die Ursache dieses Phänomens ist nicht bekannt. Es wird eine Störung der »inneren Uhr« vermutet, wie dies auch bei Langstreckenflügen mit Zeitverschiebung der Fall ist. Auslösend wirkt oft übermäßiger Streß, nach Verschwinden der Belastungssituation normalisiert sich das Eßverhalten meist wieder. Insgesamt ist diese Eßauffälligkeit als eher harmlos anzusehen. Bei den nächtlichen Heißhungerattacken sollte aber darauf geachtet werden, kaloriendichte Nahrung, also fettreiche Lebensmittel, zu vermeiden. Besser ist es, auf Obst oder Vollkornprodukte zurückzugreifen.

### Prämenstruelles Syndrom

In den Tagen vor Beginn der Monatsblutung erleben viele Frauen Stimmungsschwankungen, die meist mit Depressionen einhergehen. Betroffene haben oft Heißhungergefühle und machen die Erfahrung, daß der Verzehr von Süßigkeiten ihre Stimmung hebt. Als Ursache dieses Phänomens werden Veränderungen bestimmter Hormone angenommen. Manche Frauen stopfen dabei so viele Kalorien in sich hinein, daß daraus ein Gewichtsproblem entstehen oder ein bestehendes verschärft werden kann. Deshalb ist es wichtig, in solchen Situationen nicht wahllos Kalorien zu verschlingen, sondern zu versuchen, durch regelmäßige kleinere Mahlzeiten vorzubeugen. Wenn der Heißhunger kommt, sollte man sich lieber mit Obst oder anderen weniger dickmachenden Kohlenhydraten (z. B. Brotwaren,

Reis, Kartoffeln) behelfen. Manchmal sind solche Depressionen auch Folge einer psychischen Überlastung, so daß auch autogenes Training oder andere entspannende Techniken helfen können.

### Begünstigt Diäthalten Eßverhaltensstörungen?

Strenges Diäthalten, so einfach es auch klingt und angepriesen wird, stellt eine außerordentliche psychische Belastung dar, die sehr viel Konzentration verlangt und Kraft kostet. Das erkennt man u. a. daran, daß sich plötzlich das Denken nur noch um das Essen dreht. Viele werden nervös und leicht erregbar, andere verlieren das Interesse an Hobbys, das sexuelle Verlangen nimmt ab usw. Interessanterweise reagieren Schlanke genauso, wenn sie freiwillig über längere Zeit eine Diät einhalten. Man nimmt daher an, daß dies eine ganz natürliche Reaktion ist, wenn dem Körper Kalorien vorenthalten werden.

Das ständige Denken ans Essen dient dazu, bei Hunger einen womöglich kritischen Gewichtsverlust zu vermeiden. Der Körper kann dabei ja nicht zwischen freiwilligem und unfreiwilligem Hungern unterscheiden. Dieser Schutzreflex verändert nicht nur die Psyche, auch Stoffwechsel und Hormone schlagen Alarm und versuchen, dem Gewichtsverlust entgegenzuwirken. Diese Reaktionen laufen so ab, als wollte sich der Körper um jeden Preis gegen den Gewichtsverlust zur Wehr setzen. Auch nach Beendigung einer Diät ist der Stoffwechsel des Körpers noch darauf programmiert, die verlorengegangenen Reserven so rasch wie möglich zurückzugewinnen.

Es steht heute außer Zweifel, daß die starre Einhaltung einer Diät bei psychisch anfälligen Menschen großes Unheil anrichten kann. Die Extremsituation einer strengen Diät kann bei bestimmten Menschen auch Eßverhaltensstörungen auslösen, die z. B. in einer Bulimie enden können. Leider gibt es bisher keine sichere Möglichkeit, im Einzelfall vorherzusagen, wer besonders gefährdet ist. Am ehesten scheinen es die Menschen zu sein, die auch vorher schon ihr Essen zwanghaft kontrolliert haben (»gezügelte Esser«, s. S. 70) und auf eine schlanke Figur geradezu versessen sind. Je strenger oder einseitiger die Diäten sind, denen sich diese Menschen oft mit Leidenschaft unterwerfen, desto größer ist die Gefahr, daß dadurch eine echte Eßverhaltensstörung ausgelöst wird.

Andererseits muß aber betont werden, daß die pauschale Behauptung nicht haltbar ist, wonach die Einhaltung von Diäten zu Eßverhaltensstörungen führt. Bei den meisten Menschen ist dies, auch wenn sie wiederholt Diäten durchführen oder ihr Eßverhalten konsequent kontrollieren, mit Sicherheit nicht der Fall. Das Schlagwort »Dick durch Diät« ist daher irreführend. Lesen Sie dazu auch S. 180 f.

# Planen Sie Ihre Gewichtsabnahme!

## ≡ Soll ich Gewicht abnehmen?

Diese Frage läßt sich keineswegs so leicht beantworten wie es den Anschein hat. Der Blick in den Spiegel oder auf die Waage reicht beileibe nicht immer aus, um dies sinnvoll zu entscheiden. In jedem Fall sind verschiedene Gesichtspunkte zu berücksichtigen. Schließlich darf man nicht vergessen, daß eine Diät nicht immer ungefährlich ist, zumindest aber einen großen Aufwand und sehr viel Willensstärke verlangt.

Die *Gründe*, warum jemand abnehmen will, können sehr vielfältig sein. Es ist natürlich ein gewaltiger Unterschied, ob jemand z. B. 5 kg Übergewicht verlieren möchte oder bei einem Körpergewicht von 200 kg abspekken will. Bei vielen Menschen steht das vermeintlich bessere Aussehen nach einer Gewichtsabnahme im Vordergrund. Sie wollen vor der Badesaison noch schnell einige der im Winter angesammelten Pfunde loswerden und machen sich sonst keine weiteren Gedanken. Das kann zwar funktionieren, es ist aber immer besser zu wissen, was man bei einer Gewichtsabnahme unbedingt beachten sollte und was man damit erreichen kann. Auch hier ist also eine Planung sinnvoll.

Neben dem rein kosmetischen Gesichtspunkt gibt es natürlich eine Reihe *medizinischer Gründe*, warum Dicke Gewicht abnehmen sollen. Die wichtigsten Aspekte, die bei dieser Entscheidung bedacht werden sollten, sind Ausmaß des Übergewichts und die gesundheitlichen Risiken, die mit dem Übergewicht verknüpft sind (s. S. 29 ff.). Auch schwerwiegende psychische Gründe können manchmal eine Gewichtsabnahme rechtfertigen.

Vom ärztlichen Standpunkt aus besteht kein Zweifel, daß man ab einem BMI von 30 (= deutliches Übergewicht) in jedem Fall zu einer Gewichtsabnahme raten sollte. Wenn Sie ihren Körpermassenindex = BMI nicht mehr wissen, dann schlagen Sie noch einmal die Seite 23 und folgende auf und lesen Sie aus der Abbildung 8 Ihren persönlichen Wert ab.

Haben Sie leichtes bis mäßiges Übergewicht, also einen BMI von 25–30, dann stellt sich die Frage, ob neben dem kosmetischen Aspekt zusätzliche Gründe bestehen, die eine Gewichtsabnahme sinnvoll erscheinen lassen. Für eine Behandlungsempfehlung sprechen vor allem folgende Punkte:

● *Bauch*- bzw. *stammbetontes Fettverteilungsmuster* (»Apfelform«). Wie man die Fettverteilung bestimmen kann, können Sie auf Seite 43 nachlesen. Bei einem Taille-/Hüft-Quotienten (T/H-Quotient)

> 0,85 bei Frauen bzw. > 1,0 bei Männern besteht ein erhöhtes Gesundheitsrisiko, so daß auch bei mäßigem Übergewicht eine Gewichtsabnahme wünschenswert ist.

- *Geschlecht:* Da Männer von den negativen Folgen des Übergewichts meist stärker bedroht sind als Frauen, haben sie eher Grund zum Abnehmen.

- *Alter:* Je höher das Lebensalter ist, desto unproblematischer ist diese leichtere Form des Übergewichts. Bei Jugendlichen und jüngeren Erwachsenen (bis etwa 40–45 Jahre) sollte wegen möglicher Langzeitschäden immer eine Gewichtsreduktion ins Auge gefaßt werden.

- *Komplikationen:* Liegen bei mäßigem Übergewicht bereits Gesundheitsprobleme vor, die durch das Übergewicht ausgelöst sein könnten oder erfahrungsgemäß durch Übergewicht verschlimmert werden, dann ist ebenfalls eine Gewichtsverringerung zu überlegen, weil dadurch eine Besserung oder sogar Beseitigung dieser Beschwerden und Störungen zu erwarten ist. Sie sollten insbesondere darauf achten, ob ein Bluthochdruck, eine Fettstoffwechselstörung, ein Diabetes mellitus oder Gelenk- und Rückenbeschwerden vorliegen.

- *Leidensdruck:* Selbst wenn bei mäßigem Übergewicht keine unmittelbare Gesundheitsgefährdung erkennbar ist, kann auch ein starker seelischer Leidensdruck Grund genug sein, um Gewicht abzunehmen. Allerdings sollten Sie sich in einem solchen Fall vorher gut überlegen, inwieweit dieser Leidensdruck tatsächlich durch das Übergewicht bedingt ist. Manchmal verbergen sich hinter einem Gewichtsproblem ganz andere persönliche Schwierigkeiten, die aber ausschließlich auf das »zu-dick-sein« geschoben werden. Hier ist es wichtiger, ehrlich bei sich selbst nachzuforschen, aber ebenso zu lernen, seinen Körper auch mit gewissen Unzulänglichkeiten zu akzeptieren, die sich im übrigen bei jedem Menschen finden. Eventuell kann auch ein Gespräch mit einem Arzt oder Psychologen hilfreich sein.

Ein BMI < 25 ist in aller Regel unbedenklich, auch wenn sich manche Frauen damit schon nicht mehr wohl fühlen. Für drastische Maßnahmen, insbesondere für gefährliche Radikaldiäten, besteht dann überhaupt kein Anlaß. Dies muß deshalb betont werden, weil sich unter dem Modediktat unserer Zeit vor allem viele schlanke Frauen immer wieder kasteien, um auch das letzte sichtbare Gramm Fett wegzuhungern oder wegzutrimmen.

Überlegen Sie bitte genau, ob Sie sich wirklich von dem einseitigen Schlankheitsideal unserer Gesellschaft leiten lassen wollen. Wenn Sie dennoch aus ästhetischen Gründen abnehmen möchten, dann sollten es nur wenige Pfunde sein, und Sie sollten eine absolut ungefährliche Methode wählen. Im farbig unterlegten Text sind die wichtigsten Bedingungen detailliert zusammengefaßt, die eine Behandlung rechtfertigen.

**BMI 20–24,9, T/H-Quotient normal, keine Risikofaktoren**

Wir können Ihnen gratulieren! Bei Ihnen besteht kein Grund, Gewicht abzunehmen, bleiben Sie aber bei Ihrem Gewicht!

**BMI 20–24,9, T/H-Quotient erhöht, keine Risikofaktoren**
**BMI 20–24,9, T/H-Quotient normal, Risikofaktoren**
**BMI 20–24,9, T/H-Quotient erhöht, Risikofaktoren**

Auch Sie haben keine Veranlassung, Gewicht abzunehmen, sollten aber immer bestrebt sein, normalgewichtig zu bleiben. Anzuraten ist außerdem eine gesunde Ernährungsweise und regelmäßige körperliche Aktivität. Falls Ihr BMI an der oberen Grenze liegt, können Sie versuchen, schonend und langsam einige Kilogramm abzunehmen.

**BMI 25–29,9, T/H-Quotient normal, keine Risikofaktoren**

Sie sind zwar leicht übergewichtig, haben aber deswegen keinen Grund, rasch Gewicht abzunehmen. Allerdings wäre es auf längere Sicht empfehlenswert, das Gewicht zu reduzieren, aber nur mit ungefährlichen Methoden.

**BMI 25–29,9, T/H-Quotient erhöht, keine Risikofaktoren**
**BMI 25–29,9, T/H-Quotient normal, Risikofaktoren**
**BMI 25–29,9, T/H-Quotient erhöht, Risikofaktoren**

Der erhöhte Taille-Hüft-Quotient bedeutet, daß Ihr Bauchfett vermehrt ist und deshalb ein erhöhtes Gesundheitsrisiko besteht. Gleiches gilt, wenn Risikofaktoren vorliegen. Sie sollten auf alle Fälle das erhöhte Gesundheitsrisiko durch eine schonende Gewichtsabnahme senken. Nur in Ausnahmen kann auch eine raschere Gewichtsabnahme erfolgen.

**BMI 30–39,9, T/H-Quotient normal oder erhöht, mit oder ohne Risikofaktoren**

Bei Ihnen besteht deutliches Übergewicht, das Sie in jedem Fall reduzieren sollten, da Ihre Gesundheit über kurz oder lang ernsthaft bedroht ist. Auch wenn Sie dabei kein Normalgewicht erreichen, so zählt für Ihre Gesundheit jedes Kilo, das Sie weniger wiegen.

**BMI $\geq$ 40, T/H-Quotient normal oder erhöht, mit oder ohne Risikofaktoren**

Bei Ihnen liegt ein sehr ausgeprägtes Übergewicht vor. Für Sie besteht höchste Alarmstufe, da Ihre Gesundheit dadurch stark gefährdet ist. Sie sollten daher unbedingt Gewicht abnehmen. Wenn Sie schon übergewichtsbedingte Krankheiten haben und bisher nicht ausreichend durch Diät abnehmen konnten, sollte sogar eine operative Behandlung erwogen werden. Die notwendigen Schritte sollten Sie in jedem Fall mit Ihrem Arzt absprechen.

## Lohnt sich eine Gewichtsabnahme?

Durch eine Gewichtsabnahme bessern sich praktisch alle Krankheiten und Störungen, die mit dem Übergewicht zusammenhängen. Während die meisten Stoffwechselstörungen zunächst wenig oder keine Beschwerden verursachen, geben viele Übergewichtige an, daß sich ihre Gelenkbeschwerden oder Rückenschmerzen allein durch die Gewichtsreduktion wesentlich gebessert haben. Tabelle 2 gibt einen Überblick über die wichtigsten Veränderungen.

**Tab. 2  Krankheiten und Störungen, die mit Übergewicht zusammenhängen können und sich durch eine Gewichtsabnahme in der Regel bessern**

- Zuckerkrankheit (Typ-II-Diabetes)
- Fettstoffwechselstörungen
- Bluthochdruck
- Fettleber
- erhöhte Harnsäure, Gicht
- Gefäßverkalkungen
- Herzkranzgefäßerkrankung
- Herzschwäche
- Venenleiden
- Gelenkbeschwerden, Wirbelsäulenprobleme
- bestimmte Hormonstörungen
- Schlafatemnot, verminderte Lungenbelüftung

Die Gewichtsabnahme steigert aber auch Ihr seelisches Wohlbefinden. Die meisten fühlen sich sehr wohl, wenn sie überschüssige Pfunde verloren haben: sie freuen sich über Komplimente und Anerkennung ihrer Umgebung, sie sind glücklich, wieder flottere Kleidung tragen zu können, sie sind wieder optimistischer und gehen ihrem Alltagsleben positiver nach.

Die Frage nach Notwendigkeit und Sinn einer Gewichtsabnahme ist sehr gewissenhaft und sorgfältig zu überprüfen, da jede Gewichtsabnahme mühsam ist und einen hohen Einsatz von Betroffenen und Therapeuten verlangt. Diese Entscheidung sollte sich hauptsächlich am Ausmaß des Übergewichts und den damit verbundenen Gesundheitsrisiken orientieren.

## Was ist das Behandlungsziel?

Ziel der Übergewichtsbehandlung ist die langfristige und damit dauerhafte Verringerung des Körpergewichts. In manchen Fällen ist es realistisch, eine Normalisierung des Körpergewichts anzustreben. Je höher Ihr Ausgangsgewicht ist, desto unwahrscheinlicher ist es, daß Sie eine vollständige Normalisierung Ihres Gewichts erreichen.

Nach unserer Erfahrung haben die wenigsten Übergewichtigen eine klare Vorstellung davon, welches Behandlungsziel für sie angemessen ist. Die meisten möchten natürlich möglichst rasch möglichst schlank werden und haben die Idealvorstellung vom schlanken, attraktiven Mannequin im Kopf. Ein solches Ziel ist illusorisch und kann die ganzen Bemühungen gefährden.

Leider werden solche übersteigerten Erwartungen durch die Werbung für Diätprodukte und Abnehmmethoden kräftig gefördert, frei nach der Devise:»*Je größer die Versprechungen, desto leichter fallen die Leute darauf herein*«. Demzufolge überbieten sich vor allem unseriöse Anbieter darin, den Übergewichtigen das Blaue vom Himmel zu versprechen und völlig falsche Erwartungen zu wecken.

Warum man zu dick ist, und wie sich das Übergewicht auf Körper und Seele auswirkt, kann sehr unterschiedlich sein. Daher ist es nötig, in jedem Einzelfall das richtige Behandlungsziel festzulegen. Am einfachsten ist dies bei Menschen mit starkem Übergewicht und dadurch verursachten Gesundheitsstörungen. Hier steht deren Besserung bzw. Beseitigung ganz im Vordergrund. Wenn jemand bei einer Körpergröße von 180 cm 140 kg (BMI =

34) wiegt und deswegen Gelenkbeschwerden und einen Bluthochdruck hat, dann wäre eine Gewichtsabnahme möglichst unter 100 kg (BMI unter 30) wünschenswert. Doch ein solches Therapieziel ist für die meisten Langzeit-übergewichtigen zu hochgegriffen. Es ist sinnvoller und psychologisch geschickter, sich kleinere und leichter erreichbare Therapieziele zu setzen. Man kann das Behandlungsziel auch etappenweise festsetzen, z. B. in 10 kg-Schritten. Eine Therapie in kleinen Schritten ist in jedem Fall vernünftiger und aussichtsreicher als ein zu ehrgeiziger Sprung.

Angesichts der Schwierigkeiten bei der Übergewichtsbehandlung kann man schon froh und zufrieden sein, wenn das Ausgangsgewicht um 10% verringert werden kann. Im genannten Beispiel entspräche dies einem Gewichtsverlust von etwa 15 kg. Dieses Ziel läßt sich auch in überschaubarer Zeit schaffen. Gelingt dieser erste Schritt, dann ist man zu Recht stolz und glücklich, aber auch besser motiviert, den nächsten Schritt zu tun, um vielleicht weitere 10 kg abzunehmen.

## Wieviel und wie schnell kann man abnehmen?

Verleitet durch irrsinnige Versprechen glauben manche Menschen tatsächlich, daß sie in 4 Wochen 20 kg an Gewicht abnehmen können und danach von selbst schlank bleiben. Manche rechnen sich auch aus, nach wie vielen Wochen sie ihr Idealgewicht erreicht haben. Wer diesen Versprechungen glaubt, der wird mit Sicherheit scheitern. Um solche unnötigen Enttäuschungen zu vermeiden, muß man sich daher über die tatsächlichen Möglichkeiten klar werden.

Bei drastischer Einschränkung der Kalorienaufnahme auf unter 800 kcal/Tag ist der höchste Gewichtsverlust zu erwarten. Pro Tag können Frauen dabei ihr Gewicht um etwa 150 bis 300 g, Männer dagegen um 200 bis 400 g senken. Je jünger und schwerer der Abnahmewillige ist, desto größer ist der tägliche Gewichtsverlust und umgekehrt. Zu berücksichtigen ist dabei aber, daß mit zunehmender Dauer der Diät der Gewichtsverlust kleiner wird. Innerhalb eines Monats können Frauen auf diese Weise ca. 8–10 kg, Männer etwas mehr, nämlich 10–12 kg, an Gewicht abnehmen.

Bei weniger drastischer Einschränkung der Kalorienzufuhr, z. B. bei Diäten mit 1000 bis 1800 kcal/Tag fällt der Gewichtsverlust geringer aus. In den ersten 4 Wochen ist mit einer Gewichtsabnahme zwischen 2 und 5 kg zu rechnen. Auch bei solchen Diäten schwächt sich der Gewichtsverlust im Lauf der Wochen ab.

Bei einer Umstellung der Ernährungsweise auf eine fettarme, kohlenhydratreiche Kost ohne Kalorienbegrenzung kann man ebenfalls mit einer Gewichtsabnahme rechnen. Sie liegt in einer Größenordnung von 2 bis 5 kg im Verlauf des ersten Jahres.

Man sollte sich darüber im klaren sein, daß nicht jeder Mensch von Natur aus die Figur einer Venus oder eines Herkules besitzt. Zu unterschiedlich ist der Körperbau der einzelnen Menschen. Obwohl dieser Hinweis überflüssig sein sollte, so sei doch betont, daß sich die Körperproportionen eines Menschen, egal ob Frau oder Mann, durch keine auch noch so geartete Diät oder Behandlung verändern lassen. Es gibt keine Methode – von chirurgischen Verfahren einmal abgesehen –, mit der man beispielsweise das Hüftfett gezielt verringern könnte!

## ≡ Voraussetzungen für eine erfolgreiche Gewichtsabnahme

Auch wenn sich die meisten Menschen wenig Gedanken machen, unter welchen Bedingungen sie eine Diät durchführen wollen, wissen wir heute, worauf es ankommt, um dabei Erfolg zu haben. Wer hochmotiviert, gut informiert ist, eine für sich geeignete Methode gefunden hat und eine gute Betreuung erfährt, hat die besten Aussichten. Im Folgenden wollen wir einzelne Aspekte näher ansprechen, die dabei von Bedeutung sind:

- *Motivation:* Wer nicht wirklich entschlossen ist, seine Ernährung umzustellen oder eine Diät durchzuhalten, läuft Gefahr, sein Ziel zu verfehlen. Oft beginnen Leute auf Anraten eines Arztes oder aus einem spontanen Entschluß heraus eine Diät, ohne sich ernsthaft mit den Konsequenzen auseinanderzusetzen. Dann ist die Gefahr des vorzeitigen Scheiterns groß. Der Entschluß sollte also gut überlegt sein, und man sollte sich vorher genau über häufige Probleme und mögliche Hilfestellungen informieren.

- *Behandlungsziel:* Nur wer sich ein realistisches Ziel setzt und weiß, was er mit einer bestimmten Diät oder einer Ernährungsumstellung erreichen kann, hat gute Aussichten auf Erfolg. Empfehlenswert ist, das Behandlungsziel in kleine Einheiten bzw. *Etappen* zu unterteilen. Wer das reduzierte Körpergewicht halten will, muß wissen, daß dies nur gelingt, wenn er seine Ernährung langfristig umstellt. Wer dazu nicht bereit ist, kann sich Diäten im Grunde sparen, weil diese dann nur für sehr kurze Zeit wirksam sein können. Nur wer langfristig plant, kann auch auf lange Sicht Erfolg haben.

- *Geduld:* Eine Gewichtsabnahme läßt sich nicht erzwingen, sondern nur mit viel Geduld und Beharrlichkeit erreichen. Die überflüssigen Pfunde haben Sie ja auch nicht innerhalb weniger Wochen angesetzt. Da praktisch bei jeder Art von Ernährungstherapie immer wieder Phasen auftreten können, in denen das Gewicht stillzustehen scheint oder in denen die Diät unendlich schwerfällt, muß man gerade dann einen langen Atem beweisen und darf sich nicht vorschnell entmutigen lassen. Viele Bemühungen scheitern einfach an fehlender Geduld.

- *Selbstverantwortung:* Wer glaubt, für sein Gewichtsproblem sei der Arzt oder die Diätassistentin zuständig, hat schon verloren. Wer sich lieber auf Schlankheitsmittel verläßt oder Hilfsmittel wählt, bei denen er selbst wenig beitragen muß, wird ebenfalls erfolglos bleiben. Nur wer erkennt und akzeptiert, daß er Tag für Tag selbst für das Abnehmen verantwortlich ist, kann das erforderliche Durchhaltevermögen aufbringen.

- *Kritikfähigkeit:* Leider gibt es auf diesem Gebiet so viele unsinnige Methoden und unseriöse Geschäftemacher, daß man schon eine gute Portion Sachverstand und Kritikfähigkeit benötigt, um für sich das richtige Konzept zu finden. Wer leichtfertig all den phantastischen Versprechungen glaubt, findet sich unter Umständen rasch als Betrogener wieder. Es führt daher kein Weg daran vorbei, sich gut zu informieren und kritisch zu bleiben. Die verständliche Hoffnung auf Erfolg läßt leider oft jegliche Vernunft außer acht.

# Die Behandlung des Übergewichts

Sie haben festgestellt, daß Sie übergewichtig sind, und Sie haben auch herausgefunden, in welche Übergewichtsgruppe Sie einzuordnen sind. Welche Behandlung kommt nun für Sie in Frage? Dies ist nicht so einfach zu beantworten, wie es auf den ersten Blick scheint. Dabei spielt z. B. eine Rolle, wie schnell Sie abnehmen wollen oder sollen. Entscheidend ist in jedem Fall, den für Sie richtigen Weg zu finden. Sie müssen daher in die Therapieplanung miteinbezogen werden und selbst entscheiden, welche der sinnvollen Maßnahmen zum Abnehmen Sie bevorzugen. Schließlich müssen Sie ja selbst die richtige Ernährung im Alltag umsetzen und langfristig damit zurechtkommen. Umgekehrt weiß man, daß jedes übergestülpte oder sogar aufgezwungene Konzept von vornherein zum Scheitern verurteilt ist.

Grundsätzlich genügt in den meisten Fällen eine langsame Gewichtsabnahme. Nur in Ausnahmen – vor allem wenn schwerwiegende medizinische Gründe vorliegen – ist eine rasche Gewichtsabnahme erforderlich. Die Erwartungen der meisten Dicken sind aber ganz anders: Sie wollen möglichst rasch und viel an Gewicht abnehmen. Bei solchen Vorstellungen ist aber der Mißerfolg bereits vorprogammiert.

Übergewicht ist ein lebenslanges Problem und ist letztlich nur durch eine langfristige Änderung der Lebensweise beherrschbar.

Wie bei jeder anderen Behandlung soll der Betroffene durch die Therapie keinen Schaden erleiden und nicht unnötig gefährdet werden. Dieses Prinzip wird aber gerade von vielen Radikaldiäten grob mißachtet. Am sichersten sind die Methoden, die zu einer langsamen Gewichtsabnahme führen. Es ist vollkommen ausreichend, wenn Sie pro Woche nur ein halbes bis höchstens ein Kilo verlieren. Ein schnelleres Abspecken belastet den Körper unnötig, kann Kreislaufstörungen und mitunter andere schwerwiegende Probleme auslösen und zu einer Unterversorgung mit wichtigen Nährstoffen wie Vitaminen und Spurenelementen führen.

Um Übergewicht erfolgreich zu bekämpfen, sollte man stets mehrere Register gleichzeitig ziehen. Das für alle Abnehmwilligen gleiche Basisprogramm ist daher immer »mehrgleisig« und beinhaltet:

– die richtige Ernährung
– die dauerhafte Änderung des Eßverhaltens
– die Steigerung der körperlichen Bewegung.

Dieses Basisprogramm ist nicht nur Grundlage für die Phase der Gewichtsabnahme, sondern auch für die Phase danach, wenn das erreichte

Gewicht gehalten werden soll. Daneben stehen weitere Behandlungsmöglichkeiten zur Verfügung, die je nach Situation eingesetzt werden können. So gibt es Medikamente, die eine Gewichtsabnahme zumindest für eine begrenzte Zeit unterstützen können. Extremes Übergewicht kann in besonders schwierigen Fällen durch eine Operation reduziert werden. Die letztgenannten Methoden bedürfen immer der Absprache mit dem Hausarzt oder einem Spezialisten.

Im Folgenden werden wir Ihnen die verschiedenen Behandlungsmethoden im einzelnen vorstellen und dabei besonders auf deren Vor- und Nachteile hinweisen. Dabei wollen wir Ihnen auch unseriöse Methoden nicht verschweigen. Sie sollen damit in die Lage versetzt werden, selbst zu entscheiden, was für Sie am besten geeignet ist, aber auch erfahren, welche Methoden in die Hände von Fachleuten gehören.

Die mit Abstand *wichtigste Behandlungsmaßnahme* ist jedoch, wie oben erwähnt, die richtige Ernährung, die langfristige Umstellung des Eßverhaltens und die Steigerung der körperlichen Bewegung. Bevor wir Ihnen dazu die wichtigsten Therapieformen vorstellen, möchten wir zunächst eine kurze Einführung in die Ernährungslehre geben. Wenn Ihnen diese Zusammenhänge bereits gut bekannt sind, dann können Sie auf Seite 100 weiterlesen. In der Regel lohnt es jedoch, sich noch einmal mit den Grundlagen vertraut zu machen.

## ≡   Was muß ich über Ernährung wissen?

Damit unser Körper optimal funktionieren kann, benötigt er eine ausreichende Versorgung mit Nährstoffen. Man unterscheidet dabei zwischen »Makronährstoffen«, die der Körper in großen Mengen benötigt, wie Eiweiß, Kohlenhydrate und Fette, und »Mikronährstoffen« wie Vitamine und Mineralstoffe, die nur benötigt werden. All diese Nahrungsbestandteile einschließlich des Wassers sind für den Organismus unverzichtbar und müssen ständig in ausreichenden Mengen zur Verfügung gestellt werden.

Um sich bewegen, atmen und arbeiten zu können, aber selbst um nur im Bett zu liegen, braucht der menschliche Körper Energie, die er aus der Nahrung erhält. Wie ein Ofen Brennstoff benötigt, so braucht der Körper bestimmte Energielieferanten: dies sind Kohlenhydrate, Fette und Eiweiß. Ein vierter Energielieferant, auf den der Organismus aber gut verzichten kann, ist der Alkohol.

## Kilokalorien und Kilojoule

Die Energiemenge, die der Körper aufnimmt, wird in Kilokalorien (kcal) oder in Kilojoule (kJ) gemessen. Eine kcal entspricht etwa 4,2 kJ. Wenn Sie kJ in kcal umrechnen wollen, müssen Sie die kJ durch 4,2 dividieren. Wenn Sie umgekehrt kcal in kJ umrechnen wollen, müssen Sie die kcal mit 4,2 multiplizieren.

*Beispiel:*
200 kcal = 200 × 4,2 = ca. 840 kJ
2000 kJ = 2000 : 4,2 = ca. 480 kcal

Kohlenhydrate, Fette, Eiweiß und Alkohol werden als Kalorienträger bezeichnet und sind, wenn man vom Eiweiß absieht, die möglichen »Dickmacher« in unserer Nahrung. Fett hat den höchsten Brennwert, gefolgt von Alkohol, Kohlenhydraten und Eiweiß: 1 Gramm Fett enthält 9 kcal, 1 Gramm Alkohol 7 kcal, 1 Gramm Kohlenhydrate und 1 Gramm Eiweiß jeweils 4 kcal.

## Kohlenhydrate

Chemisch betrachtet sind Kohlenhydrate Verbindungen aus Kohlenstoff, Wasserstoff und Sauerstoff. Die Kohlenstoffatome sind in Ringen angeordnet. Davon gibt es mehrere Arten, die den verschiedenen Einfachzuckern (Monosaccharide) entsprechen. Diese Zuckerbausteine können auch zu sog. Zweifachzuckern (Disaccharide) verbunden sein. Sind Einfachzucker zu langen Ketten angeordnet, dann entstehen »komplexe« Kohlenhydrate (Polysaccharide) (s. Abb. 16).

Einfachzucker sind der Traubenzucker oder der Fruchtzucker, die z. B. in Honig und Obst vorkommen. Zu den Zweifachzuckern gehören der Haushaltszucker, der Milchzucker und der Malzzucker. Komplexe Kohlenhydrate sind praktisch mit der Stärke gleichzusetzen, die z. B. in Getreideprodukten (Mehl, Reis, Teigwaren, Brotwaren) und Kartoffeln, in geringerer Menge aber auch in Gemüse enthalten ist.

Damit die gegessenen Kohlenhydrate aus dem Darm in die Blutbahn gelangen können, müssen sie durch Verdauungsvorgänge in ihre Einfachbausteine aufgespalten werden. Da die Einfachzucker bereits als solche vorliegen, werden sie im Dünndarm sehr schnell ins Blut aufgenommen. Die

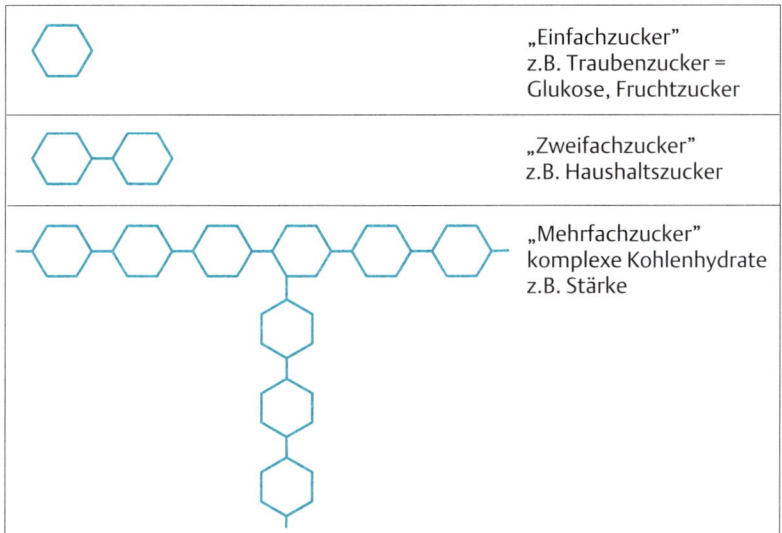

Abb. 16   Struktur der Kohlenhydrate

Zweifachzucker müssen zunächst aufgetrennt werden, bevor dann die Einzelbausteine in die Blutbahn gelangen. Im Gegensatz dazu ist die Aufspaltung der Stärke bzw. der komplexen Kohlenhydrate viel aufwendiger und langwieriger. Wegen der unterschiedlichen Aufnahmegeschwindigkeit lassen Einfach- und Zweifachzucker den Blutzuckerspiegel viel schneller ansteigen als komplexe Kohlenhydrate. Da die Insulinfreisetzung durch den Blutzuckeranstieg angeregt wird, führen stark zuckerhaltige Nahrungsmittel wie Traubenzucker, Honig, Süßigkeiten, Cola, Limonade oder Obstsaft zu einer ausgeprägten Insulinausschüttung, die wiederum einen raschen Blutzuckerabfall und damit ein erneutes Hungergefühl auslösen kann.

Nehmen wir die gleiche Kalorienmenge in Form komplexer Kohlenhydrate zu uns, z. B. als Getreideprodukte, Kartoffeln, Gemüse, so erfolgt der Blutzuckeranstieg langsamer, bleibt aber wesentlich länger bestehen und fällt nur langsam ab. Es wird dabei weniger Insulin ausgeschüttet und man bleibt lange satt (s. Abb. 14, S. 56).

Obst nimmt eine Zwischenstellung ein: die Ein- und Zweifachzucker werden wegen des hohen Ballaststoffanteils langsamer aufgenommen als reiner Zucker, der Blutzucker steigt deshalb langsam an, aber schneller als z. B. bei Brot. Sättigungswirkung und Blutzuckerabfall bei Obst liegen zwischen Zucker und Brot. Daher rechnen wir im Folgenden auch Obst zu den komplexen Kohlenhydraten (das gilt aber nicht für Obstsäfte!).

Sie müssen weiter wissen, daß ein gleichbleibend hoher Blutzuckerspiegel satt hält, ein rasch abfallender und niedriger Blutzucker aber Hunger verursacht. Deshalb ist es leicht zu verstehen, daß komplexe Kohlenhydrate wesentlich länger sättigen und anschließend kein so großes Hungergefühl erzeugen wie einfache Kohlenhydrate. Mehrere kleinere Mahlzeiten, die über den Tag verteilt sind, sorgen für einen gleichmäßigeren Blutzuckerspiegel als nur 2 oder 3 große Mahlzeiten und vermeiden dadurch ein übermäßiges Hungergefühl. Eine zu geringe Kohlenhydratzufuhr kann zu Leistungsabfall, Müdigkeit, und gelegentlich zu »Unterzuckerungserscheinungen« wie z.B. Schwindel, Schweißausbruch, Schwächegefühl oder Konzentrationsstörungen führen.

Ißt man mehr Kohlenhydrate als der Körper sofort benötigt, so werden diese in Form von Glykogen in der Leber und Muskulatur gespeichert und stehen dem Muskel als Brennstoff zur Verfügung. Diese Kohlenhydratreserven reichen aber nur für höchstens 1 oder 2 Tage. Sind die Kohlenhydratspeicher voll, dann können überschüssige Kohlenhydrate in begrenztem Umfang zu Fett umgewandelt und im Fettgewebe gespeichert werden.

> Es gibt einfache und komplexe Kohlenhydrate. Die einfachen lassen den Blutzucker schnell und hoch ansteigen und dann rasch wieder abfallen, die komplexen erhöhen den Blutzucker langsam und halten ihn länger hoch. Komplexe Kohlenhydrate sättigen daher besser als einfache. Mehrere kleinere Mahlzeiten über den Tag verteilt sind günstiger als nur 2 oder 3 große.

## Fette

Unter dem Begriff *Fette* werden verschiedene chemische Stoffe zusammengefaßt. Die wichtigsten Nahrungsfette sind *Triglyzeride* und *Cholesterin*. Als Energielieferanten dienen allerdings nur die Triglyzeride. Sie bestehen aus 3 »zusammengeschweißten« Fettsäuren (Abb. 17). In dieser Form können Fettsäuren besser transportiert und gespeichert werden. Es gibt 3 Arten von Fettsäuren, die nach Anzahl der *Doppelbindungen* in der chemischen Formel unterschieden werden:

– gesättigte Fettsäuren (ohne Doppelbindung)
– einfach ungesättigte Fettsäuren (eine Doppelbindung)
– mehrfach ungesättigte Fettsäuren (zwei oder mehrere Doppelbindungen)

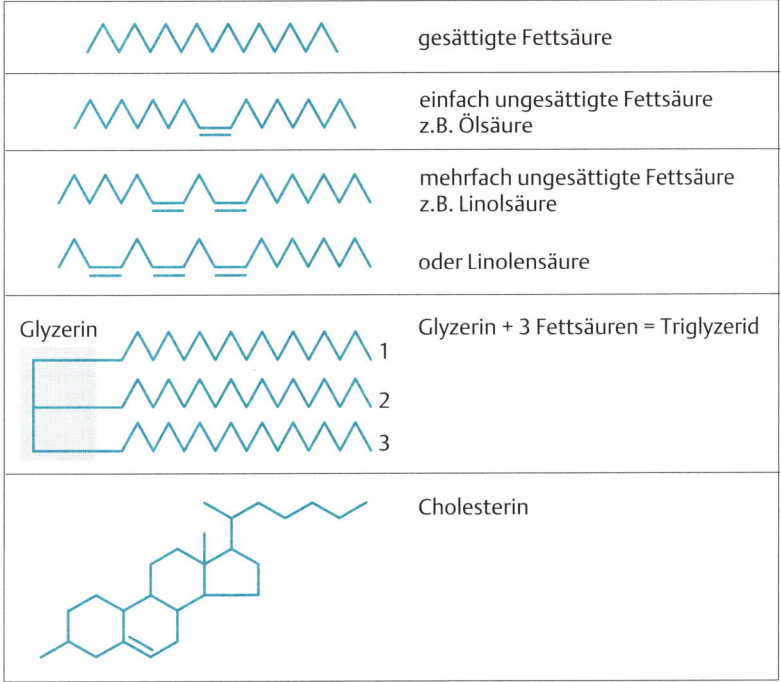

| | |
|---|---|
| | gesättigte Fettsäure |
| | einfach ungesättigte Fettsäure z.B. Ölsäure |
| | mehrfach ungesättigte Fettsäure z.B. Linolsäure |
| | oder Linolensäure |
| Glyzerin  1  2  3 | Glyzerin + 3 Fettsäuren = Triglyzerid |
| | Cholesterin |

Abb. 17    Nahrungsfette

Unser Körper ist auf alle drei Arten angewiesen. Am günstigsten ist eine etwa gleich hohe Zufuhr aller 3 Fettsäurearten. Triglyzeride bzw. die einzelnen Fettsäuren sind vor allem enthalten in Butter, Margarine, Kochfett, Öl, in Fleisch und Wurstwaren, in Milchprodukten incl. Käse, aber auch in den meisten Süßigkeiten und Kuchen sowie in Nüssen und Avocados.

Gesättigte Fettsäuren kommen überwiegend in tierischen, einfach und mehrfach ungesättigte Fettsäuren hauptsächlich in pflanzlichen Nahrungsmitteln vor. Tierische und pflanzliche Fette sind immer ein Gemisch aus den verschiedenen Fettsäurearten, allerdings mit teilweise sehr unterschiedlicher Zusammensetzung.

Mit unserer westlichen Durchschnittskost nehmen wir in der Regel zuviel gesättigte und zuwenig mehrfach ungesättigte Fette auf. Dies ist insofern von Bedeutung, als die mehrfach ungesättigten Fette die Gefäße vor Verkalkung schützen. Auch die einfach ungesättigten Fettsäuren sind dabei günstiger zu bewerten als die gesättigten.

Reich an mehrfach ungesättigten Fetten und cholesterinfrei sind:

– viele pflanzliche Öle, z. B. Distelöl, Kürbiskernöl, Sonnenblumenöl, Sojaöl, Maiskeimöl, Leinsamenöl. Olivenöl besteht überwiegend aus der einfach ungesättigten Ölsäure, hat aber nur einen geringen Anteil an mehrfach ungesättigten Fettsäuren.
– spezielle Diät-Fette
– Diät-Margarine: Sie sollte zu 50% aus mehrfach ungesättigten Fettsäuren bestehen.

Vorsicht: Kokos- und Palmfett sind zwar pflanzliche Fette, haben aber nur einen geringen Anteil an mehrfach ungesättigten Fettsäuren.

## Margarine

Eine »gute« Margarine sollte immer mindestens zur Hälfte aus mehrfach ungesättigten Fettsäuren bestehen. Dies wird nur von den »Diät«-Margarine-Sorten erfüllt. Sie sollten also auf den Prozentanteil der mehrfach ungesättigten Fettsäuren achten, der bei Diät-Margarinen auf der Packung vermerkt sein muß.

**Cholesterin** hat eine ganz andere chemische Struktur als Triglyzeride (Abb. 17). 80% des Cholesterins im Blut bildet der Körper selbst, nur 20% stammen aus der Nahrung. Cholesterin kommt in pflanzlicher Kost nicht vor und findet sich nur in tierischen Nahrungsmitteln. Über die Nahrung wird am Tag etwa ein halbes Gramm Cholesterin aufgenommen, es wird hauptsächlich für die Bildung von Gallensäuren und bestimmten Hormonen, aber auch für den Aufbau von Zellwänden benötigt.

Reich an Cholesterin sind:

– Eigelb (Eiweiß enthält kein Cholesterin)
– fettreiche Fleisch- und Wurstwaren (Achtung: das Fett ist nicht immer sichtbar!)
– Innereien
– Schalen- und Krustentiere (z. B. Krabben, Hummer, Muscheln)
– bestimmte Fischsorten (z. B. Aal, Waller)
– fettreiche Milchprodukte incl. fettreiche Käsesorten

Ein hoher Cholesterinspiegel ist häufig verursacht durch

– vererbte Störungen im Cholesterinstoffwechsel
– falsche Ernährung (Übergewicht und fettreiche Kost)
– erbliche Veranlagung und falsche Ernährung.

Die besondere Bedeutung des Cholesterins im Blut besteht darin, daß bei zu hohen Werten ein Teil in den Gefäßwänden eingelagert wird und auf lange Sicht zur **Arteriosklerose** (= Gefäßverkalkung) beiträgt, die dann z. B. zum Herzinfarkt führen kann. Ein Cholesterinwert im Blut unter 200 mg/dl (also 200 mg in 100 ml Blut) ist als günstig anzusehen. Wenn das Gesamtcholesterin über 200 mg/dl liegt, sollte der Anteil des »guten« HDL-Cholesterins, das eher vor dem Herzinfarkt schützt, und der des »schlechten« LDL-Cholesterins bestimmt werden. Sowohl ein hohes LDL-Cholesterin (Wert über 150 mg/dl) als auch ein zu niedriges HDL-Cholesterin (Wert kleiner als 45 mg/dl beim Mann und kleiner als 55 mg/dl bei der Frau) sind *Risikofaktoren* für die Entwicklung von Herzinfarkt und anderen Gefäßkomplikationen. Sind zudem noch andere Risikofaktoren wie z. B. Zuckerkrankheit, Bluthochdruck, Familienbelastung für Gefäßkrankheiten und Rauchen vorhanden, dann steigt das Risiko erheblich an. Um Ihren Cholesterinwert und seine Bedeutung genau abschätzen zu können, sollten Sie mit Ihrem Arzt sprechen. Geringe Cholesterinerhöhungen ohne Risikofaktoren können oft durch eine Ernährungsumstellung beseitigt werden, erst höhere Werte machen eine zusätzliche Gabe von Medikamenten notwendig.

Die wichtigsten Nahrungsfette sind Triglyzeride und Cholesterin. Triglyzeride bestehen aus Fettsäuren. Es gibt gesättigte, einfach ungesättigte und mehrfach ungesättigte Fettsäuren. Unsere Durchschnittskost enthält zuwenig ungesättigte Fettsäuren, die die Gefäße schützen und vor allem in pflanzlichen Fetten und Ölen enthalten sind, aber zuviel von den ungünstigen gesättigten Fettsäuren. Cholesterin kommt nur in tierischer, nicht in pflanzlicher Nahrung vor.

## Eiweiß

Eiweiße bestehen aus kleinen Bausteinen, aus den insgesamt 20 verschiedenen *Aminosäuren*, die in unvorstellbarer Vielfalt zu Ketten aneinandergereiht sind. Dementsprechend sind die Aufgaben der Eiweißstoffe äußerst vielgestaltig: sie steuern als Enzyme und Hormone viele Stoffwechselvorgänge, transportieren Fette, Eisen und andere Stoffe im Blut, bilden Muskeln und Sehnen und wirken als Antikörper im Immunsystem, um nur einige der wichtigsten Funktionen zu nennen.

Ähnlich wie die Stärke muß auch das Nahrungseiweiß im Darm erst in die einzelnen Aminosäuren aufgespalten werden, bevor es vom Körper aufgenommen werden kann. Eiweiß findet sich in pflanzlicher und tierischer Nahrung. Tierisches Eiweiß ist besonders hochwertig, weil es mehr von den lebenswichtigen, »essentiellen« Aminosäuren enthält als pflanzliches Eiweiß. Viele Eiweißquellen sind gleichzeitig fettreich, so daß der Kaloriengehalt hoch sein kann.

Reich an Eiweiß sind:

- Eiweiß
- Fleisch, Wurst, Fischwaren
- Milchprodukte incl. Käse
- Erbsen, Bohnen, Sojabohnen, Linsen, Sesam, Mohn, Nüsse.

Unsere Durchschnittskost enthält eher zuviel als zuwenig Eiweiß (rund 1,5 Gramm statt 0,8 bis 1,0 Gramm pro kg Körpergewicht und Tag; eine 65 kg schwere Frau benötigt also rund 50–60 g Eiweiß, nimmt aber durchschnittlich 100 g Eiweiß zu sich). Eine Beschränkung der Eiweißmenge kann vor allem bei bestimmten Nierenerkrankungen notwendig sein. Bei Übergewicht sollten zur Deckung des Eiweißbedarfs fettarme Lebensmittel bevorzugt werden.

> Es gibt pflanzliches und tierisches Eiweiß, wobei letzteres besonders hochwertig ist. Im Durchschnitt essen wir eher zuviel als zuwenig Eiweiß. Bei Übergewicht sollten zur Deckung des Eiweißbedarfs fettarme Nahrungsmittel bevorzugt werden.

## Ballaststoffe

Ballaststoffe sind Substanzen pflanzlicher Herkunft, die im Magen und im oberen Darmbereich wenig oder überhaupt nicht verdaut werden und deshalb relativ unverändert in den Dickdarm gelangen. Dort quellen sie in Gegenwart von Wasser auf und regen so die Darmtätigkeit an. Schließlich werden sie mit dem Stuhl wieder ausgeschieden, ohne daß irgendwelche ihrer Bestandteile in den Körper aufgenommen wurden.

Die wichtigsten Ballaststoffe sind *Hemizellulose* (v. a. in Getreide), *Zellulose* und *Pektin* (v. a. in Obst und Gemüse), *Lignin* (in Getreide, Gemüse und Obst). Ballaststoffe sind wichtig, um eine geregelte Verdauung zu gewährleisten und um einer Verstopfung vorzubeugen. Ballaststoffreiche Nahrung regt auch die Kautätigkeit an und verstärkt das *Sättigungsgefühl*. Ein hoher Ballaststoffanteil in der Nahrung verzögert die Kohlenhydrataufnahme, so daß die Blutzuckerspiegel nur langsam ansteigen. Ballaststoffe besitzen den großen Vorteil, daß sie keine Energie liefern, also kalorienfrei sind.

Ballaststoffreiche Lebensmittel sind:

– Obst
– Gemüse
– Salat
– Vollkornprodukte
– Leinsamenschrot und Weizenkleie.

Unsere westliche Durchschnittskost enthält zuwenig Ballaststoffe (etwa 20 g/Tag), unsere Vorfahren haben um die Jahrhundertwende etwa die doppelte Menge zu sich genommen. Um die empfohlene Ballaststoffmenge von mindestens 30 g/Tag zu erreichen, sollten Sie unbedingt mehr Obst, Gemüse und Vollkornprodukte essen. Bei Verstopfung kann die zusätzliche Einnahme von Weizenkleie (ca. 20–60 g/Tag) sinnvoll sein; dabei ist aber für ausreichend Flüssigkeit zu sorgen (mindestens 2 l/Tag).

Ballaststoffe werden nahezu unverdaut mit dem Stuhl wieder ausgeschieden. Sie haben viele günstige Wirkungen auf die Verdauungsvorgänge und führen u. a. auch zu einem längeren Sättigungsgefühl. Unsere westliche Durchschnittskost enthält zuwenig Ballaststoffe.

## Vitamine

Vitamine sind Stoffe, die vom Körper selbst nicht oder nicht in ausreichender Menge gebildet werden können, aber lebensnotwendig sind. Die einzelnen Vitamine kommen in tierischer wie in pflanzlicher Kost in unterschiedlicher Zusammensetzung vor.

**Tab. 3    Vitamine**

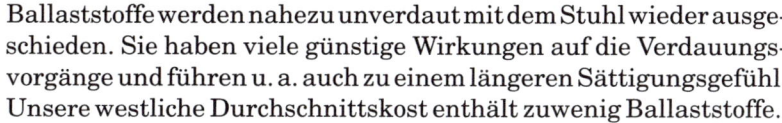

| fettlösliche Vitamine | wasserlösliche Vitamine |
|---|---|
| | Vitamin C  = Ascorbinsäure |
| Vitamin A  = Retinole | Vitamin $B_1$  = Thiamin |
| Vitamin D  = Calciferole | Vitamin $B_2$  = Riboflavin |
| Vitamin E  = Tocopherole | Vitamin $B_6$  = Pyridoxin |
| Vitamin K  = Phyllokinone | Vitamin $B_{12}$  = Cobalamin |
| | Biotin |
| | Folsäure |
| | Niacin |
| | Pantothensäure |

Vitamine haben eine wichtige Vermittlerrolle beim Ablauf zahlreicher *Stoffwechselvorgänge*, einige Vitamine haben auch spezielle Aufgaben: beispielsweise ist Vitamin A in der Netzhaut der Augen für ein normales Sehvermögen unverzichtbar, Vitamin D ist für ein normales Knochenwachstum notwendig.

Reich an Vitaminen sind z. B. folgende Lebensmittel:

- Vitamin A:  Fleisch, Eier, Leber, Karotten, tiefgrüne und gelbe
          Gemüse
- Vitamine B:  Fleisch, Fisch, Eier, Milchprodukte,
          Vollkornprodukte, Gemüse, Kartoffeln
- Vitamin C: frisches Obst, Gemüse, Salat
- Vitamin D: Fleisch, Fisch, Eier, Leber
- Vitamin E: Pflanzliche Öle, Margarine, Gemüse
- Vitamin K: Spinat, Rosenkohl, Tomaten, Leber.

Durch Hitze, Verarbeitung und Lagerung kann der Vitamingehalt vieler Lebensmittel sinken. In Konserven und industriellen Fertigprodukten kann daher der Vitamingehalt sehr niedrig sein. Je weniger Naturprodukte bearbeitet werden und je frischer sie sind, desto höher ist ihr Vitamingehalt. Lange Koch- und Garzeiten sowie langes Wässern bzw. Kleinschneiden vor dem Waschen von Obst, Gemüse und Salat sollten gemieden werden, ein Großteil der täglichen Obst-, Gemüse- und Salatration sollte roh gegessen werden. Eine umfassende Vitaminversorgung ist nur durch eine ausgewogene Ernährungsweise zu gewährleisten. Allerdings darf auch die Vitaminzufuhr nicht unbegrenzt hoch sein: vor allem bei einer unkontrollierten Einnahme von Vitamin A oder Vitamin D kann es zu Problemen kommen.

> Vitamine sind lebensnotwendige Stoffe, die der Körper aber selbst nicht bzw. nicht ausreichend bilden kann. Vitamine müssen daher mit der Nahrung zugeführt werden. Eine umfassende Vitaminversorgung ist nur durch eine ausgewogene Kost gewährleistet.

## Mineralstoffe

Mineralstoffe sind anorganische Substanzen, die dem Körper durch die Nahrung zugeführt werden müssen. Einige dieser Mineralstoffe sind nur in geringer Menge im Körper vorhanden und werden daher auch als *Spurenelemente* bezeichnet. Eine ausreichende Versorgung mit Mineralstoffen ist für das Funktionieren vieler Organe unerläßlich.

**Tab. 4** **Mineralstoffe**

| Mengenelemente | Spurenelemente |
| --- | --- |
| Kalzium | Arsen |
| Chlorid | Chrom |
| Kalium | Kobalt |
| Magnesium | Eisen |
| Natrium | Fluorid |
| Phosphor | Jod |
| Schwefel | Kupfer |
| | Mangan |
| | Molybdän |
| | Nickel |
| | Selen |
| | Silizium |
| | Vanadium |
| | Zink |
| | Zinn |

Voraussetzung für eine ausreichende Mineralstoffversorgung ist wiederum eine ausgewogene, abwechslungsreiche Kost. Ein gewisses Problem stellt die Versorgung mit *Kalzium* und *Jod* dar. Eine ausreichende *Kalziumversorgung* ist in der Regel nur gewährleistet, wenn der Körper genügend Milch und/oder Milchprodukte erhält. Da normale Milchprodukte kalorienreich sind, sollten fettreduzierte Sorten bevorzugt werden. Für eine ausreichende *Jodversorgung* ist jodiertes Speisesalz unerläßlich, aber alleine nicht ausreichend, um den täglichen Jodbedarf zu decken. Daher sollten sie an 2 oder 3 Tagen in der Woche Seefisch bzw. Schalen- oder Krustentiere auf dem Speiseplan haben. Achten Sie auch bei Brot und Fertigprodukten darauf, daß sie mit Jodsalz gewürzt wurden (ist auf der Packung gekennzeichnet).

Die zusätzliche Einnahme von *Mineralstoffpräparaten* ist in den meisten Fällen überflüssig. Wenn Sie dies dennoch – aus welchen Gründen auch immer – tun wollen, sollten Sie zuvor erst mit Ihrem Arzt Rücksprache halten: Vorsicht bei Nierensteinen mit gleichzeitiger Kalziumeinnahme, Vorsicht bei Bluthochdruck mit natriumreichem Mineralwasser. Vorsicht bei bestimmten Schilddrüsenkrankheiten mit zusätzlichem Jod.

Mineralstoffe sind für den Körper unerläßlich und müssen mit der Nahrung zugeführt werden. Eine ausreichende Mineralstoffversorgung ist nur durch eine ausgewogene Kost gesichert.

## Zuckeraustauschstoffe, Süßstoffe, Fettersatzstoffe

*Zuckeraustauschstoffe* sind natürlich vorkommende Zucker mit süßem Geschmack, die aber fast den gleichen Kaloriengehalt haben wie normaler Haushaltszucker. Sie gehören zu den Kohlenhydraten. Die wichtigsten Zuckeraustauschstoffe sind: Fructose (= Fruchtzucker), Sorbit, Mannit
und Xylit. In größeren Mengen wirken sie abführend und verursachen Blähungen. Diätprodukte mit Zuckeraustauschstoffen haben bei der Gewichtsabnahme *keinen* Vorteil gegenüber normalen Süßigkeiten, weil sie genauso
kalorienreich sind. Da sie weitgehend insulinunabhängig verstoffwechselt
werden, sind sie in vielen Diätprodukten für Diabetiker enthalten. Gerade
weil diese Produkte als »diätetische Lebensmittel« ausgewiesen sind, obwohl sie sehr fettreich sind, verführen sie zu freizügigem Genuß und damit
zu übermäßiger Kalorienaufnahme.

*Süßstoffe* sind künstlich hergestellte Substanzen mit süßem Geschmack, die (nahezu) kalorienfrei sind. Ihre Süßkraft ist wesentlich höher
als die von normalem Zucker. Derzeit zugelassene Süßstoffe sind: Saccharin,
Cyclamat, Aspartam, Acesulfam. Saccharin und Aspartam sind – im Gegensatz zu den anderen beiden – nicht hitzebeständig und daher nicht zum Bak-
ken und für warme Süßspeisen geeignet.

In der Presse wurde wiederholt berichtet, daß Süßstoffe hungrig
machen sollen und manche Menschen dann sogar mehr essen als ohne Süßstoffe. Die meisten hierzu durchgeführten Studien konnten diesen Verdacht
aber nicht bestätigen. Auch für ein erhöhtes Krebsrisiko beim Menschen
gibt es selbst bei reichlicher Verwendung von Süßstoffen keinen Anhaltspunkt. Wir bewerten Süßstoffe nach wie vor als sehr günstig und empfehlenswert, um z. B. bei Getränken Kalorien einzusparen.

**Tab. 5     Zuckeraustauschstoffe und Süßstoffe**

| Wichtigste Zuckeraustauschstoffe | Derzeit zugelassene Süßstoffe |
| --- | --- |
| Fructose (= Fruchtzucker) | Saccharin |
| Sorbit | Cyclamat |
| Mannit | Aspartam |
| Xylit | Acesulfam |

In den letzten Jahren wurden mehrere *Fettersatzstoffe* entwickelt, die fettähnliche Eigenschaften haben und sich teilweise auch als Brotaufstrich verwenden lassen, aber kaum verwertbare Kalorien enthalten. Das Ziel dabei ist, Fettkalorien einzusparen, ohne dem Verbraucher »die Butter vom Brot zu nehmen«. In den USA wurde kürzlich der sehr umstrittene Fettersatzstoff Olestra zugelassen. Auch in mehreren europäischen Ländern werden Produkte mit anderen Fettersatzstoffen bereits vermarktet, in Deutschland haben sie noch keine größere Bedeutung erlangt. Diese fettähnlichen Stoffe werden hauptsächlich als Fettersatz bei der Herstellung von Fertigprodukten verwendet.

Unter den Wissenschaftlern ist aber umstritten, ob damit tatsächlich die Fettaufnahme gesenkt werden kann. Es gibt Hinweise, daß der Körper diese »Täuschung« erkennt und sich die ihm vorenthaltenen Kalorien anderweitig besorgt. Es wird sicher noch einige Jahre dauern, bis man den Nutzen der Fettersatzstoffe in der Behandlung des Übergewichts endgültig beurteilen kann.

Zuckeraustauschstoffe haben fast den gleichen Kaloriengehalt wie normaler Haushaltszucker. Da viele »Diät«-Produkte mit Zuckeraustauschstoffen zudem fettreich sind, sind sie zur Gewichtsabnahme nicht geeignet. Süßstoffe sind dagegen nahezu kalorienfrei. Für die Gewichtsabnahme sind sie zu empfehlen, um überflüssige Kalorien, z. B. in Getränken, einzusparen. Fettersatzstoffe werden bisher kaum verwendet, ihr Nutzen in der Behandlung des Übergewichts ist noch unklar.

## Fertigprodukte (»Convenience-Produkte«)

Der technologische Fortschritt macht auch vor der Lebensmittelherstellung nicht halt. Unübersehbar werden in den Supermärkten die Regale und Truhen für Fertigkost und Tiefkühlkost immer länger. Diese sog. »Convenience«- oder Bequemlichkeits-Produkte sollen den Bedürfnissen des Verbrauchers entgegenkommen, seine Mahlzeiten ohne großen Aufwand zubereiten zu können. Man kann dabei zwischen *küchenfertigen Produkten* wie z. B. Nudeln und *verzehrfertigen Produkten* wie Kartoffelchips oder Fertigmenüs unterscheiden.

Die meisten Hersteller von Fertigmenüs geben inzwischen die Nährstoffzusammensetzung genau an. Da es aber keine umfassende Kennzeichnungspflicht für Lebensmittel gibt, ist auf vielen Produkten nur eine

Zutatenliste angegeben, die es nicht erlaubt, den Kaloriengehalt verläßlich abzuschätzen. Durch die modernen Herstellungsverfahren ist die Nährstoffzusammensetzung vieler Fertigmenüs, z. B. auch hinsichtlich des Vitamingehalts, durchaus günstig. Es gibt aber weiterhin eine Reihe von Produkten, wie z. B. Fertigsaucen, die ausgesprochen fett- und zuckerreich und damit kalorienreich sind oder viel Kochsalz enthalten und deshalb gemieden werden sollten. Convenience-Produkte sind durchaus akzeptabel, wenn es beim Kochen mal schnell gehen muß, sie sollten aber eher die Ausnahme als die Regel sein.

Bei Fertigprodukten sollte auf Angaben zur Nährstoffzusammensetzung geachtet werden, da sonst der Kaloriengehalt kaum abgeschätzt werden kann. Viele, aber nicht alle Produkte erfüllen durchaus die heutigen Anforderungen bezüglich Qualität und wünschenswerter Nährstoffzusammensetzung.

## Light-Produkte

Fett- bzw. kalorienreduzierte Lebensmittel erfreuen sich seit Jahren steigender Beliebtheit, was auch an Umsätzen in Milliardenhöhe abzulesen ist. Diese sog. Light-Produkte (engl. *light* = leicht) werden von den Herstellern gezielt für die Vermeidung bzw. Verminderung von Übergewicht angepriesen. Mit großem Werbeaufwand und flotten Sprüchen wie »*Du darfst*« oder »*Ohne Reue genießen*« wird die Botschaft verbreitet, daß die Verwendung solcher Lebensmittel Schlankbleiben und Schlankwerden erleichtert. Viele Menschen fallen darauf herein und geben bereitwillig die lästige Selbstkontrolle ihres Eßverhaltens auf, was sogar zum gegenteiligen Ergebnis führen kann. Viele der angebotenen Lebensmittel enthalten immer noch reichlich Kalorien. Es gibt sogar vereinzelt Light-Produkte, die man als ausgesprochen kalorienreich bezeichnen muß. Aus diesem und anderen Gründen ist sehr umstritten, ob solche Produkte wirklich zu einer besseren Gewichtskontrolle beitragen. Im Grunde sind die meisten Light-Versionen überflüssig, weil das übliche Lebensmittelsortiment genügend fettarme Sorten, z. B. auch von Käse oder Wurst, anbietet. Bei Käse sind die fettärmeren sogar billiger als die fettreicheren Sorten. Entscheidend ist, beim Einkauf stärker auf die Wahl fettärmerer Lebensmittel zu achten und sich mit kleineren Portionen fettreicher Produkte zu begnügen.

Die meisten Light-Produkte sind übrigens deutlich teurer als normale Lebensmittel. Der Göttinger Ernährungspsychologe Prof. Volker Pudel hat diese Masche nach unserer Ansicht sehr treffend beschrieben:»*Die Light-Welle ist eine grandiose Erfindung der Lebensmittelindustrie, um das Sattwerden kräftig zu verteuern*«.

»Light«-Produkte sind in der Behandlung des Übergewichts nur dann von Wert, wenn ein bewußtes Eßverhalten beibehalten wird.

## Wie erreichen Sie eine gute Nährstoffversorgung?

Um eine ausreichende Nährstoffversorgung sicherzustellen, müssen verschiedene Lebensmittel kombiniert werden. Verzichtet man aus bestimmten Gründen auf einzelne Lebensmittelgruppen, etwa Fleisch oder Obst, dann kann die Nährstoffversorgung schwierig sein. Tabelle 6 gibt Ihnen einen ungefähren Hinweis, wie häufig bestimmte Nahrungsmittel auf Ihrem Speiseplan stehen sollten.

**Tab. 6     Welche Nahrungsmittel sollten wie oft gegessen werden?**

| | |
|---|---|
| täglich: | Obst, Gemüse, Salat<br>ausreichende, aber nicht übergroße Menge an stärkereichen Kohlenhydraten wie Brotwaren, Müsli, Reis, Kartoffeln, Teigwaren<br>fettarme Milchprodukte<br>ca. 2 l Flüssigkeit zum Trinken (Mineralwasser, Tee, bis zu 5 Tassen Kaffee/Tag, geringe Mengen an zuckerfreien Obstsäften, evtl. 1 Glas niedrigprozentiger Alkohol oder kleinere Menge höherprozentiger Alkohol) |
| wöchentlich: | 2-3 Eier<br>2 Fischgerichte<br>3-4 Fleischgerichte |

≡    ## Die richtige Ernährung bei Übergewicht

Ausgehend von unserem heutigen Wissen über eine gesunde und ausgewogene Ernährung bieten sich vor allem 2 Wege an, um Übergewicht erfolgreich zu bekämpfen:

### Die fettarme Mischkost

Bei dieser gesunden Ernährungsform *ohne* strenge Kalorienbegrenzung sollen Sie die Zusammensetzung Ihrer Nahrung so verändern, daß Sie damit langsam abnehmen, wenn Sie übergewichtig sind, oder einer weiteren Gewichtszunahme vorbeugen, wenn Sie schlank sind. Dieses Konzept beinhaltet vor allem: Sie sollten deutlich weniger *Fett* essen, aber Sie dürfen komplexe Kohlenhydrate essen, soviel Sie wollen. *Alkoholkonsum* sollte eingeschränkt werden. Ein Kalorienzählen ist *nicht* erforderlich. Diese Ernährungsweise ist jedem Menschen zu empfehlen, weil sie sehr gesund ist und vielen Krankheiten vorbeugt. Diese Kost ist besonders günstig für Menschen, die nur wenig Übergewicht (BMI 25–30) haben, ohne daß damit gesundheitliche Probleme verbunden sind, und für Menschen, die schlank sind und auf Dauer schlank bleiben wollen. Auch diejenigen, die zuvor sehr übergewichtig waren, bereits deutlich an Gewicht abgenommen haben und dieses Gewicht stabilisieren wollen, sollten sich auf diese Weise ernähren.

### Die fettarme und kalorienbegrenzte Mischkost

Eine ausgewogene fettarme Mischkost *mit* Kalorienbegrenzung ist dagegen dann erforderlich, wenn eine größere Gewichtsabnahme in einem überschaubaren Zeitraum angestrebt wird. Das betrifft leicht Übergewichtige (BMI unter 30), die infolge des Übergewichts bereits gesundheitliche Probleme haben oder Menschen mit deutlichem Übergewicht einschließlich der extrem Dicken (BMI > 40). Die Prinzipien der Nahrungszusammensetzung sind die gleichen wie bei der fettarmen Mischkost. Um eine berechenbare Gewichtsabnahme, z.B. von 0,5 bis 1 Kilo pro Woche zu erreichen, müssen Sie auch bei den Kohlenhydraten sparen. Das bedeutet, daß die Größe der Kohlenhydratportionen festgelegt werden muß, ohne jedoch jede Kalorie im einzelnen zu zählen. Beispiele für diese Ernährung mit definierter Kalorienzufuhr finden Sie in den Tagesplänen auf den Seiten 110 bis 130.

Beide Ansätze erfordern eine gewisse Selbstbeschränkung, die aber durch flexible Auswahl der Speisen die Lebensqualität möglichst wenig beeinträchtigen sollen. Beide Wege führen zu keiner schnellen Gewichtsabnahme und lohnen sich erst langfristig. Wie diese beiden gesunden Methoden des Abnehmens genau durchgeführt werden, lesen Sie auf den nächsten Seiten.

Die fettarme Mischkost mit beliebig großer Aufnahme komplexer Kohlenhydrate ist zu empfehlen für leicht bis mäßig Übergewichtige ohne Gesundheitsprobleme, für Normalgewichtige, die aus »kosmetischen Gründen« etwas abnehmen wollen, und zur Vorbeugung von Übergewicht. Wenn eine raschere Gewichtsabnahme erwünscht oder erforderlich ist, müssen Sie darüber hinaus auch bei den Kohlenhydraten sparen. Beide Ernährungsformen sind vor allem langfristig erfolgreich.

## Die fettarme Mischkost oder die Prinzipien einer gesunden, ausgewogenen Ernährung

Im Vergleich zur heutigen Durchschnittskost geht es bei den Empfehlungen für eine gesunde Ernährung vor allem darum, die viel zu hohe Fettaufnahme auf ein vernünftiges Maß zu senken und gleichzeitig den zu niedrigen Anteil komplexer Kohlenhydrate und Ballaststoffe zu erhöhen. Das Prinzip dieser fettarmen Mischkost läßt sich in wenigen Grundsätzen zusammenfassen.

### 1. Essen Sie weniger Fett!

So lautet die sicher wichtigste Ernährungsempfehlung. Wie Sie bereits auf Seite 61 lesen konnten, ist die heutige Ernährung zu fettreich, und dies ist einer der Hauptgründe für das hohe Körpergewicht vieler Menschen. Ihre Nahrung sollte höchstens 30 Energieprozent Fett enthalten. Da der Fettanteil der Durchschnittskost zwischen 40 und 45% liegt, sollten Sie Ihre tägliche Fettration um mindestens 1/3 verringern.

Wie können Sie es schaffen, weniger Fett zu essen?

● Entfernen Sie sichtbares Fett und meiden Sie fettreiche Nahrungsmittel und Speisen! Wenn Sie davon nicht lassen können, dann sollten Sie sich aber nur sehr kleine Portionen erlauben!

Fettreiche Nahrungsmittel sind:
- fettreiche Fleisch- und Wurstwaren (z.B. Salami, aber auch Fleischwurst mit »unsichtbarem Fett«)
- fettreiche Fischwaren (z.B. Aal, Lachs)
- fettreiche Milchprodukte incl. fettreicher Käse (Milch und Joghurt mit 3,5–4% Fett, Quark ≥ 20% Fett, Käse mit mehr als 30% Fett in der Trockenmasse)
- die meisten Süßigkeiten und Backwaren
- Avocados, Nüsse, Leinsamen, Mohn, Sojamehl

Viele fettreiche Nahrungsmittel lassen sich durch fettarme Sorten ersetzen, z. B. Truthahnwurst statt Salami, Hähnchen statt Gans, Schleie statt Aal etc. Eine genaue Auflistung der fettarmen und fettreichen Produkte finden Sie in der beigelegten Kalorientabelle.

● Verwenden Sie Streichfett, Kochfett und Speiseöl sehr sparsam. Unter Streichfett versteht man in der Regel Butter und Margarine als Brotaufstrich. Ein dicker Streichfettbelag bringt unnötige Kalorien und sollte unbedingt vermieden werden.

● Geben Sie pflanzlichen Ölen und Fetten den Vorzug! Durch Fleisch, Fisch und Milchprodukte nehmen wir tierische Fette auf. Um aber auch ausreichend pflanzliche Fette mit einfach und mehrfach ungesättigten Fettsäuren zu erhalten, die für den Körper wichtig sind, sollten Sie bei den Streich-, Kochfetten und Speiseölen die pflanzlichen Sorten bevorzugen. Am günstigsten sind Sorten mit einem hohen Gehalt an mehrfach ungesättigten Fettsäuren: z. B. Diät-Margarine, Distel-, Sonnenblumen- oder Maiskeimöl. *Vorsicht:* Pflanzliche Fette enthalten genauso viele Kalorien wie tierische und können daher genauso dick machen. Deshalb sollten sie auch mit pflanzlichen Fetten sehr sparsam umgehen. Wenn Sie die genannten Produkte auswählen, erhält Ihr Körper dennoch genügend mehrfach ungesättigte Fette.

● Meiden Sie fettreiche Zubereitungsarten und wählen Sie statt dessen fettarme Zubereitungsarten:

*Fettreiche* Zubereitungsarten sind:
– fritieren
– panieren
– in Öl einlegen
– lange braten

*Fettarme* und daher günstige Zubereitungsarten sind:
– dämpfen
– dünsten
– grillen
– kurz braten

So kochen Sie fettarm:

● Nehmen Sie zum Braten eine kleine Pfanne, dann kommen Sie mit kleinen Fettmengen besser aus. In einer speziellen Grillpfanne geht's fast ohne Fett.

- Nahrungsmittel zum Garen nur in *heißes* Fett geben, so schließen sich die Poren schneller und es wird weniger Fett aufgenommen.
- Schneiden Sie Haut oder Kruste immer weg, da sich hier das meiste Fett ansammelt.
- Bei der Zubereitung von Salaten sollten Sie auf Öl weitgehend verzichten. Günstig ist statt dessen die Verwendung von Essig, Kräutern, Senf oder wenigen Löffeln fettarmen Joghurt.
- Bei der Zubereitung von fett- und kalorienarmen Soßen sind empfehlenswert: kleine Mengen an fettarmer Milch, püriertes Gemüse oder Kartoffeln (macht die Soße sämig), Essig, Kräuter, Süßstoff.
- Soßen oder Suppen kalt werden lassen, ein Großteil des Fettes sammelt sich dadurch an der Oberfläche und kann abgeschöpft werden. Hierfür gibt es spezielle Kannen, mit denen das Fett einfach abgegossen werden kann. Fragen Sie in einem gut sortierten Haushaltsgeschäft danach.
- Bei Sahnesoßen die Sahne einfach durch Milch ersetzen; viel frische Kräuter oder Gewürze bringen Geschmack.
- Gebratenes Gemüse oder Bratkartoffeln müssen nicht fetttriefend sein: das Gemüse in eine heiße, beschichtete Pfanne *ohne* Fett geben, anrösten, bis es duftet, dann herunterschalten.
- Dünsten Sie Gemüse oder Fisch im Dampfkochtopf; der Fachhandel bietet spezielle Topfeinlagesiebe zu diesem Zweck. Dabei werden auch die Vitamine geschont.

### 2. Essen Sie mehr Kohlenhydrate!

Der Kohlenhydratanteil in Ihrer Ernährung sollte mindestens 50% betragen, um Übergewicht dauerhaft und erfolgreich zu bekämpfen. Die Aufforderung, mehr Kohlenhydrate zu essen, bezieht sich nur auf die *komplexen Kohlenhydrate*: Dazu zählen Getreideprodukte, Kartoffeln, Gemüse, Salat und Obst, nicht aber zuckerreiche Lebensmittel (= einfache Kohlenhydrate). Komplexe Kohlenhydrate sind gute Energiespender, die weniger dick und besser satt machen als Fett. Sie sollten Ihren Kohlenhydratanteil also nicht dadurch erhöhen, daß Sie mehr Zucker, Süßigkeiten, Kuchen, Limonaden, Cola, Obstsäfte etc. zu sich nehmen. Diese Lebensmittel enthalten einfache Kohlenhydrate, die rasch wieder hungrig machen können.

Wenn fett- und zuckerreiche Nahrungsmittel eingespart werden, können Sie durchaus mehr komplexe Kohlenhydrate verzehren. Da diese den Magen gut füllen und gut sättigen, können Sie davon praktisch nicht zunehmen, sofern die Fettaufnahme niedrig ist. Deshalb können Sie in diesem Fall auch auf das Kalorienzählen verzichten. Wenn Sie allerdings in überschaubarer Zeit abnehmen wollen, dann müssen sie auch die komplexen Kohlenhydrate begrenzen. Denn schließlich wird jede Kalorie – ganz egal, woher sie stammt, vom Körper verwertet. Die komplexen Kohlenhydrate haben einen unterschiedlichen Kaloriengehalt, der vor allem durch den Stärke- und Ballaststoffanteil bestimmt wird. Um Ihnen die Sache zu erleichtern, haben wir die wichtigsten komplexen Kohlenhydrate nach dem Kaloriengehalt in 3 Gruppen zusammengefaßt:

- **Gruppe 1:** kalorienreiche Kohlenhydrate
  Getreideprodukte (Brotwaren, Müsli, Reis, Nudeln, Teigwaren)
  Kartoffeln
  Erbsen, weiße Bohnen, Linsen

- **Gruppe 2:** mäßig kalorienreiche Kohlenhydrate
  Obst

- **Gruppe 3:** Kohlenhydrate mit wenig bis sehr wenig Kalorien
  alle gängigen Gemüsesorten mit Ausnahme der in Gruppe 1 aufgeführten
  alle Salatsorten

Am besten ist es, wenn Sie aus allen 3 Gruppen Nahrungsmittel auswählen. Wenn Sie sich ausschließlich von Produkten aus Gruppe 3 ernähren und gleichzeitig nur wenig Fett zu sich nehmen, dann erhält Ihr Körper auf Dauer nicht genügend Energie, und es kommt leicht zum Leistungsabfall. Eine gewisse Menge von Kohlenhydraten der Gruppe 1, aber auch der Gruppe 2 braucht Ihr Körper jeden Tag, um fit und leistungsfähig zu bleiben. Der Verzehr von Nahrungsmitteln dieser beiden Gruppen sollte allerdings begrenzt werden, wenn Sie schneller abnehmen wollen oder müssen.

### 3. Essen Sie nicht zuviel Eiweiß!

Unsere Normalkost enthält mehr als genug Eiweiß. Man kann daher ohne Schaden die Eiweißmenge im Essen reduzieren, indem man sich z. B. mit kleineren Fleischportionen zufrieden gibt. 3–4 Fleischmahlzeiten pro Woche sind vollkommen ausreichend. Auf diese Weise wird auch die Fettaufnahme reduziert, denn Eiweiß tritt oft in Kombination mit Fett auf. Statt dessen ist zu empfehlen, häufiger vegetarische Gerichte zu essen.

Aber auch von Wurst, Fisch, Käse, Eiern sollte man keine übergroßen Mengen verzehren. Anstelle der Wurst kann man öfter fettarmen Käse auf den Tisch bringen. Damit läßt sich auch einiges an Fett einsparen. Haupteiweißlieferanten sind Eier, Fleisch- und Wurstwaren, Fisch und Schalentiere, Milchprodukte und Käse. Hier sind besonders die fettarmen

Sorten zu bevorzugen und fettreiche zu meiden. Aber auch in pflanzlichen Nahrungsmitteln, wie bestimmten Getreideprodukten und Gemüsearten, ist Eiweiß enthalten.

### 4. Essen Sie mehr Ballaststoffe!

Da die Durchschnittskost zuwenig Ballaststoffe enthält, ist es wünschenswert, wegen der vielen günstigen Wirkungen mehr Ballaststoffe zu verzehren. Diese fördern auch das Sättigungsgefühl und sind damit sehr wichtig, um diese kalorienärmere Ernährungsweise langfristig beibehalten zu können. Ballaststoffreich sind Vollkornprodukte, Obst, Gemüse, Salat. Alle Gemüse- (mit Ausnahme der stärkereichen Hülsenfrüchte) und Salatarten sind zudem kalorienarm, vitaminreich und zum Sattessen geeignet. Wie Sie sehen, erhöht sich Ihre Ballaststoffaufnahme automatisch, wenn Sie mehr komplexe Kohlenhydrate essen.

### 5. Essen Sie mehrmals am Tag kleinere Mahlzeiten!

Viele Menschen nehmen nur eine oder zwei Mahlzeiten am Tag ein und wundern sich, daß sie trotzdem Gewicht zunehmen. Dabei ist es aber in Wirklichkeit so, daß bei seltener Nahrungsaufnahme der Appetit so stark wird, daß ein Überessen geradezu gefördert wird. Oftmals wird aber auch vergessen, Getränke oder kleine Snacks zwischendurch zu zählen. Um ein übermäßiges Hungergefühl gar nicht erst aufkommen zu lassen, ist es günstiger, öfter am Tag kleinere Mahlzeiten einzunehmen. Falls Sie aber mit wenigen Mahlzeiten genauso gut zurecht kommen, sprich erfolgreich und dauerhaft abnehmen, dann können Sie Ihren Rhythmus selbstverständlich beibehalten.

### 6. Trinken Sie vorwiegend kalorienfreie oder -arme Getränke!

Die richtige Auswahl der Getränke ist von großer Bedeutung. Sie können sich in Ihrer Ernährungs- und Lebensweise noch so sehr bemühen, wenn Sie kalorienreiche Getränke in größeren Mengen konsumieren, wird der Erfolg ausbleiben. Vorsicht ist geboten bei folgenden *kalorienreichen Getränken*:

● *stark zuckerhaltige Getränke* z. B. Cola (ca. 500 kcal/Liter), Limonaden, gezuckerte und auch ungezuckerte Fruchtsäfte (auch süßstoffgesüßte Fruchtsäfte enthalten Zucker), Sirup, Mixgetränke, Flüssigkeit von Obstkonserven, Molkegetränke. Auch Milch sollte eher den Stellenwert einer Mahlzeit haben und nicht einfach zum Durstlöschen getrunken werden.

● *alkoholhaltige Getränke:* 1 Gramm Alkohol enthält 7 kcal. Je höherprozentig ein alkoholisches Getränk ist, um so mehr Kalorien enthält es also. Bei der Gesamtkalorienmenge spielt aber auch der Zuckergehalt eine Rolle: Je süßer ein alkoholisches Getränk schmeckt, um so mehr Zucker und um so mehr Kalorien sind zusätzlich zu den »Alkoholkalorien« enthalten. Entscheidend ist aber die *Menge*, die Sie sich von einem alkoholischen Getränk genehmigen.

Vor allem bei Männern hat der regelmäßige Alkoholkonsum einen nicht geringen Einfluß auf die Kalorienbilanz. Wer jeden Tag zwei Flaschen Bier oder ein Viertel Wein trinkt, kann alleine davon sein »Bäuchlein« unterhalten. Wer es dann schafft, auf Alkohol weitgehend zu verzichten, hat gute Chancen, alleine damit erfolgreich abzunehmen. Beispiele für den Kaloriengehalt ausgewählter alkoholischer Getränke finden Sie in der beigelegten Kalorientabelle.

Günstig und damit in beliebiger Menge erlaubt sind nur kalorienfreie oder -arme Getränke. Davon gibt es längst ein reichhaltiges Angebot. Geschmacklich sind süßstoffgesüßte Getränke kaum noch von zuckerhaltigen zu unterscheiden. Im einzelnen sind folgende Getränke zu empfehlen:

– Mineralwasser (bei hohem Bluthochdruck natriumarm = kochsalzarm), Kräuter- und Früchtetees (nach Belieben süßstoffgesüßt), kalorienfreie Diätlimonaden und Cola-Getränke
– Kaffee (bis zu ca. 5 Tassen/Tag; Vorsicht mit Koffein bei Herzrhythmusstörungen), schwarzer oder grüner Tee (je nach Verträglichkeit), geringe Mengen ungezuckerter Fruchtsäfte (z.B. verdünnt mit Mineralwasser)

Durch die Verwendung kalorienarmer oder -freier Getränke lassen sich also viele Kalorien einsparen und die Gewichtsabnahme fällt leichter.

Die wichtigsten Regeln für eine gesunde Ernährung lauten:

*Essen Sie*
– weniger Fett
– mehr komplexe Kohlenhydrate, weniger Zucker
– nicht zuviel Eiweiß
– mehr Ballaststoffe
– mehrmals am Tag kleinere Mahlzeiten
– vorwiegend kalorienarme bzw. -freie Getränke
– wenig Alkohol

## Die fettarme und kalorienbegrenzte Mischkost

Wer aus bestimmten Gründen in einem überschaubaren Zeitraum von Wochen oder Monaten stärker an Gewicht abnehmen will oder muß, sollte nicht nur die gerade genannten Ernährungsrichtlinien der fettarmen Mischkost beachten, sondern auch die Zufuhr der komplexen Kohlenhydrate einschränken. Das gilt besonders für die kalorienreichen Kohlenhydrate, die in der beiliegenden Kalorien- und Fettabelle aufgelistet werden, während die wenig kalorienreichen weiterhin unbegrenzt erlaubt sind.

Eine gewisse Menge an diesen kalorienreicheren Kohlenhydraten (mindestens 100 g pro Tag) benötigt Ihr Körper aber trotzdem, um fit und leistungsfähig zu bleiben. Diese Kohlenhydratbegrenzung läßt sich am ehesten realisieren, wenn die Portionsgrößen klein gehalten werden. In den Tagesplänen ab Seite 110 finden Sie viele Beispiele für Mahlzeiten, mit denen Sie eine Reduzierung der täglichen Energieaufnahme auf 1000 bis 1800 kcal erreichen können. Hierbei gilt, daß eine tägliche Aufnahme von 1000 kcal nicht unterschritten werden darf, weil sonst eine Versorgung mit lebenswichtigen Nährstoffen nicht mehr möglich ist. Bei größeren und schwereren Menschen, z. B. Männern mit mehr als 180 cm Körpergröße liegt diese untere Grenze eher bei 1500 kcal pro Tag. Die benötigte tägliche Kalorienzufuhr für eine ausreichende Nährstoffversorgung richtet sich also nach Größe, Gewicht und körperlicher Bewegung und liegt in der Größenordnung zwischen 1000 und 2000 kcal pro Tag. Bei extremem Übergewicht können es im Einzelfall auch zwischen 2000 und 3000 kcal pro Tag sein. Die Kalorienmenge muß auch so bemessen sein, daß sich der Betreffende darunter wohl und leistungsfähig fühlt, denn dies sind Voraussetzungen, um die Kost auch über einen längeren Zeitraum einhalten zu können.

Die fettarme und kalorienbegrenzte Mischkost ist selbstverständlich auch für Menschen geeignet, die noch rasch ihr Körpergewicht um einige Kilogramm senken wollen, bevor Sie auf eine langfristige fettarme, kohlenhydratreiche Ernährung übergehen. Viele Übergewichtige möchten erfahrungsgemäß ihre Anstrengungen bereits nach kurzer Zeit belohnt sehen. Eine Gewichtsabnahme mit diesem Konzept kann dann die Bereitschaft und Motivation stärken, auch langfristig die Ernährung zu verändern. Es ist also durchaus sinnvoll und begrüßenswert, einen gewissen Anfangserfolg anzustreben, auch wenn klar ist, daß die Gewichtskontrolle eine lebenslange Aufgabe darstellt und nicht durch eine kurze Diät erreichbar ist. Wer aber zu Beginn der Behandlung einen Erfolg sehen will, der kommt nicht daran vorbei, die Kalorienaufnahme stärker einzuschränken.

Wenn Sie eine größere Gewichtsabnahme anstreben, sollten Sie zusätzlich zur Fettreduzierung auch die Aufnahme komplexer Kohlenhydrate begrenzen. Unsere Tagespläne enthalten viele Beispiele für eine solche Kost, deren Gesamtkaloriengehalt der Einzelperson angepaßt sein muß.

## Muß man auf seine Lieblingsspeisen verzichten?

Jeder, der hört, daß er seine Ernährung auf Dauer umstellen soll, hat verständlicherweise Angst davor, liebgewonnene *Eßgewohnheiten* bzw. *Lieblingsspeisen* für immer aufzugeben. Da Essen über die reine Nährstoffversorgung hinaus auch zum seelischen Wohlbefinden entscheidend beiträgt, hat es aber keinen Sinn, sich zu sehr unter Druck zu setzen und ganz auf seine Lieblingsspeisen zu verzichten. Wer z. B. nachmittags immer ein Stück Kuchen zum Kaffee gegessen hat und wem diese Gewohnheit über alles geht, kann dies auch in Zukunft tun. Allerdings sollte er darauf achten, daß er den Zucker durch Süßstoff ersetzt, sehr sparsam mit der Kondensmilch umgeht und das Stück Kuchen kleiner nimmt und sehr fetthaltige Torten vermeidet und z. B. durch ein Stück Obstkuchen ersetzt. Es spricht also grundsätzlich nichts dagegen, weiter seine Lieblingsspeisen zu genießen, allerdings etwas *weniger häufig, fettärmer* und *in kleineren Portionen*. Genauso ist nichts gegen gelegentliches Schokoladenessen – in Maßen – einzuwenden, allerdings muß dann gleichwertig an anderer Stelle gespart werden. Auf diese Weise bleiben der Genuß und die Freude am Essen erhalten. Je stärker die Einschränkungen sind und als solche empfunden werden, desto größer ist die Gefahr, daß man über kurz oder lang aufgibt und in die alten falschen Eßgewohnheiten zurückfällt.

Zu viele Einschränkungen bei der Ernährung und ein völliger Verzicht auf alle Lieblingsgerichte sind auf Dauer nicht sinnvoll und nicht durchführbar. Es ist besser, diese auf dem Speiseplan zu belassen, aber seltener, in kleineren Portionen und mit günstigeren Zutaten bereitet.

═══ Tagespläne für eine fettarme und kalorienbegrenzte Mischkost

Wir haben für Sie Tagespläne zusammengestellt, die Ihnen vermitteln sollen, wie eine kalorienreduzierte Mischkost aussehen könnte. Es sind jeweils 7 Tagespläne mit 1000 kcal, mit 1500 kcal und mit 1800 kcal aufgeführt. Mit 1500 kcal nimmt praktisch jeder Erwachsene gut ab. Auch mit 1800 kcal erreichen Sie Ihr Ziel, zwar etwas langsamer, aber doch stetig. Eine Kost mit 1000 kcal sollten Sie nur über einen begrenzten Zeitraum, etwa 4 bis 12 Wochen, durchführen, sonst könnte langfristig ein Nährstoffmangel entstehen. Ausnahme: Kleine Frauen mit wenig körperlicher Bewegung sind mit 1000 kcal ausreichend versorgt.

Auf den folgenden Tagesplänen finden Sie Kostvorschläge, wie Sie eine kalorisch knappe, aber ausgewogene Ernährung in die Tat umsetzen können. Damit Ihr Speisezettel nicht zu eintönig wird, können Sie die Nahrungsmittel einer Gruppe beliebig gegeneinander austauschen. In der beigelegten Kalorientabelle sind die wichtigsten Nahrungsmittel zusammengefaßt. Für den täglichen Gebrauch sollten Sie nur die als günstig bzw. empfehlenswert bezeichneten Nahrungsmittel vorsehen. Die weniger bzw. nicht empfehlenswerten sind zwar auch aufgeführt, damit Sie eine Vorstellung von deren Fett- und Kaloriengehalt bekommen, sollten aber nur im Ausnahmefall und dann in entsprechend begrenzter Menge auf den Tisch kommen. Je nach Tagesablauf können Sie die Mahlzeiten eines Tagesplans auch vertauschen oder zusammenlegen. Eine Verteilung des Essens auf mehrere kleine Mahlzeiten über den Tag ist aber immer vorzuziehen.

*Verwendete Abkürzungen:*
TL    = Teelöffel
EL    = Eßlöffel
Schb. = Scheibe
kcal  = Kilokalorien

## 1000 kcal – 1. Tag

|  |  | Menge | kcal | gFett |
|---|---|---|---|---|
| *Frühstück* | 1 Schb. Mischbrot | 60 g | | |
| | 1 TL Margarine/Butter | 5 g | | |
| | 1 1/2–2 Schb. Kassler | 20 g | | |
| | | | 200 | 7 |
| *Zwischen-mahlzeit* | 1 kleiner Pfirsich | 150 g | | |
| | 1/2 Schb. Vollkorntoastbrot | 10 g | | |
| | | | 75 | 0 |
| *Mittagessen* | 1 kleine Portion Zucchini dünsten | 200 g | | |
| | 6 gehäufte EL Reis gekocht | 130 g | | |
| | (= 2 gehäufte EL Reis | | | |
| | ungekocht = 40 g) | | | |
| | 1 kleine Portion Kalbfleisch kurz- | | | |
| | braten | 100 g | | |
| | 2 TL Kochfett/Öl | 10 g | | |
| | | | 350 | 13 |
| *Zwischen-mahlzeit* | 2/3 Becher fettarmer (1,5%) Joghurt | 100 g | | |
| | 3 mittelgroße Erdbeeren | 40 g | | |
| | | | 80 | 1,5 |
| *Abendessen* | 1 1/2 Scheiben Pumpernickel | 90 g | | |
| | 1 TL Halbfettmargarine | 5 g | | |
| | 1 1/2–2 Schb. Truthahnwurst | 20 g | | |
| | 1 Portion Salat | | | |
| | | | 245 | 5,5 |
| *Spätmahlzeit* | 1 kleiner Apfel | 110 g | | |
| | | | 60 | 0 |

| Gesamt | | ca. 1000 kcal, 27 g Fett = 25 % Fett |
|---|---|---|

## 1000 kcal – 2. Tag

| | | Menge | kcal | gFett |
|---|---|---|---|---|
| _Frühstück_ | 1 Schb. Mischbrot | 60 g | | |
| | 1 TL Margarine/Butter | 5 g | | |
| | Corned Beef | 20 g | | |
| | | | 200 | 7 |
| _Zwischen-mahlzeit_ | 1/2 mittelgroße Banane | 80 g | | |
| | | | 60 | 0 |
| _Mittagessen_ | 1 kleinen Apfel grillen | 100 g | | |
| | 2 mittelgroße Kartoffeln kochen | 160 g | | |
| | mit 1 EL fettarmer (1,5%) Milch und evtl. | 15 ml | | |
| | etwas Wasser zu Kartoffelbrei verarbeiten | | | |
| | 1 kleine Portion Rehrücken grillen | 100 g | | |
| | | | 295 | 4 |
| _Zwischen-mahlzeit_ | 1/2 mittelgroße Banane | 80 g | | |
| | mit 1/2 kleinen Glas fettarmer (1,5%) | | | |
| | Milch | 100 ml | | |
| | und etwas Wasser verquirlen | | | |
| | | | 110 | 1,5 |
| _Abendessen_ | 1 kleine Portion Spinat dämpfen | 200 g | | |
| | 1 Ei in der Pfanne verrühren | 60 g | | |
| | 1 TL Kochfett/Öl | 5 g | | |
| | 1 Schb. Pumpernickel | 60 g | | |
| | | | 295 | 12,5 |
| _Spätmahlzeit_ | 2 große oder 4 kleine Pflaumen | 120 g | | |
| | | | 60 | 0 |
| Gesamt | | ca. 1000 kcal, 25 g Fett = 23 % Fett | | |

## 1000 kcal – 3. Tag

|  |  | Menge | kcal | gFett |
|---|---|---|---|---|
| *Frühstück* | 6 EL Cornflakes | 30 g | | |
| | 1 Glas fettarme (1,5%) Milch | 200 ml | | |
| | Süßstoff | | | |
| | | | 210 | 3,5 |
| *Zwischen-mahlzeit* | 1 Schb. Knäckebrot | 10 g | | |
| | 1 TL Konfitüre | 10 g | | |
| | | | 55 | 0 |
| *Mittagessen* | 1 kleine Portion Mangold dämpfen | 200 g | | |
| | 1 kleine Portion Nudeln gekocht | 100 g | | |
| | (= ungekocht 35 g) | | | |
| | 1 kleine Portion fettarmen Fisch grillen | 150 g | | |
| | 2 TL Margarine/Butter für Soße | 10 g | | |
| | | | 370 | 14 |
| *Zwischen-mahlzeit* | 1 kleiner Apfel | 110 g | | |
| | | | 60 | 0 |
| *Abendessen* | 1 kleine Tomate | 100 g | | |
| | 1/2 Mozzarella | 70 g | | |
| | 1 Schb. Vollkorntoast | 25 g | | |
| | | | 275 | 11 |
| *Spätmahlzeit* | 1/2 mittelgroße Banane | 80 g | | |
| | | | 60 | 0 |
| Gesamt | | ca. 1000 kcal, 29 g Fett = 26 % Fett | | |

## 1000 kcal – 4. Tag

|  |  | Menge | kcal | gFett |
|---|---|---|---|---|
| *Frühstück* | 2 Schb. Toastbrot | 50 g | | |
| | 1 TL Margarine/Butter | 5 g | | |
| | 1 mittelgroßes Ei | 60 g | | |
| | | | 260 | 12,5 |
| *Zwischen-mahlzeit* | 1 mittelgroße Orange | 170 g | | |
| | | | 60 | 0 |
| *Mittagessen* | Sojasprossen | 100 g | | |
| | Pilze klein geschnitten | 200 g | | |
| | Chinakohl klein geschnitten | 200 g | | |
| | 6 gehäufte EL Reis gekocht (= 2 gehäufte EL Reis ungekocht = 40 g) | 130 g | | |
| | 1 Miniportion Schweinefilet dünn geschnitten, kurzbraten | 50 g | | |
| | 2 TL Kochfett/Öl | 10 g | | |
| | 1 EL trockener Sherry | 15 ml | | |
| | Sojasauce, Essig, Ingwer | | | |
| | | | 375 | 15 |
| *Zwischen-mahlzeit* | 1 kleine Nektarine | 120 g | | |
| | | | 60 | 0 |
| *Abendessen* | 1 Brötchen | 50 g | | |
| | Garnelensalat: | | | |
| | Garnelen | 100 g | | |
| | 1 kleine Tomate | 100 g | | |
| | 3 EL fettarmer (1,5 %) Joghurt | 50 g | | |
| | Essig, Kräuter, Pfeffer | | | |
| | grüner Salat | | | |
| | | | 235 | 4 |
| *Spätmahlzeit* | Himbeeren | 100 g | | |
| | | | 30 | 0 |
| Gesamt | | ca. 1000 kcal, 32 g Fett = 30 % Fett | | |

## 1000 kcal – 5. Tag

|  |  | Menge | kcal | gFett |
|---|---|---|---|---|
| *Frühstück* | 1 Schb. Mischbrot | 60 g | | |
| | 1 TL Margarine/Butter | 5 g | | |
| | 1/2 Schb. fettarmer Käse | 20 g | | |
| | | | 220 | 8,5 |
| *Zwischen-mahlzeit* | 2 mittelgroße Aprikosen | 130 g | | |
| | | | 60 | 0 |
| *Mittagessen* | 1 kleine Tomate in Scheiben | 100 g | | |
| | 1 kleine Portion Broccoli dämpfen | 200 g | | |
| | 1 kleine Portion Nudeln gekocht | 100 g | | |
| | (= ungekocht 35 g) | | | |
| | mit fettarmem Käse | 50 g | | |
| | und 3 EL fettarmer (1,5%) Milch | 50 ml | | |
| | überbacken | | | |
| | Basilikum, Knoblauch | | | |
| | | | 340 | 11 |
| *Zwischen-mahlzeit* | 4 Butterkekse | 25 g | | |
| | 1 Rippe Milchschokolade | 20 g | | |
| | | | 210 | 11 |
| *Abendessen* | Reissalat: | | | |
| | Pilze | 50 g | | |
| | 1 Schb. Ananas | 35 g | | |
| | 2 1/2 gehäufte EL Reis gekocht | 50 g | | |
| | 1 Miniportion Hähnchenfleisch | 50 g | | |
| | 2 EL fettarmer (1,5%) Joghurt | 30 g | | |
| | Curry, Essig, Ingwer | | | |
| | auf grünen Salat anrichten | | | |
| | | | 175 | 4,5 |
| *Spätmahlzeit* | entfällt | | | |
| Gesamt | | ca. 1000 kcal, 35 g Fett = 33 % Fett | | |

## 1000 kcal – 6. Tag

|  |  | Menge | kcal | gFett |
|---|---|---|---|---|
| *Frühstück* | 1 Brötchen | 50 g |  |  |
|  | 1 TL Margarine/Butter | 5 g |  |  |
|  | 2 TL Konfitüre | 20 g |  |  |
|  |  |  | 220 | 5,5 |
| *Zwischen-mahlzeit* | 3/4 Glas Buttermilch | 150 ml |  |  |
|  |  |  | 60 | 0 |
| *Mittagessen* | 1 kleine Portion Blumenkohl kochen | 200 g |  |  |
|  | mit fettarmem Käse | 50 g |  |  |
|  | und 2 EL fettarmer (1,5%) Milch überbacken | 30 ml |  |  |
|  | 2 mittelgroße Kartoffeln kochen | 160 g |  |  |
|  | 1 Schb. gekochten Schinken | 50 g |  |  |
|  | 1 Portion Salat |  |  |  |
|  |  |  | 390 | 11,5 |
| *Zwischen-mahlzeit* | Apfelquarkspeise: |  |  |  |
|  | 1 kleinen Apfel raspeln | 110 g |  |  |
|  | mit Speisequark (20% Fett) verrühren | 50 g |  |  |
|  | Süßstoff, Zimt |  |  |  |
|  |  |  | 115 | 3 |
| *Abendessen* | 1 Laugenbrezel | 50 g |  |  |
|  | 1 TL Margarine/Butter | 5 g |  |  |
|  | 1 1/2–2 Schb. kalter Braten | 20 g |  |  |
|  | Rettich, Radieschen | 200 g |  |  |
|  |  |  | 200 | 7 |
| *Spätmahlzeit* | Fruchtgelee: |  |  |  |
|  | Gelatine quellen lassen | 5 g |  |  |
|  | mit Stachelbeeren | 75 g |  |  |
|  | kurz aufkochen lassen |  |  |  |
|  | Süßstoff |  |  |  |
|  |  |  | 50 | 0 |
| Gesamt |  | ca. 1000 kcal, 27 g Fett = 25% Fett | | |

## 1000 kcal – 7. Tag

| | | Menge | kcal | gFett |
|---|---|---|---|---|
| *Frühstück* | 1 Schb. Pumpernickel | 60 g | | |
| | Magerquark | 100 g | | |
| | mit Kräutern verfeinert | | | |
| | 1 mittelgroße Orange | 170 g | | |
| | | | 260 | 2 |
| *Zwischen-mahlzeit* | 1/2 Glas fettarme (1,5%) Milch | 100 ml | | |
| | | | 50 | 1,5 |
| *Mittagessen* | Aubergine dünsten | 100 g | | |
| | 1/2 Paprika dünsten | 100 g | | |
| | 1 kleine Tomate dünsten | 100 g | | |
| | 1 TL Öl für Gemüse | 5 g | | |
| | Knoblauch, Paprika, Pfeffer | | | |
| | 6 gehäufte EL Reis gekocht | 130 g | | |
| | (= 2 gehäufte EL Reis ungekocht = 40 g) | | | |
| | 1 kleine Portion Kabeljau grillen | 150 g | | |
| | | | 305 | 8 |
| *Zwischen-mahlzeit* | 3 mittelgroße Erdbeeren | 40 g | | |
| | | | 30 | 0 |
| *Abendessen* | 1 Vollkornbrötchen | 50 g | | |
| | 1 mittelgroßes Ei in der Pfanne verrühren | 60 g | | |
| | 2 TL Kochfett/Öl | 10 g | | |
| | 1 Portion Salat | | | |
| | | | 290 | 18,5 |
| *Spätmahlzeit* | 1 Kiwi | 120 g | | |
| | | | 60 | 0 |

Gesamt                     ca. 1000 kcal, 30 g Fett = 28% Fett

## 1500 kcal – 1. Tag

| | | Menge | kcal | gFett |
|---|---|---|---|---|
| *Frühstück* | 2 Schb. Mischbrot | 120 g | | |
| | 2 TL Margarine/Butter | 10 g | | |
| | 3–4 Scheiben Kassler | 40 g | | |
| | | | 395 | 13,5 |
| *Zwischen-* *mahlzeit* | 1 kleiner Pfirsich | 150 g | | |
| | 1 Schb. Vollkorntoastbrot | 25 g | | |
| | | | 90 | 1 |
| *Mittagessen* | 1 mittlere Portion Zucchini dünsten | 250 g | | |
| | 8 gehäufte EL Reis gekocht | 180 g | | |
| | (= 3 gehäufte EL Reis ungekocht = 50 g) | | | |
| | 1 mittlere Portion Kalbfleisch | 150 g | | |
| | kurzbraten mit | | | |
| | 2 TL Kochfett/Öl | 10 g | | |
| | | | 450 | 15 |
| *Zwischen-* *mahlzeit* | 2/3 Becher fettarmer (1,5%) Joghurt | 100 g | | |
| | 3 mittelgroße Erdbeeren | 40 g | | |
| | | | 80 | 1,5 |
| *Abendessen* | 2 Scheiben Pumpernickel | 120 g | | |
| | 3 TL Halbfettmargarine | 15 g | | |
| | 3 Schb. Truthahnwurst | 30 g | | |
| | 1 Portion Salat | | | |
| | | | 360 | 11 |
| *Spätmahlzeit* | 2 kleine Äpfel | 220 g | | |
| | | | 120 | 0 |

Gesamt                       ca. 1500 kcal, 42 g Fett = 26% Fett

## 1500 kcal – 2. Tag

|  |  | Menge | kcal | gFett |
|---|---|---|---|---|
| *Frühstück* | 2 Schb. Mischbrot | 120 g | | |
| | 2 TL Margarine/Butter | 10 g | | |
| | Corned Beef | 30 g | | |
| | | | 380 | 12,5 |
| *Zwischen-mahlzeit* | 1/2 mittelgroße Banane | 80 g | | |
| | | | 60 | 0 |
| *Mittagessen* | 1 kleinen Apfel grillen | 110 g | | |
| | 3 mittelgroße Kartoffeln kochen | 240 g | | |
| | mit 2 EL fettarmer (1,5%) Milch | 30 ml | | |
| | und evtl. etwas Wasser zu Kartoffelbrei verarbeiten | | | |
| | 1 mittlere Portion Rehrücken grillen | 150 g | | |
| | | | 415 | 6,5 |
| *Zwischen-mahlzeit* | 1/2 mittelgroße Banane | 80 g | | |
| | mit 1/2 kleinen Glas fettarmer (1,5%) Milch | 100 ml | | |
| | und etwas Wasser verquirlen | | | |
| | | | 110 | 1,5 |
| *Abendessen* | 1 mittlere Portion Spinat dämpfen | 250 g | | |
| | 1 Ei in der Pfanne verrühren | 60 g | | |
| | 1 TL Kochfett/Öl | 5 g | | |
| | 1 1/2 Schb. Pumpernickel | 90 g | | |
| | 1 Schb. gekochter Schinken | 50 g | | |
| | | | 475 | 20 |
| *Spätmahlzeit* | 2 große oder 4 kleine Pflaumen | 120 g | | |
| | | | 60 | 0 |

Gesamt                                        ca. 1500 kcal, 41 g Fett = 26% Fett

## 1500 kcal – 3. Tag

|  |  | Menge | kcal | gFett |
|---|---|---|---|---|
| *Frühstück* | 8 EL Cornflakes | 40 g | | |
| | 1 1/2 Gläser fettarme (1,5%) Milch | 300 ml | | |
| | Süßstoff | | | |
| | | | 300 | 5 |
| *Zwischen-mahlzeit* | 2 Schb. Knäckebrot | 20 g | | |
| | 1 TL Margarine/Butter | 5 g | | |
| | | | 110 | 4 |
| *Mittagessen* | 1 mittlere Portion Mangold dämpfen | 250 g | | |
| | 1 mittlere Portion Nudeln gekocht | 140 g | | |
| | (= ungekocht 45 g) | | | |
| | 1 mittlere Portion fettarmen Fisch grillen | 200 g | | |
| | 2 TL Butter/Margarine für Soße | 10 g | | |
| | | | 450 | 16,5 |
| *Zwischen-mahlzeit* | 1/2 Portion Obstsalat: | | | |
| | 1 kleiner Apfel | 110 g | | |
| | 1 mittelgroße Orange | 170 g | | |
| | 1 mittelgroße Banane | 160 g | | |
| | Süßstoff | | | |
| | | | 120 | 0 |
| *Abendessen* | 2 kleine Tomaten | 200 g | | |
| | 3/4 Mozzarella | 100 g | | |
| | 2 Schb. Vollkorntoast | 50 g | | |
| | | | 420 | 16,5 |
| *Spätmahlzeit* | 1/2 Portion Obstsalat | | | |
| | | | 120 | 0 |
| Gesamt | | ca. 1500 kcal, 42 g Fett = 27% Fett | | |

## 1500 kcal – 4. Tag

|  |  | Menge | kcal | gFett |
|---|---|---|---|---|
| *Frühstück* | 3 Schb. Toastbrot | 75 g | | |
| | 2 TL Margarine/Butter | 10 g | | |
| | 1 mittelgroßes Ei | 60 g | | |
| | | | 370 | 17 |
| *Zwischen-mahlzeit* | 1 mittelgroße Orange | 170 g | | |
| | 1 Schb. Knäckebrot | 10 g | | |
| | | | 100 | 0 |
| *Mittagessen* | Sojasprossen | 150 g | | |
| | Pilze klein geschnitten | 200 g | | |
| | Chinakohl klein geschnitten | 200 g | | |
| | 8 gehäufte EL Reis gekocht | 180 g | | |
| | (= 3 gehäufte EL Reis ungekocht = 50 g) | | | |
| | 1 kleine Portion Schweinefilet | 100 g | | |
| | dünn geschnitten, kurzbraten | | | |
| | 2 TL Kochfett/Öl | 10 g | | |
| | 1 EL trockener Sherry | 15 ml | | |
| | Essig, Ingwer, Sojasauce | | | |
| | | | 525 | 20 |
| *Zwischen-mahlzeit* | 1 kleine Nektarine | 120 g | | |
| | | | 60 | 0 |
| *Abendessen* | 1 1/2 Brötchen | 75 g | | |
| | Garnelensalat: | | | |
| | Garnelen | 150 g | | |
| | 1 kleine Tomate | 100 g | | |
| | 4 EL fettarmer (1,5%) Joghurt | 60 g | | |
| | Essig, Kräuter, Pfeffer | | | |
| | 1 Portion grüner Salat | | | |
| | | | 350 | 6 |
| *Spätmahlzeit* | Himbeeren | 200 g | | |
| | | | 60 | 0 |
| Gesamt | | ca. 1500 kcal, 43 g Fett = 28% Fett | | |

## 1500 kcal – 5. Tag

|  |  | Menge | kcal | gFett |
|---|---|---|---|---|
| *Frühstück* | 2 Schb. Mischbrot | 120 g | | |
| | 2 TL Margarine/Butter | 10 g | | |
| | 3/4 Schb. fettarmer Käse | 30 g | | |
| | | | 415 | 15,5 |
| *Zwischen-* *mahlzeit* | 4 mittelgroße Aprikosen | 260 g | | |
| | | | 120 | 0 |
| *Mittagessen* | 1 kleine Tomate in Scheiben | 100 g | | |
| | 1 mittlere Portion Broccoli dämpfen | 250 g | | |
| | 1 mittlere Portion Nudeln gekocht (= ungekocht 45 g) | 140 g | | |
| | mit fettarmem Käse | 75 g | | |
| | und 3 EL fettarmer (1,5%) Milch überbacken | 50 ml | | |
| | Basilikum, Knoblauch | | | |
| | | | 445 | 15 |
| *Zwischen-* *mahlzeit* | 6 Butterkekse | 40 g | | |
| | 1 Rippe Milchschokolade | 20 g | | |
| | | | 260 | 12,5 |
| *Abendessen* | Reissalat: | | | |
| | Pilze | 75 g | | |
| | 1 1/2 Schb. Ananas | 50 g | | |
| | 4 gehäufte EL Reis gekocht | 80 g | | |
| | 1 Miniportion Hähnchenfleisch | 75 g | | |
| | 3 EL fettarmer (1,5%) Joghurt | 50 g | | |
| | Curry, Essig, Ingwer | | | |
| | 1 Portion grüner Salat | | | |
| | | | 260 | 7 |
| *Spätmahlzeit* | entfällt | | | |

Gesamt                                      ca. 1500 kcal, 50 g Fett = 31% Fett

## 1500 kcal – 6. Tag

| | | Menge | kcal | gFett |
|---|---|---|---|---|
| *Frühstück* | 1 1/2 Brötchen<br>2 TL Margarine/Butter<br>3 TL Konfitüre | 75 g<br>10 g<br>30 g | | |
| | | | 355 | 10 |
| *Zwischen-mahlzeit* | 3/4 Glas Buttermilch | 150 ml | | |
| | | | 60 | 0 |
| *Mittagessen* | 1 mittlere Portion Blumenkohl kochen<br>mit fettarmem Käse<br>und 2 EL fettarmer (1,5 %) Milch<br>überbacken<br>3 mittelgroße Kartoffeln kochen<br>1 1/2 Schb. gekochter Schinken<br>1 Portion Salat | 250 g<br>75 g<br>30 ml<br><br>240 g<br>75 g | | |
| | | | 525 | 16,5 |
| *Zwischen-mahlzeit* | Apfelquarkspeise:<br>1 kleinen Apfel raspeln<br>mit Speisequark (20% Fett) verrühren<br>Süßstoff, Zimt | 110 g<br>50 g | | |
| | | | 115 | 3 |
| *Abendessen* | 2 Laugenbrezeln<br>2 TL Margarine/Butter<br>3 Schb. kalter Braten<br>Rettich, Radieschen | 100 g<br>10 g<br>30 g<br>200 g | | |
| | | | 380 | 12,5 |
| *Spätmahlzeit* | Fruchtgelee:<br>Gelantine quellen lassen<br>mit Stachelbeeren<br>kurz aufkochen lassen<br>Süßstoff | 5 g<br>75 g | | |
| | | | 50 | 0 |
| Gesamt | | ca. 1500 kcal, 42 g Fett = 27 % Fett | | |

## 1500 kcal – 7. Tag

| | | Menge | kcal | gFett |
|---|---|---|---|---|
| *Frühstück* | 1 1/2 Schb. Pumpernickel | 90 g | | |
| | Magerquark | 100 g | | |
| | mit Kräutern verfeinert | | | |
| | 1 mittelgroße Orange | 170 g | | |
| | | | 330 | 2,5 |
| *Zwischen-mahlzeit* | 1 mittelgroße Banane | 160 g | | |
| | | | 120 | 0 |
| *Mittagessen* | Aubergine dünsten | 150 g | | |
| | 1/2 Paprika dünsten | 100 g | | |
| | 1 kleine Tomate dünsten | 100 g | | |
| | 2 TL Öl für Gemüse | 10 g | | |
| | Knoblauch, Paprika, Pfeffer | | | |
| | 8 gehäufte EL Reis gekocht | 180 g | | |
| | (= 3 gehäufte EL Reis ungekocht = 50–55 g) | | | |
| | 1 mittlere Portion Kabeljau grillen | 200 g | | |
| | | | 430 | 14 |
| *Zwischen-mahlzeit* | 3 EL Früchtemüsli | 15 g | | |
| | 3 mittelgroße Erdbeeren | 40 g | | |
| | 3 FL fettarme (1,5 %) Milch | 50 ml | | |
| | | | 115 | 2 |
| *Abendessen* | 2 Vollkornbrötchen | 100 g | | |
| | 1 mittelgroßes Ei in der Pfanne verrühren | 60 g | | |
| | 2 TL Kochfett/Öl | 10 g | | |
| | | | 420 | 19,5 |
| *Spätmahlzeit* | 1 Kiwi | 120 g | | |
| | | | 60 | 0 |
| Gesamt | | ca. 1500 kcal, 38 g Fett = 24 % Fett | | |

## 1800 kcal – 1. Tag

| | | Menge | kcal | gFett |
|---|---|---|---|---|
| *Frühstück* | 2 Schb. Mischbrot<br>2 TL Margarine/Butter<br>3–4 Kassler | 120 g<br>10 g<br>40 g | | |
| | | | 395 | 13,5 |
| *Zwischen-<br>mahlzeit* | 1 kleiner Pfirsich<br>1 Schb. Vollkorntoastbrot | 150 g<br>25 g | | |
| | | | 90 | 0 |
| *Mittagessen* | 1 große Portion Zucchini<br>10 gehäufte EL Reis gekocht<br>(= 4 gehäufte EL Reis ungekocht = 70 g)<br>1 große Portion Kalbfleisch kurzbraten mit<br>2 TL Kochfett/Öl | 300 g<br>240 g<br><br>200 g<br>10 g | | |
| | | | 615 | 21 |
| *Zwischen-<br>mahlzeit* | 1 Becher fettarmer (1,5%) Joghurt<br>7–8 mittelgroße Erdbeeren | 150 g<br>100 g | | |
| | | | 135 | 2,5 |
| *Abendessen* | 2 1/2 Schb. Pumpernickel<br>3 TL Halbfettmargarine<br>3–4 Schb. Truthahnwurst<br>1 Portion Salat | 150 g<br>15 g<br>40 g | | |
| | | | 440 | 10,5 |
| *Spätmahlzeit* | 2 kleine Äpfel | 220 g | | |
| | | | 120 | 0 |
| Gesamt | | ca. 1800 kcal, 48 g Fett = 25 % Fett | | |

## 1800 kcal – 2. Tag

| | | Menge | kcal | gFett |
|---|---|---|---|---|
| *Frühstück* | 2 Schb. Mischbrot | 120 g | | |
| | 2 TL Margarine/Butter | 10 g | | |
| | Corned Beef | 40 g | | |
| | | | 400 | 13,5 |
| *Zwischen-mahlzeit* | 1/2 mittelgroße Banane | 80 g | | |
| | 2 kleine oder 1 große Pflaume | 60 g | | |
| | | | 90 | 0 |
| *Mittagessen* | 1 kleinen Apfel grillen | 110 g | | |
| | 4 mittelgroße Kartoffeln kochen | 300 g | | |
| | mit 3 EL fettarmer (1,5%) Milch | 50 ml | | |
| | und evtl. etwas Wasser zu | | | |
| | Kartoffelbrei verarbeiten | | | |
| | 1 große Portion Rehrücken grillen | 200 g | | |
| | | | 525 | 9 |
| *Zwischen-mahlzeit* | 1/2 mittelgroße Banane | 80 g | | |
| | mit 1/2 kleinen Glas fettarmer (1,5%) | | | |
| | Milch | 100 ml | | |
| | und etwas Wasser verquirlen | | | |
| | | | 110 | 1,5 |
| *Abendessen* | 1 große Portion Spinat dämpfen | 300 g | | |
| | 1 Ei in der Pfanne verrühren | 60 g | | |
| | 1 TL Kochfett/Öl | 5 g | | |
| | 1 1/2 Schb. Pumpernickel | 90 g | | |
| | 2 Schb. gekochter Schinken | 100 g | | |
| | | | 575 | 27 |
| *Spätmahlzeit* | 4 große oder 8 kleine Pflaumen | 240 g | | |
| | | | 120 | 0 |
| **Gesamt** | | ca. 1800 kcal, 51 g Fett = 26 % Fett | | |

## 1800 kcal – 3. Tag

| | | Menge | kcal | gFett |
|---|---|---|---|---|
| *Frühstück* | 8 EL Cornflakes | 40 g | | |
| | 1 1/2 Gläser fettarme (1,5%) Milch | 300 ml | | |
| | Süßstoff | | | |
| | | | 300 | 5 |
| *Zwischen-mahlzeit* | 2 Schb. Knäckebrot | 20 g | | |
| | 1 TL Margarine/Butter | 5 g | | |
| | 1 TL Konfitüre | 10 g | | |
| | | | 135 | 4 |
| *Mittagessen* | 1 große Portion Mangold dämpfen | 300 g | | |
| | 1 Portion Nudeln gekocht | 180 g | | |
| | (= ungekocht 60 g) | | | |
| | 1 Portion fettarmen Fisch grillen mit | 250 g | | |
| | 2 TL Margarine/Butter für Soße | 10 g | | |
| | | | 560 | 20 |
| *Zwischen-mahlzeit* | 1/2 Portion Obstsalat: | | | |
| | 1 kleiner Apfel | 110 g | | |
| | 1 mittelgroße Orange | 170 g | | |
| | 1 mittelgroße Banane | 160 g | | |
| | Süßstoff | | | |
| | | | 120 | 0 |
| *Abendessen* | 2 kleine Tomaten | 200 g | | |
| | 1 Mozzarella | 150 g | | |
| | 2 Schb. Vollkorntoast | 50 g | | |
| | | | 550 | 21,5 |
| *Spätmahlzeit* | 1/2 Portion Obstsalat | | | |
| | | | 120 | 0 |
| Gesamt | | ca. 1800 kcal, 51 g Fett = 27 % Fett | | |

## 1800 kcal – 4. Tag

| | | Menge | kcal | gFett |
|---|---|---|---|---|
| *Frühstück* | 4 Schb. Toastbrot | 100 g | | |
| | 3 TL Margarine/Butter | 15 g | | |
| | 1 mittelgroßes Ei | 60 g | | |
| | | | 470 | 21,5 |
| *Zwischen-mahlzeit* | 1 mittelgroße Orange | 170 g | | |
| | 1 Schb. Knäckebrot | 10 g | | |
| | | | 100 | 0 |
| *Mittagessen* | Sojasprossen | 150 g | | |
| | Pilze klein geschnitten | 200 g | | |
| | Chinakohl klein geschnitten | 200 g | | |
| | 10 gehäufte EL Reis gekocht | 240 g | | |
| | (= 4 gehäufte EL Reis ungekocht = 70 g) | | | |
| | 1 mittlere Portion Schweinefilet | 150 g | | |
| | dünn geschnitten, kurzbraten mit | | | |
| | 2 TL Kochfett/Öl | 10 g | | |
| | 1 EL trockener Sherry | 15 ml | | |
| | Essig, Ingwer, Sojasauce | | | |
| | | | 665 | 25 |
| *Zwischen-mahlzeit* | 1 kleine Nektarine | | | |
| | | 120 g | | |
| | | | 60 | 0 |
| *Abendessen* | 2 Brötchen | 100 g | | |
| | Garnelensalat: | | | |
| | Garnelen | 150 g | | |
| | 1 1/2 kleine Tomaten | 150 g | | |
| | 4 EL fettarmer (1,5 %) Joghurt | 60 g | | |
| | Essig, Kräuter, Pfeffer | | | |
| | grüner Salat | | | |
| | | | 410 | 7 |
| *Spätmahlzeit* | Himbeeren | 200 g | | |
| | | | 60 | 0 |

| Gesamt | ca. 1800 kcal, 54 g Fett = 29 % Fett |
|---|---|

## 1800 kcal – 5. Tag

|  |  | Menge | kcal | gFett |
|---|---|---|---|---|
| *Frühstück* | 2 Scheiben Mischbrot | 120 g | | |
| | 2 Teelöffel Margarine/Butter | 10 g | | |
| | 1 Schb. fettarmer (1,5 %) Käse | 40 g | | |
| | | | 440 | 16,5 |
| *Zwischen-mahlzeit* | 4 mittelgroße Aprikosen | 260 g | | |
| | | | 120 | 0 |
| *Mittagessen* | 2 kleine Tomaten in Scheiben | 200 g | | |
| | 1 große Portion Broccoli dämpfen | 300 g | | |
| | 1 Portion Nudeln gekocht | 180 g | | |
| | (= ungekocht 60 g) | | | |
| | mit fettarmem Käse | 75 g | | |
| | und 3 EL fettarmer (1,5 %) Milch | 50 ml | | |
| | überbacken | | | |
| | Basilikum, Knoblauch | | | |
| | | | 535 | 18 |
| *Zwischen-mahlzeit* | 6 Butterkekse | 40 g | | |
| | 1 Rippe Milchschokolade | 20 g | | |
| | | | 260 | 12,5 |
| *Abendessen* | Reissalat | | | |
| | Pilze | 75 g | | |
| | 2 Schb. Ananas | 70 g | | |
| | 6 gehäufte Eßlöffel Reis gekocht | 130 g | | |
| | 1 kleine Portion Hähnchenfleisch | 100 g | | |
| | 4 EL fettarmer (1,5%) Joghurt | 60 g | | |
| | Curry, Essig, Ingwer | | | |
| | 1 Portion grüner Salat | | | |
| | | | 345 | 9 |
| *Spätmahlzeit* | entfällt | | | |
| Gesamt | | ca. 1800 kcal, 56 g Fett = 30 % Fett | | |

## 1800 kcal – 6. Tag

| | | Menge | kcal | gFett |
|---|---|---|---|---|
| *Frühstück* | 2 Brötchen | 100 g | | |
| | 2 TL Margarine/Butter | 10 g | | |
| | 4 TL Konfitüre | 40 g | | |
| | | | 440 | 10,5 |
| *Zwischen-mahlzeit* | 3/4 Glas Buttermilch | 150 g | | |
| | | | 60 | 0 |
| *Mittagessen* | 1 große Portion Blumenkohl kochen | 300 g | | |
| | mit fettarmem Käse | 100 g | | |
| | und 2 EL fettarmer (1,5 %) Milch überbak-ken | 30 ml l | | |
| | 4 mittelgroße Kartoffeln kochen | 300 g | | |
| | 2 Schb. gekochter Schinken | 100 g | | |
| | | | 720 | 22,5 |
| *Zwischen-mahlzeit* | Apfelquarkspeise: | | | |
| | 1 kleinen Apfel raspeln | 110 g | | |
| | mit Speisequark (20 % Fett) verrühren | 50 g | | |
| | Süßstoff, Zimt | | | |
| | | | 115 | 3 |
| *Abendessen* | 2 Laugenbrezeln | 100 g | | |
| | 2 TL Margarine/Butter | 10 g | | |
| | 3 Schb. kalter Braten | 30 g | | |
| | Rettich, Radieschen | 200 g | | |
| | | | 380 | 13 |
| *Spätmahlzeit* | 1 Kiwi | | 60 | 0 |
| Gesamt | | ca. 1800 kcal, 49 g Fett = 25 % Fett | | |

## 1800 kcal – 7. Tag

| | | Menge | kcal | gFett |
|---|---|---|---|---|
| *Frühstück* | 2 Schb. Pumpernickel | 120 g | | |
| | Magerquark | 100 g | | |
| | mit Kräutern verfeinert | | | |
| | 1 mittelgroße Orange | 170 g | | |
| | | | 390 | 3 |
| *Zwischen-mahlzeit* | 1 mittelgroße Banane | 160 g | | |
| | | | 120 | 0 |
| *Mittagessen* | Aubergine dünsten | 150 g | | |
| | 1 kleine Paprika dünsten | 150 g | | |
| | 1 kleine Tomate dünsten | 100 g | | |
| | 3 TL Öl für Gemüse | 15 g | | |
| | Knoblauch, Paprika, Pfeffer | | | |
| | 10 gehäufte EL Reis gekocht | 240 g | | |
| | (= 4 gehäufte EL Reis ungekocht = 70 g) | | | |
| | 1 große Portion Kabeljau grillen | 250 g | | |
| | | | 575 | 20 |
| *Zwischen-mahlzeit* | 2 EL Früchtemüsli | 15 g | | |
| | 3 mittelgroße Erdbeeren | 40 g | | |
| | 3 EL fettarme (1,5 %) Milch | 50 ml | | |
| | | | 115 | 2 |
| *Abendessen* | 2 Vollkornbrötchen | 100 g | | |
| | 1 mittelgroßes Ei in der Pfanne verrühren | 60 g | | |
| | 3 TL Kochfett/Öl | 15 g | | |
| | | | 465 | 24,5 |
| *Spätmahlzeit* | 2 Kiwis | 240 g | | |
| | | | 120 | 0 |

Gesamt                                   ca. 1800 kcal, 50 g Fett = 26 % Fett

## ≡ Änderung des Eßverhaltens

Sie haben im Abschnitt »Die richtige Ernährung bei Übergewicht« erfahren, was und wie Sie essen sollten, um Ihrem Zielgewicht näher zu kommen. Oft genug mangelt es nicht am Wissen um die richtige Ernährung, sondern an der Fähigkeit und Kraft, dieses Wissen in die Tat umzusetzen. Eine wertvolle Hilfe bei diesen Bemühungen können *verhaltenstherapeutisch orientierte Programme* zur Veränderung des Eßverhaltens leisten. Dabei ist es zunächst unumgänglich, daß Sie Ihr Verhalten rund ums Essen überprüfen, bevor dann eine dauerhafte Umstellung des Eßverhaltens versucht wird. Manchmal sind bereits einfache psychologische Ratschläge und Tricks sehr wirkungsvoll. Fest steht, daß Sie damit wesentlich bessere Aussichten haben, langfristig erfolgreich Gewicht abzunehmen.

Wir können an dieser Stelle nicht auf alle Einzelheiten solcher Programme eingehen. Wir möchten Ihnen aber hier die Information geben, die Sie brauchen, um selbst erkennen zu können, wo Sie »Fehler« machen bzw. wodurch Ihr Eßverhalten negativ beeinflußt wird. Gleichzeitig wollen wir Ihnen einfache Hinweise geben, worauf Sie in Zukunft achten sollten und wie Sie hoffentlich das eine oder andere Problem besser in den Griff bekommen.

## ≡ Erkennen und korrigieren Sie Ihr Eßverhalten!

In den letzten 20 Jahren wurden vor allem in Nordamerika verschiedene Programme entwickelt und erprobt, die darauf abzielen, ein falsches Eßverhalten zu erkennen und anschließend zu korrigieren. Die meisten dieser Programme basieren auf der Ansicht, daß eine übermäßige bzw. unangepaßte Kalorienaufnahme immer das Ergebnis eines *falschen Eßverhaltens* ist. Solche Verhaltenstherapieprogramme können von Psychologen, aber auch von Ärzten und psychologisch geschulten Kursleitern durchgeführt werden. Entscheidend ist, daß der Betreuer eine spezielle Ausbildung und Erfahrung auf diesem Gebiet mitbringt. Im Prinzip sind die meisten dieser Programme recht ähnlich aufgebaut. Sie bestehen im wesentlichen aus drei Schritten, die wir Ihnen erläutern wollen. Gleichzeitig möchten wir Sie dazu auffordern, diese drei Schritte selbst konsequent durchzuführen, denn nur mit einer Änderung des Eßverhaltens ist ein langfristiger Erfolg möglich.

### 1. Analysieren Sie Ihr bisheriges Eßverhalten

Zunächst müssen Sie sich selbst beobachten, um herauszufinden,

– was und wieviel Sie essen,
– wann, wo und wie lange Sie essen,
– was Sie zum Essen verleitet bzw. vom Essen abhält,
– welche Gedanken und Gefühle Sie beim Essen haben,
– ob Sie alleine oder in Gesellschaft essen,
– ob Sie das Essen mit anderen Tätigkeiten kombinieren, z. B. Fernsehen, Lesen, Autofahren.

Grundlage für die Beantwortung dieser Fragen ist ein *Eßprotokoll*. Dazu sollten Sie für 3 bis 7 Tage schriftlich festhalten, was Sie Tag für Tag genau essen und in welchen Situationen Sie essen. Dazu gibt es Vordrucke (s. Abb. 18), man kann aber auch ein *Ernährungstagebuch* verwenden. Dies verschafft zunächst einmal Klarheit über das bisherige Eßverhalten. In der täglichen Praxis erlebt man immer wieder, daß Übergewichtige gar nicht genau wissen, welche und wie viele Speisen sie tatsächlich zu sich nehmen. Führt ein Übergewichtiger aber für mehrere Tage Protokoll, so wird in der Regel rasch klar, wo Fehler gemacht werden und wo man am ehesten Veränderungen anbringen könnte. Auch die Eßgewohnheiten und die ganze Art und Weise, mit Essen und Nahrung umzugehen, kann mit Hilfe eines Eßprotokolls aufgedeckt werden. Weniger zuverlässig ist das Eßprotokoll erfahrungsgemäß für die Erfassung der Kalorienaufnahme, weil es doch sehr schwierig ist, die Essensmengen und deren Kaloriengehalt genau abzuschätzen. Mit diesem Nachteil kann man aber leben. Entscheidend ist hingegen, daß man sich damit das Eßverhalten bewußt macht. Damit ist die wichtigste Voraussetzung erfüllt, um ein falsches Eßverhalten zu korrigieren.

Auch der Therapeut ist auf eine genaue Kenntnis des Eßverhaltens angewiesen, denn nur so können Fehler direkt angesprochen und Wünsche und Vorlieben besser berücksichtigt werden. Das Eßprotokoll ist somit eine wichtige Grundlage, um einen individuellen, für den Übergewichtigen maßgeschneiderten Fahrplan zu erstellen.

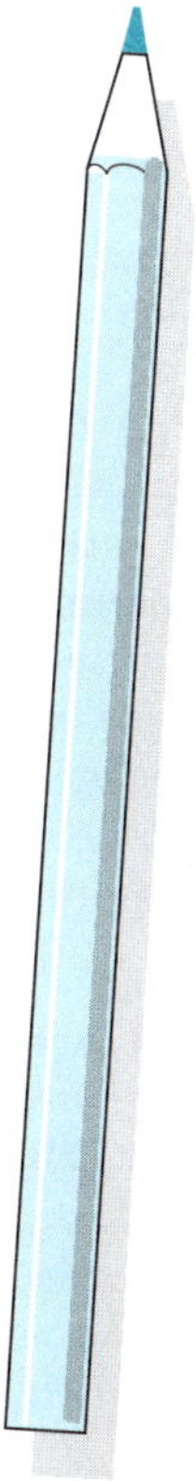

_Meine persönliche Ernährung_    Datum ............

| Tages-zeit | Essen und Getränke (einschließlich Mengenangabe) | Anlaß, Stimmung |
|---|---|---|
| | | |
| | | |
| | | |
| | | |
| | | |
| | | |
| | | |
| | | |
| | | |
| | | |

Abb. 18    Vordruck für ein Ernährungsprotokoll

Auf eine genauere Auswertung der Mengenangaben haben wir hier bewußt verzichtet. Sie sollen sich mit Hilfe des Eßprotokolls vor allem klar machen, was und wann Sie essen. Nach diesem Schema können Sie für einige Tage ein Eßprotokoll führen, um Ihre Eßgewohnheiten besser kennenzulernen.

### 2. Ändern Sie Ihr Eßverhalten

Im nächsten Schritt geht es darum, das Eßverhalten in der gewünschten Weise zu verändern. Einige wichtige Gesichtspunkte sollen genannt und näher erläutert werden:

**Gehorchen Sie nur dem echten Hungergefühl, und lassen Sie sich nicht zu sehr von äußeren Anlässen verführen!**
Da das Eßverhalten vieler Übergewichtiger »außengesteuert« ist, sollten Sie bewußt vermeiden, sich von solchen Anreizen wie Anblick von Speisen, Naschangeboten etc. zum Essen verleiten zu lassen. Auch Lustlosigkeit, Frustration, Angst, Depressionen, Streß und andere unangenehme Gefühle sind für viele ein Grund zum Essen. Hier sollten Sie ebenfalls lernen, nicht reflexartig zu Speisen zu greifen, sondern auf andere Weise zu reagieren. Alternativen sind z. B. ein Buch zur Hand zu nehmen, autogenes Training oder körperliche Aktivitäten wie Spazierengehen oder Gartenarbeit. Für den Fall, daß dies nicht gelingt, sollten Sie Mahlzeiten vorbereitet haben, die kalorienmäßig akzeptabel sind.

Statt auf äußere Eßanlässe zu reagieren sollten Sie mehr auf Ihre inneren Gefühle wie *Hunger* und *Sättigung* achten. Wie können Sie nun unterscheiden, ob ein echtes, inneres Hungergefühl vorliegt oder ob es sich mehr um eine äußere Verführung handelt? Das ist sicher nicht ganz einfach, aber wenn man kurz nach einer Hauptmahlzeit gerne ein großes Eis verzehren möchte, dann kommt dieser Wunsch sicher nicht aus einem tiefen Hungergefühl heraus. Typisch für den echten Hunger ist dagegen, daß man auch weniger verführerische Speisen wie z. B. trockenes Brot ißt.

**Planen Sie Ihre Mahlzeiten richtig!**
Sie müssen auch lernen, mit dem *echten Hungergefühl* richtig umzugehen. So sollten Sie vermeiden, den Hunger zu groß werden zu lassen, indem Sie ihn lange Zeit unterdrücken und gar nichts essen, um schließlich doch große Mengen in sich hineinzustopfen. Günstiger ist es, dem echten Hunger beizeiten etwas nachzugeben und ihn mit einer kleineren Menge an fettarmen und möglichst zuckerfreien Nahrungsmitteln zu stillen. Mehrere kleine Mahlzeiten lassen kein so großes Hungergefühl aufkommen wie nur 1–2 große Mahlzeiten am Tag.

Es gibt verschiedene Möglichkeiten, das *Sättigungsgefühl* zu verstärken, z. B. durch langsames Essen, ausgiebiges Kauen, kleine Pausen beim Essen, durch den bewußten Genuß von Speisen, durch Essen in Gesellschaft. Man kommt mit kleineren Portionen besser zurecht, wenn man sich ein wenig selbst überlistet, indem man nach dem Essen sofort aufsteht oder rasch eine andere Tätigkeit aufnimmt.

**Das richtige Essen beginnt bereits beim Einkauf!**

Machen Sie es sich leichter, nur das zu essen, was für Sie günstig ist, indem Sie bereits beim Einkaufen mit der richtigen Nahrungsmittelauswahl beginnen. Wählen Sie nur günstige Nahrungsmittel, die in Ihren Essensplan passen. Legen Sie sich aber vorher eine *Einkaufsliste* zurecht, die auch genaue Mengenangaben vorsieht. Halten Sie sich konsequent an diese Liste und lassen Sie sich nicht durch verlockende »Sonderangebote« oder sonstige »Probierangebote« verführen.

**Vermeiden Sie eine zu strenge Selbstkontrolle!**

Psychologen haben herausgefunden, daß es wichtig ist, die Kontrolle über sein Essen nicht zu streng und zu rigide zu gestalten, sondern flexibel zu bleiben. Dies bedeutet, daß man Zeitpunkt und Menge seiner Haupt- und Zwischenmahlzeiten zwar selbst plant, ohne sich damit aber zu fesseln. Weichen Sie gelegentlich bewußt davon ab. Oder tauschen Sie Lebensmittel kurzfristig gegeneinander aus, z. B. Erdbeeren statt Äpfel, weil es Sie spontan danach gelüstet. Lieblingsspeisen, auch wenn sie ungünstig sind, sollten nicht völlig verbannt werden, sondern hin und wieder in kleineren, vorher festgelegten Portionen genehmigt werden. Andererseits sollten Sie auch von Zeit zu Zeit den Reiz des Neuen auskosten und sich von ungewohnten, neuen Rezepten überraschen lassen, allerdings erst nach Überprüfung der Zutaten und des Kaloriengehalts. Mit Süßigkeiten sollten Sie genauso flexibel umgehen, wenn Sie nicht gänzlich darauf verzichten können. Beispielsweise könnten Sie sich eine Tafel Schokolade pro Woche erlauben und diese dann – ganz wie Sie wollen – auf einmal oder Stück für Stück eingeteilt genießen. Natürlich darf die Ausnahme nicht zur Regel werden, sonst können Sie nicht abnehmen. Aber ein völliger Verzicht ist sinnlos und bei richtiger Einteilung auch nicht nötig. Wenn man zu streng mit sich selber ist, läuft man Gefahr, entweder ständig an die »verbotenen Früchte« zu denken oder sich selbst einem solchen Zwang und Druck auszusetzen, daß schließlich der Tag kommen muß, an dem alle Schranken fallen und man hemmungslos zuschlägt.

Zu einer *flexiblen Selbstkontrolle* gehört aber auch, mit sich selbst nachsichtig zu sein, wenn man einmal »gesündigt« hat. Ausrutscher werden immer wieder vorkommen und sind nie ganz zu vermeiden. Man darf sich dadurch nicht entmutigen lassen und sollte unbeirrt seinen Fahrplan weiterverfolgen.

### 3. Stabilisieren Sie langfristig das neue Eßverhalten

Der dritte Schritt besteht darin, die *Einstellung* zum Essen, zu körperlicher Betätigung und zu seiner Lebensweise überhaupt positiv zu verändern. *Ziel* ist dabei vor allem, das neue Eßverhalten zu festigen. Sie können sich dabei verschiedener psychologischer Tricks bedienen. Hilfreich ist beispielsweise, ein positives Bild von seinem Körper anzustreben und sich von übertriebenen Schlankheitsvorstellungen der Gesellschaft zu befreien. Stärken Sie Ihr *Selbstbewußtsein*, indem Sie sich Ihre Fähigkeiten und Vorzüge bewußt machen und stolz darauf sind. Dazu können auch andere Aktivitäten beitragen, z. B. indem Sie sich bei beruflicher Fortbildung, Sport, Hobbys u. ä. neue Ziele setzen und auch damit Ihr Selbstbewußtsein steigern.

Lassen Sie sich nicht von negativen Gedanken verunsichern, die sich häufiger in unseren Alltag einschleichen, als wir das tatsächlich merken. Führen Sie sich immer wieder selbst vor Augen, daß Sie Ihr Leben positiv gestalten wollen und daß dazu eben auch gehört, beim Essen konsequent zu bleiben und sich weniger »gehen zu lassen«. *Schwarz-Weiß-Denken* lähmt die Erfolgsaussichten unnötig: Keiner kann 100prozentig seinen Tages-/Wochenplan einhalten. Wer sein Ziel zu 90% erreicht, hat bereits einen beachtlichen Erfolg erzielt. Es wäre übertriebener Ehrgeiz, einzelne Ausrutscher gleich als kompletten Mißerfolg zu werten. Wichtig ist, daß man sich auch an kleinen Erfolgen freut und diese kleinen Siege genießt. *Belohnen* Sie sich anderweitig, wenn Sie die Ernährungsumstellung für 2 Wochen geschafft haben, indem Sie z. B. eine CD, ein Buch oder ein Kleid kaufen oder ins Kino und Konzert gehen. Mit dieser »Belohnungstaktik« können Sie Ihre Motivation, die Ernährungsumstellung beizubehalten, immer wieder neu stärken. Solche Ansätze sind enorm nützlich, um den Langzeiterfolg zu stabilisieren. In dem Moment, in dem Sie sich seelisch allzusehr hängen lassen, wächst sofort die Gefahr, in die alten, ungesunden Gewohnheiten zurückzufallen.

## Jede Menge Verhaltenstips

Wir möchten Ihnen noch einige zusätzliche Tips geben, wie Sie Ihr Eßverhalten besser in den Griff bekommen können:

### Wie vermeiden Sie äußere Essensanreize?

- Lassen Sie sich in Ihren eigenen vier Wänden nicht ständig durch Eßbares verführen: Betreiben Sie keine übermäßige Vorratshaltung, sondern nur ein Minimum für die nächsten Tage. Lassen Sie Nahrungsmittel oder Essensreste nicht offen herumstehen.
- Kaufen Sie »ungünstige« Lebensmittel erst gar nicht in größeren Mengen ein, dann kommen Sie zu Hause weniger in Versuchung. Wenn Sie sich einen Schokoriegel gönnen wollen, so kaufen Sie diesen nur einzeln und greifen Sie nicht nach einer Großpackung.
- Die Verführung fängt bereits beim Einkaufen an: Machen Sie sich vorher eine Liste und kaufen Sie nur, was auf Ihrem Einkaufszettel steht.
- Erledigen Sie Ihren Lebensmitteleinkauf möglichst nicht mit knurrendem Magen, sondern am besten nach einer Hauptmahlzeit.
- Nehmen Sie zum Einkaufen nur eine begrenzte Geldsumme mit.
- Überlegen Sie sich, wie Sie Frustrationen, Ärger oder Enttäuschungen anderweitig abreagieren können als durch Essen.
- Planen Sie Ihre Haupt- und Zwischenmahlzeiten. Essen Sie nur zu den von Ihnen festgesetzten Zeiten.
- Nehmen Sie sich zum Essen Zeit. Essen Sie nicht in Hast und im Stehen. Setzen Sie sich zum Essen an einen bestimmten Platz. Verlassen Sie den Tisch, sobald Sie mit dem Essen fertig sind.
- Kombinieren Sie Essen nicht mit anderen Tätigkeiten wie z.B. Fernsehen, Lesen, Lernen, Arbeiten.
- Stellen Sie keine vollen Schüsseln mit Speisen auf den Tisch, sondern nur soviel, wie Sie essen wollen. Essen Sie nur eine vorher bestimmte Menge.
- Lassen Sie Ihre Speisereste oder die Ihrer Tischgenossen sofort im Mülleimer verschwinden, so daß sie später nicht mehr gegessen werden können.

**Wie Sie besser mit Ihrem Hungergefühl umgehen können!**

*Bei »echtem« Hunger:*

- Essen Sie etwas Obst oder kleine Menge fettarmen Joghurts oder Magerquarks.
- Essen Sie eine kleine Menge, z. B. 1/2 Scheibe trockenes Brot, und kauen Sie diese langsam.
- Essen Sie auf keinen Fall süße oder fettreiche Speisen.
- Wenn Sie kurz vor einer Hauptmahlzeit stehen, so verlegen Sie diese etwas vor.

*Bei »falschem« Hunger:*

- Lenken Sie sich durch andere Tätigkeiten ab, z. B. anstehende Hausarbeiten, Spaziergänge etc.
- Knabbern Sie Rohkost »ohne alles«, also ohne Soße oder Dressing.
- Kauen Sie auf einem Stück Brotrinde.
- Nehmen Sie einen Kaugummi oder trinken Sie ein Glas Mineralwasser oder Tee.

**Wie Sie das Sättigungsgefühl fördern können!**

- Nehmen Sie sich zum Essen Zeit! Schaffen Sie eine angenehme »Eßatmosphäre«. Essen Sie langsam und kauen Sie gut. Genießen Sie jeden Bissen.
- Servieren Sie die Speisen auf einem kleineren Teller. Teilen Sie Ihre Eßportion in zwei Hälften, so daß Sie sich scheinbar eine zweite Portion genehmigen können.
- Legen Sie Ihr Besteck zwischen den Bissen nieder. Machen Sie während des Essens eine kurze Pause und unterhalten Sie sich mit anderen.
- Lassen Sie immer einen kleinen Speiserest auf Ihrem Teller liegen.
- Essen Sie auf keinen Fall den Teller leer, wenn Sie keinen Hunger mehr haben oder wenn es Ihnen nicht mehr schmeckt. Auch bei Einladungen oder im Restaurant ist dies durchaus »salonfähig«.

**So gehen Sie mit Heißhunger und den kleinen Verführern um!**

- Nehmen Sie weniger »Zwischendurchhäppchen« ein, aber streichen Sie diese nicht ganz, wenn Sie das Gefühl haben, nicht darauf verzichten zu können.
- Planen Sie Ihre Snacks wie Ihre Mahlzeiten. Verzichten Sie aber auf einen festen Naschvorrat.

- Kaufen Sie Ihren Imbiß erst an dem Tag, an dem Sie ihn essen wollen.
- Ersetzen Sie beim Naschen kalorienreiche Süßigkeiten durch »Rohkostknabbern« oder fettarmen Joghurt, Quark, Hüttenkäse oder Obst.

**Verhaltenstips für Lokalbesuche, Einladungen, Partys**

- Lassen Sie sich keinesfalls zum Essen oder zum Weiteressen überreden, vor allem dann nicht, wenn Sie eigentlich keinen Hunger haben.
- Wenn Sie selbst wählen können, so bestellen Sie günstige Gerichte (fettarm, mittlere Mengen an Kartoffeln, Reis, Nudeln, Knödel etc., große Portion Gemüse und Salat, wenig fette Soße, wenig Salatdressing).
- Entfernen Sie sichtbares Fett, lassen Sie sich nur sehr wenig Salatdressing geben.
- Wenn Sie selbst wählen können, verzichten Sie auf Vor- und Nachspeise.
- Lassen Sie bei großen Portionen grundsätzlich die Hälfte auf Ihrem Teller stehen.
- Bei einem Menü mit mehreren Gängen sollten Sie von fettreichen Speisen nur ein Drittel oder die Hälfte essen, ebenso bei großen Portionen von stärkereichen Beilagen wie z.B. Kartoffeln, Nudeln, Reis, Erbsen, Linsen, weiße Bohnen etc. und bei Nachspeisen.
- Bei Buffets sollten Sie gezielt günstige Speisen auswählen, fettreiche Speisen möglichst meiden oder nur sehr kleine Portionen davon essen, als Nachtisch am besten Obst wählen.
- Bei Buffets sollten Sie sich Ihre Menge vorher festsetzen: entweder nur einen Teller oder mehrmals eine Miniportion holen. Unterhalten Sie sich zwischendurch, legen Sie öfter eine Pause beim Essen ein. Überprüfen Sie zwischendurch immer wieder, ob sie noch »echten« Hunger verspüren.
- Beginnen Sie üppig mit Salaten und anderen kalorienarmen Speisen. Heben Sie sich die kalorienreichen Gerichte für das Ende auf.
- Reizt Sie bei einem Buffet eine ungünstige Speise ganz besonders, dann probieren Sie diese, aber nur eine kleine Portion.
- Lassen Sie nach dem Essen sofort abservieren bzw. stellen Sie Ihren Teller rasch beiseite und wenden Sie sich anderen Tätigkeiten wie Gesprächen mit Tischnachbarn oder Tanzen zu.
- Essen Sie in Lokalen oder bei Einladungen auf keinen Fall die üblichen Knabbereien oder fettreichen Vorspeisen.

**Wie Sie die richtige Einstellung zum Gewichtabnehmen finden!**

- Konzentrieren Sie sich mehr auf Ihr Eßverhalten als auf Ihr Gewicht. Es ist völlig ausreichend, wenn Sie sich einmal in der Woche auf die Waage stellen.
- Hören Sie auf, »schwarz-weiß« zu denken, z. B. *»Entweder ich schaffe es, mein Traumgewicht zu erreichen, oder ich lasse es gleich ganz sein«.* Statt dessen sollten Sie sich sagen *»Ich habe schon einiges erreicht, wenn ich ein paar Kilo abnehme«.*
- Stärken Sie Ihre Motivation und Ihr Durchhaltevermögen, indem Sie sich klarmachen, was die Ursachen des Übergewichts sind und welche Vor- und Nachteile eine Gewichtsabnahme mit sich bringt.
- Belohnen Sie sich für Erfolge, das wirkt sich ebenfalls günstig auf die Motivation zum Weitermachen aus.
- Verbannen Sie allzu zwanghafte, »überperfekte« Grundeinstellungen, z. B. übergenaue Lebensmittelberechnungen oder die Erwartung, das angestrebte Etappengewicht hundertprozentig zu verwirklichen.
- Spielen Sie kritische Situationen, z. B. einen Restaurantbesuch mit einem 5-Gänge-Menü, im Geist noch einmal durch und überlegen Sie, wie Sie beim nächsten Mal einen positiven Ausgang finden können.
- Machen Sie sich bei einem Fehler keine Vorwürfe und fühlen Sie sich deshalb nicht schuldig. Versuchen Sie statt dessen, daraus zu lernen, wie Sie Fehler in Zukunft besser vermeiden können.
- Legen Sie sich eine »Stehaufmännchen«-Haltung zu. Lassen Sie sich nicht unterkriegen. Sie werden sehen, daß der Erfolg nicht ausbleibt, wenn Sie in Ihren Bemühungen nicht locker lassen.

**Steigern Sie Ihr Selbstwertgefühl!**

- Pflegen Sie Ihre äußere Erscheinung (z. B. Friseurbesuch, Kosmetikberatung, vorteilhafte Kleidung).
- Halten Sie sich Ihre beruflichen Leistungen vor Augen.
- Loben Sie sich für das, was Sie für Ihre Familie, Freunde, nächste Umgebung tun.
- Seien Sie stolz auf Ihre Fähigkeiten und fördern Sie diese.
- Pflegen Sie Ihre Hobbys und verstecken Sie sich damit nicht vor Ihrer Umwelt.
- Zeigen Sie Ihren Mitmenschen Ihre Fähigkeiten und Stärken, ohne damit aufdringlich zu sein.

**Wie wär's mit positivem Denken?**

Erfolg stellt sich um so eher ein, je deutlicher man ihn vor Augen hat. Diese Behauptung mag Ihnen zunächst etwas banal erscheinen, ist aber bei näherer Betrachtung durchaus zutreffend. Wer sich nämlich seinen eigenen Erfolg bildlich vorstellen kann und dies oft genug tut, der erreicht sein Ziel schneller und leichter. Vielleicht lohnt es sich auch für Sie, diese Methode auszuprobieren: Sie stellen sich vor, wie Sie wesentlich schlanker sind und Ihr Eßverhalten im Griff haben. Sie stellen sich vor, wie Sie regelmäßig Sport treiben, wie Sie Spaß am Fahrradfahren, Schwimmen, Spazierengehen haben. Sie stellen sich vor, daß anderen auffällt, daß Sie schlanker sind und sich flotter kleiden. Positive Bilder können mehr als Worte bewirken.

## Einzel- oder Gruppentherapie

Sie haben nun vieles über eine langfristige Änderung des Eßverhaltens gelesen und auch einiges ausprobiert, sind aber vielleicht zu dem Schluß gekommen, daß Sie dabei eine »äußere« Unterstützung haben möchten. Hierauf möchten wir kurz eingehen.

Die verhaltenstherapeutischen Methoden zur besseren Gewichtsabnahme können sowohl in Form von Einzel- als auch Gruppenbehandlungen genutzt werden. Was Sie vorziehen, ist letztlich Ihre persönliche Entscheidung. Einschränkend muß allerdings darauf hingewiesen werden, daß das entsprechende Angebot in Deutschland noch sehr dürftig ist. Erkundigen Sie sich aber auf alle Fälle (z. B. bei Ihrer Krankenkasse oder Ihrem Arzt), ob und wo es in Ihrer Nähe solche Einrichtungen gibt.

### Einzelsitzungen

Der *Vorteil* von Einzelberatungen besteht darin, daß besser auf Ihre spezielle Situation eingegangen und die Behandlung mehr auf Sie abgestimmt werden kann. Von *Nachteil* ist aber, daß kein regelmäßiger Erfahrungsaustausch mit »Leidensgenossen« stattfindet. Es fehlt das »Gruppenecho«.

### Gruppensitzungen

*Hauptvorteil* von Gruppensitzungen ist, daß der einzelne durch die anderen Gruppenteilnehmer zusätzlich motiviert wird. Ein gewisser Gruppendruck und Erfolgszwang wirkt sich oft positiv aus. Man kann an Vorbildern lernen und Erfahrungen austauschen. Auf der anderen Seite kommen individuelle Besonderheiten und Bedürfnisse leicht zu kurz, vor allem wenn ein Teilnehmer sich nicht zu Wort meldet oder sich kein Gehör verschaffen kann. Manchmal kann sich auch eine ungünstige Gruppendynamik entwickeln, z.B. ein Mitglied wird von der Gruppe abgelehnt oder als Sündenbock behandelt. Manchen Menschen behagt der enge, manchmal fast aufdringliche Kontakt solcher Gruppen überhaupt nicht, so daß sie daran besser nicht teilnehmen sollten. Der Erfolg hängt in besonderer Weise vom Geschick der Gruppenleitung ab.

## Auf die kleinen Schritte kommt es an

Verhaltensänderungen können sich nicht von einem Tag zum nächsten vollziehen, sondern brauchen ihre Zeit. Genausowenig wie Sie von heute auf morgen zum Marathonläufer werden können, läßt sich ein neues Eßverhalten über Nacht erlernen. Nur durch tägliche Übung können Sie neue Verhaltensweisen aufbauen und so jeden Tag Ihrem Ziel ein bißchen näher kommen. Wichtig ist aber, daß Sie überhaupt anfangen und versuchen, sich bewußter zu ernähren, und dies besser heute als morgen. Aufgrund vieler Erfahrungen mit der Verhaltenstherapie des Übergewichts weiß man, daß es eher Jahre als Monate dauert, bis sich neue Verhaltensweisen eingespielt haben. Selbst dann ist es wichtig, daß von Zeit zu Zeit eine »Wiederauffrischung« stattfindet.

Wie bereits angesprochen, sollten Sie sich zudem nur kleine Ziele setzen, die Sie auch erreichen können. Unrealistische Ziele, wie z.B. 20 kg Gewichtsabnahme in kurzer Zeit oder jeden Tag 5 km Dauerlauf, führen nur zu Enttäuschungen und vielleicht sogar zum Abbruch aller Bemühungen. Wenn Sie ein Etappenziel erreicht haben, dann dürfen Sie sich ruhig auf Ihren Lorbeeren ein wenig ausruhen, bevor es in die nächste Runde geht. Mit dieser Politik der kleinen Schritte läßt sich in der Regel mehr erreichen als durch Gewalttouren in Form von Radikaldiäten.

Eine langfristig erfolgreiche Gewichtsabnahme läßt sich nur durch eine *dauerhafte Änderung der Eßgewohnheiten* erreichen. Dabei muß sich der Übergewichtige zunächst sein Eßverhalten bewußt machen und dann versuchen, es schrittweise zu ändern und günstigere Verhaltensweisen einzuüben. Mit verhaltenstherapeutischen Methoden, sei es in Gruppen- oder in Einzelsitzungen, können die Langzeitergebnisse meistens deutlich verbessert werden. Aber auch die Beachtung einfacher Regeln kann in vielen Fällen eine wertvolle Hilfe sein und zum Erfolg führen.

## Steigerung der körperlichen Bewegung

### Die Vorteile regelmäßiger körperlicher Bewegung

Ein wesentlicher Grundpfeiler für eine erfolgreiche und dauerhafte Gewichtsabnahme ist eine *regelmäßige* körperliche Aktivität. Damit ist eine Reihe von Vorteilen für die Gesundheit verbunden, denn körperliche Bewegung

- steigert den Energieverbrauch,
- wirkt dem Muskelschwund bei Gewichtsabnahme und damit der Drosselung des Energieverbrauchs entgegen,
- fördert die Fettverbrennung,
- hat einen allgemeinen günstigen Einfluß auf die Gesundheit,
- wirkt sich positiv auf das seelische Wohlbefinden aus,
- stabilisiert auf lange Sicht den Gewichtsverlust.

Diese günstigen Wirkungen wollen wir nun näher erläutern.

**Steigerung des Energieverbrauchs**

Bei körperlicher Betätigung verbrennt der Organismus zusätzliche Energie. Der erhöhte Energieverbrauch hält sogar nach beendigter Aktivität noch etwas an. Durch körperliche Bewegung kann der Energieverbrauch fast beliebig gesteigert werden. So benötigt ein Hochleistungssportler ohne weiteres das 2- bis 3fache seines Grundumsatzes für das tägliche Training, während ein Mensch, der sich wenig bewegt, nur ein Drittel seines Grundumsatzes für körperliche Aktivität aufwendet. In früheren Zeiten, als die Menschen hauptsächlich von ihrer Hände Arbeit lebten, war es wegen der schweren körperlichen Anstrengung und des dadurch hohen Energieverbrauchs praktisch unmöglich, dick zu werden.

Um mit mehr körperlicher Bewegung *alleine* Gewicht abzunehmen, müßten Sie allerdings jeden Tag mindestens 1 bis 2 Stunden richtig aktiv sein. Der für »Freizeitsport« benötigte Kalorienverbrauch wird nämlich gerne überschätzt. So werden beispielsweise bei einem 1stündigen Tennisspiel je nach Temperament und Einsatz nur zwischen 300 und 600 kcal verbrannt. Dennoch sollten Sie an den günstigen Langzeiteffekt denken: Wenn Sie 2mal pro Woche 1 Stunde Tennis spielen, verbrennen Sie dabei mindestens 600 kcal, in einem Jahr macht das 31 200 kcal, was rechnerisch einer Energiemenge entspricht, die in 4 kg Fettgewebe enthalten ist. Ein anderes, vielleicht noch überraschenderes Beispiel: Wenn Sie täglich 4 Stockwerke steigen anstatt den Lift zu benutzen, so kostet Sie das pro Jahr knapp 6000 kcal oder den Energiegehalt von fast 1 kg Fettgewebe.

**Vorbeugung gegen Muskelabbau bei Diäten**

Bei jeder Gewichtsabnahme geht außer dem Körperfett auch Muskelmasse verloren. Je mehr Muskulatur der Körper besitzt, desto größer ist aber sein Energieverbrauch. Daher sollte man bei Diäten bestrebt sein, möglichst wenig Muskelmasse zu verlieren.

Viel körperliche Bewegung bzw. regelmäßiges Sporttreiben dient nicht nur dem Erhalt, sondern auch dem Aufbau von Muskulatur. Eine *Vermehrung der Muskelmasse* erfolgt vor allem durch *isometrische Muskelbeanspruchung*, also durch Anspannen der Muskeln z. B. durch Bodybuilding, Gewichtheben etc. *Ausdauersportarten* mit gleichmäßiger Muskelbelastung fördern dagegen mehr den *Erhalt der Muskulatur*.

Im Rahmen von Diäten wirkt eine regelmäßige Bewegung daher dem *Muskelverlust* entgegen. Wer also beim Abnehmen ein gewisses »Trainingsprogramm« absolviert, behält mehr Muskelmasse als ein Nichttrainierter. Ein sportlich trainierter Körper mit viel Muskelmasse verbraucht selbst in Ruhe mehr Energie als ein untrainierter Körper. Der Trainierte kann aus diesem Grund leichter an Gewicht abnehmen und sein Gewicht auch leichter halten als der Untrainierte.

**Gesteigerte Fettverbrennung**

Ein trainierter Muskel kann zudem Fett besser verbrennen als ein untrainierter. Dadurch wird der Fettabbau im Körper zusätzlich gefördert. Um diesen Effekt wirkungsvoll auszunutzen, sollte man sich im Idealfall 5–7mal pro Woche richtig körperlich betätigen.

### Allgemein günstiger Einfluß auf die Gesundheit

Damit sind die positiven Auswirkungen auf die Gesundheit keineswegs erschöpft. Regelmäßiges Sporttreiben hat eine ausgleichende Wirkung auf den *Blutdruck*: Ein niedriger Blutdruck wird angehoben, ein hoher Blutdruck wird gesenkt. Der *Cholesterinspiegel* sinkt, aber noch wichtiger ist, daß der »gute, gefäßschützende« HDL-Cholesterin-Anteil deutlich steigt. Auch die *Triglyzeridwerte* sind bei Sportlern niedriger als bei Nichtsportlern. Bei *Zuckerkranken* wird die Stoffwechsellage verbessert: Die Körperzellen reagieren wieder besser auf Insulin.

Regelmäßiges Sporttreiben kräftigt den *Herzmuskel*, verlangsamt den *Herzschlag* und bietet einen gewissen Schutz vor der *koronaren Herzerkrankung*. Auch die *Lungenfunktion* wird verbessert, die Sauerstoffaufnahme steigt, außerdem wird die Lunge besser durchlüftet. Auch die *Abwehrlage des Körpers* wird gebessert, Erkältungen werden seltener und können Ihnen weniger anhaben. Inzwischen haben große Studien bestätigt, daß Sportler weniger Wohlstandserkrankungen wie Herzinfarkt und Diabetes haben und insgesamt länger leben als Nichtsportler.

### Förderung des seelischen Wohlbefindens

Regelmäßige körperliche Bewegung wirkt sich auch sehr vorteilhaft auf das *seelische Gleichgewicht* aus. Viele Menschen haben nicht nur ein besseres *Körpergefühl*, sondern fühlen sich überhaupt rundum wohler. Damit steigt auch das Selbstbewußtsein. Gleichzeitig kann Sporttreiben dazu beitragen, den alltäglichen *Streß* abzubauen.

Die *Streßreaktion* versetzt den Körper in die Lage, bei drohender Gefahr schnell wegzulaufen, zu kämpfen oder sich mit seiner Muskelkraft zur Wehr zu setzen. Die Streßhormone bewirken beispielsweise, daß kurzfristig mehr Zucker und Fettsäuren aus den Speichern frei werden, die die Muskulatur sofort verbrennen kann, wenn für eine körperliche Reaktion mehr Energie benötigt wird. Durch die körperliche Bewegung wird die Streßreaktion abgebaut und erst danach stellt sich wieder das normale Stoffwechselgleichgewicht ein. Da bei unserer heutigen Lebensweise in einer Streßsituation solche körperlichen Handlungen nicht möglich sind, ist der Sport ein wichtiges Ventil, um das innere Gleichgewicht wieder zu gewinnen.

Körperliche Betätigung kann sogar *Angst* und *Depressionen* verringern. Vorsicht ist allerdings bei übertriebenen Anforderungen geboten: Die positiven Wirkungen können dann ins Gegenteil umschlagen und Spannung und Abgeschlagenheit erst recht verstärken.

### Stabilisierung des Gewichtsverlusts

Wenn Sie nach einer Phase des Abnehmens Ihr neues Gewicht stabilisieren wollen, so ist regelmäßige körperliche Bewegung eine ganz wesentliche Hilfe. In vielen Untersuchungen wurde deutlich, daß 90% der »Langzeiterfolgreichen« regelmäßig Sport getrieben hatten.

### Welchen Einfluß hat Sport auf das Hungergefühl?

Gelegentlich wird der Einwand geäußert, Bewegungssteigerung habe keinen Einfluß auf das Körpergewicht, weil danach auch der Appetit angeregt und mehr gegessen werde. Wissenschaftliche Untersuchungen haben gezeigt, daß *Normalgewichtige* nach körperlicher Beanspruchung mehr Hunger verspüren und auch mehr Nahrung zu sich nehmen. Dabei werden Kohlenhydrate bevorzugt, vermutlich um die entleerten Kohlenhydratspeicher der Muskulatur wieder aufzufüllen. Im Gegensatz dazu scheinen *Übergewichtige* keinen stärkeren Appetit zu entwickeln und nach Sport nicht unbedingt mehr zu essen. Manche Übergewichtige geben an, nach körperlicher Bewegung sogar weniger Appetit zu haben.

### Wieviel körperliche Bewegung ist notwendig?

Um überhaupt eine nachweisbare Wirkung zu erzielen, ist ein bestimmtes Minimum an regelmäßiger körperlicher Betätigung notwendig. Man geht heute davon aus, daß dieses *Minimum* etwa bei 30minütiger körperlicher Bewegung an 3 bis 4 Wochentagen liegt. Um die zuvor beschriebenen Stoffwechseleffekte voll auszuschöpfen, müßten Sie allerdings 5–7mal pro Woche für jeweils 30 Minuten richtig trainieren oder täglich 60 bis 90 Minuten flott spazierengehen. Nur bei so hoher Beanspruchung nehmen Übergewichtige auch ohne zusätzliche Essenseinschränkung ab, allerdings nur einige Kilogramm. Eine derart regelmäßige und intensive körperliche Aktivität ist aber auf Dauer im täglichen Leben schwer durchführbar und setzt eine besondere Motivation und Freude am Sport voraus.

Ein gutes Maß für den Grad der Anstrengung ist die *Herzfrequenz*, d. h. die Zahl der Herzschläge pro Minute, die Sie am einfachsten durch Ihren Pulsschlag am Handgelenk messen können. Um einen Trainingseffekt durch körperliche Bewegung zu erlangen, muß Ihr Pulsschlag deutlich über dem Ausgangswert in Ruhe liegen. Andererseits sollten Sie sich nicht so verausgaben, daß Ihre Herzfrequenz über den Wert 180 minus Lebensalter in

Jahren ansteigt. *Ein Beispiel:* Bei einem 50jährigen sollte der Herzschlag höchstens 180 − 50 = 130 pro Minute betragen.

Kurzfristig können Sie sich auch einmal stärker belasten, aber Sie sollten nicht immer bis an die Grenze Ihrer Leistungsfähigkeit gehen. Wenn Sie bei Ihrem regelmäßigen Programm 60–80% Ihres Leistungsvermögens einsetzen, so genügt dies vollauf, um auf Dauer eine gute Wirkung zu erzielen.

Überfordern Sie sich vor allem am Anfang nicht. Beginnen Sie mit einer Leistung, einem Tempo, das Sie leicht bewältigen können. Wenn Ihnen die Puste auszugehen droht, sollten Sie eine kurze Pause einlegen, bevor Sie wieder weitermachen.

Sport in Gesellschaft zu treiben, spornt einerseits an und macht mehr Spaß, ist aber manchmal mit mehr Streß verbunden. Man strengt sich möglicherweise mehr an als einem gut tut. Letztendlich müssen Sie für sich entscheiden, wie Sie Ihr Bewegungsprogramm gestalten wollen. Lassen Sie sich aber auf keinen Fall durch andere zu härterem Training oder zu mehr Leistung verleiten, als Sie dies alleine tun würden.

## Welche Sportarten sind bei Übergewicht besonders geeignet?

Je stärker Ihr Übergewicht ist und je älter Sie sind, desto sorgfältiger sollten Sie bei der Auswahl der richtigen Sportart sein. Da Ihre Gelenke bereits durch das Übergewicht stark belastet sind, sollten Sie sich bei Sportarten zurückhalten, die Ihre Gelenke sehr beanspruchen, wie z. B. Joggen auf asphaltierten Wegen. *Vorsicht* ist auch geboten bei Sportarten, die eine hohe Beweglichkeit verlangen bzw. ein hohes Verletzungsrisiko mit sich bringen, wie z. B. Squash. Ansonsten gibt es keinerlei Beschränkungen, sofern eine Sportart nicht zu intensiv betrieben wird. Allerdings sind manche Sportarten mehr und andere weniger empfehlenswert.

- Eine Sportart, die sich auch bei starkem Übergewicht gut ausüben läßt, ist das **Schwimmen**. Da das Körpergewicht durch den Auftrieb im Wasser sozusagen weniger wird, werden die Gelenke kaum belastet. Außer für die Muskelarbeit werden Kalorien auch dazu benötigt, um die Körpertemperatur durch zusätzliche Wärmebildung konstant zu halten. Bei vielen Wirbelsäulenerkrankungen ist Rückenschwimmen besonders günstig. Ein Nachteil ist vielleicht der etwas größere Aufwand, der mit dem Schwimmengehen verbunden ist. Viele Übergewichtige schämen sich ihrer Figur und meiden daher Schwimmbäder. In Großstädten sind manche Hallenbäder zu bestimmten Zeiten für Übergewichtige reserviert.

- Normales **Fahrradfahren** ist für Personen mit starkem Übergewicht oft beschwerlich, weil die Körperfülle das Gleichgewicht und die Koordination behindert. Dennoch ist das Fahrradfahren eine sehr empfehlenswerte Bewegungsart, da es überall durchgeführt werden kann, gelenkschonend ist und dabei viele Muskelgruppen beansprucht werden. Beim Fahrradfahren zu Hause auf dem Heimtrainer kommt das Körpergewicht kaum zum Tragen. Außerdem fällt das Problem des Gleichgewichthaltens weg, so daß diese Art der Sportausübung ebenfalls sehr günstig ist.

- Schnelles **Gehen** ist auch bei starkem Übergewicht gut machbar, es ist zudem überall, bei Wind und Wetter und zum Nulltarif möglich. Bei ausreichendem Tempo (ca. 5–8 km pro Stunde) ist es eine sehr wirkungsvolle Aktivität, die sich in jeden Tagesablauf problemlos einplanen läßt. Eine gewisse Geschwindigkeit sollte zwar eingehalten werden, aber auch langsameres Gehen ist besser als gar keine Bewegung.

- Besonders empfehlenswert ist das **Bergwandern**, weil dabei der Kalorienverbrauch höher und der Trainingseffekt besser ist. Selbstverständlich sollten zu anspruchsvolle oder gefährliche Wanderungen vermieden werden.

- **Dauerlaufen** ist ebenfalls leicht und überall möglich. Unbedingt notwendig sind gute, den Bodenverhältnissen angepaßte Schuhe. Naturbelassene Park- und Waldwege sind besser geeignet als asphaltierte Wege, da sie die Gelenke weniger strapazieren. Bei stärkeren Gelenk- oder Wirbelsäulenbeschwerden oder bereits bekannten Gelenkschäden ist aber Vorsicht geboten, Sie sollten dann vorher mit Ihrem Arzt sprechen.

- Andere günstige Sportarten, die teilweise eine gewisse Geschicklichkeit voraussetzen oder einen höheren Aufwand beanspruchen sind **Tennisspielen, Skifahren, Skilanglauf, Gymnastik** (Fitneß-Studio).

Wichtiger als die Art der körperlichen Betätigung ist aber, daß Sie Spaß daran haben und daß Sie körperliche Aktivitäten gut in Ihren Tages- bzw. Wochenablauf einplanen können.

## Kalorienverbrauch bei körperlicher Bewegung

Sicherlich interessiert es Sie, wie viele Kalorien Sie bei körperlicher Bewegung und beim Sporttreiben tatsächlich verbrauchen. Einen *ungefähren Anhaltspunkt* gibt Ihnen dazu folgende Aufstellung:

– leichte körperliche Beanspruchung: 200–400 kcal/Std.
– mittlere körperliche Beanspruchung: 400–600 kcal/Std.
– schwere körperliche Beanspruchung: 600–800 kcal/Std.

Diese Werte gelten für einen leicht übergewichtigen, ca. 100 kg schweren Mann. Für Frauen liegen die entsprechenden Werte bei gleichem Gewicht um etwa 10–20% niedriger. Selbstverständlich sind dies nur ungefähre Angaben, da der Kalorienverbrauch von verschiedenen Faktoren abhängt; die wichtigsten möchten wir kurz nennen:

- *Körpergewicht:* Je höher Ihr Körpergewicht ist, desto mehr Kalorien verbrennen Sie bei gleicher Tätigkeit.
- *Muskelmasse:* Je besser Ihre Muskulatur entwickelt ist, je mehr Muskelmasse Ihr Körper also besitzt, desto mehr Kalorien verbrauchen Sie.
- *Geschlecht:* Bei Frauen liegt der Kalorienverbrauch bei sonst gleichen Bedingungen (gleiches Gewicht, gleiches Alter, gleiche Tätigkeit) etwa 10–20% niedriger als bei Männern. Dies hängt damit zusammen, daß Frauen weniger Muskelmasse besitzen als Männer.
- *Intensität der Bewegung:* Je mehr Muskeln Sie bei einer Tätigkeit bzw. beim Sport einsetzen und je intensiver dieser Einsatz ist, um so mehr Kalorien verbrennt Ihr Körper.
- *Klimatische Verhältnisse:* Bei Kälte steigt der Kalorienverbrauch des Körpers. Beispielsweise verbraucht der Körper beim Schwimmen zusätzlich Kalorien, da durch das kalte Wasser Wärme entzogen wird; je kälter das Wasser, um so größer ist der Wärmeverlust.

Aus Tabelle 7 können Sie entnehmen, daß eine 200 kg schwere Person bei gleicher Tätigkeit mindestens doppelt so viele Kalorien verbraucht wie eine 75 kg schwere Person. Das gilt besonders für Sportarten wie Schwimmen oder Radfahren. Bei »tragenden Sportarten« wie beispielsweise Jogging oder Bergwandern steigt der Kalorienverbrauch mit dem Gewicht noch stärker an. Wenn Sie Gewicht abnehmen, geht damit auch Ihr Kalorienverbrauch bei körperlicher Anstrengung etwas zurück, was mit ein Grund dafür sein kann, daß sich die Gewichtsabnahme verlangsamt.

**Tab. 7** **Ungefährer Kalorienverbrauch für körperliche Bewegung bei unterschiedlichem Körpergewicht***

| Gewicht | 75 kg | 100 kg | 125 kg | 150 kg | 175 kg | 200 kg |
|---|---|---|---|---|---|---|
| leichte Beanspruchung (kcal/Std) | 200 | 240 | 280 | 320 | 360 | 400 |
| mittlere Beanspruchung | 400 | 480 | 560 | 640 | 720 | 800 |
| starke Beanspruchung | 600 | 720 | 840 | 960 | 1080 | 1200 |

* Bei Frauen liegen die Werte um rund 10–20% niedriger

Die verschiedenen körperlichen Aktivitäten unterscheiden sich je nach bewegter Muskelmasse und Intensität der Beanspruchung in ihrem Kalorienverbrauch mitunter deutlich voneinander. Der Kalorienverbrauch wird aber im allgemeinen gerne überschätzt. Selbst für einen Marathonlauf werden nur ca. 2500 kcal benötigt. Um Ihnen einen Überblick über den durchschnittlichen Kalorienverbrauch bei häufig ausgeübten Tätigkeiten bzw. Sportarten zu verschaffen, haben wir nachfolgende Tabelle zusammengestellt. Die genannten Zahlen dürfen aber nur als ungefähre Anhaltswerte betrachtet werden.

**Tab. 8** **Kalorienverbrauch bei verschiedenen Tätigkeiten und Sportarten in kcal/Std.***

| Tätigkeit | | Kalorienverbrauch |
|---|---|---|
| Gehen | 3 km/Std | 200 |
| | 5 km/Std | 300 |
| | 6,5 km/Std | 400 |
| Tanzen | Standardtänze | 200 – 400 |
| Gartenarbeit | | 200 – 400 |
| Hausarbeit | | 200 – 400 |
| Tischtennis | | 200 – 500 |
| Volleyball | | 300 – 600 |
| Surfen | | 300 – 600 |
| Golf | | 200 – 400 |
| Radfahren | 15 km/Std | 400 |

**Tab. 8** **Kalorienverbrauch bei verschiedenen Tätigkeiten und Sportarten in kcal/Std.** * (Fortsetzung)

| Tätigkeit | | Kalorienverbrauch |
|---|---|---|
| Schlittschuhlaufen | | 300 – 500 |
| Tennis | | 300 – 600 |
| Skifahren (Abfahrt) | | 400 – 600 |
| Badminton | | 300 – 600 |
| Skilanglauf | 7 km/Std | 500 |
| | 9 km/Std | 800 |
| Jogging = Dauerlauf | 8 km/Std | 400 |
| | 10 km/Std | 600 |
| | 12 km/Std | 800 |
| Fußball | | 400 – 700 |
| Bergsteigen | | 400 – 700 |
| Eishockey | | 400 – 700 |
| Basketball | | 400 – 700 |
| Handball | | 400 – 700 |
| Karate | | 400 – 700 |
| Judo | | 400 – 700 |
| Squash | | 500 – 800 |
| Schwimmen | | 400 – 800 |

Die niedrigeren Werte beziehen sich auf Freizeitsport-, die höheren auf Vereinssportbedingungen
* Angaben gelten für einen normalgewichtigen Mann mittleren Alters

## Worauf Sie beim Sport unbedingt achten sollten

Wenn Sie über 35 Jahre alt sind und bislang wenig oder niemals Sport getrieben haben, dann sollten Sie sich, bevor Sie Ihr Bewegungsprogramm in Angriff nehmen, *ärztlich untersuchen* lassen. Wenn bei Ihnen andere Erkrankungen vorliegen oder wenn Sie regelmäßig Medikamente einnehmen, sollte Ihr Arzt Ihnen vorher »grünes Licht« geben.

Bei bekannter *Herzkranzgefäßerkrankung* (Angina pectoris) oder *nach einem Herzinfarkt* sollten Art und Umfang des Bewegungstrainings mit einem Spezialisten abgesprochen werden. Am günstigsten wäre die Teilnahme an einer »Koronarsportgruppe«.

Bei *insulinbehandelter Zuckerkrankheit* sollten entweder vorher die Insulinmenge verringert oder unmittelbar vor Beginn rasch verwertbare Kohlenhydrate wie z. B. ein Glas Obstsaft, Obst oder Süßigkeiten eingenommen werden. Die blutzuckersenkende Wirkung der Bewegung kann auch durch Blutzuckermessung vor, während und nach der körperlichen Aktivität erfaßt werden. Auch hier ist es ratsam, vorher mit seinem Arzt über dieses Thema zu sprechen.

Bei *Erkältungskrankheiten, Durchfall, Fieber* etc. sollten größere körperliche Anstrengungen gemieden werden. Sie brauchen aber selbst dann nicht völlig untätig zu bleiben, sondern können z. B. durch Spazierengehen Ihren Kreislauf in Schwung halten.

## Tips für die praktische Durchführung

- Sie sollten in jedem Fall versuchen, mehr Bewegung in Ihren Alltag zu bringen. Um die Bewegung zu steigern, muß man nicht unbedingt eine Sportart beginnen. Sportmuffel finden, wenn sie nur wollen, auch im Alltag genug Gelegenheiten zu mehr Bewegung: Sie können auf die Benutzung von Lift oder Rolltreppe verzichten und statt dessen Treppen steigen. Gehen Sie zu Fuß, so oft Sie können. Machen Sie Erledigungen mit dem Fahrrad statt mit dem Auto. Entspannen Sie sich bei einem Spaziergang oder bei Gartenarbeit statt bei sitzenden Tätigkeiten.

- Auf der Suche nach einer geeigneten Sportart sollten Sie darauf achten, daß Ihnen die Sache wirklich *Spaß* macht. Sporttreiben sollte eine angenehme und erholsame Freizeitgestaltung sein, die die Gewichtsabnahme unterstützt, gleichzeitig aber auch die Lebensfreude steigert.

- Ihr Trainingsprogramm darf nicht zu ehrgeizig sein, sondern sollte auch auf Dauer zu schaffen sein. Dies bedeutet zum einen, daß sich die körperliche Betätigung in Ihren Tages-/Wochenablauf einplanen lassen muß. Eine Mutter mit 2 Kindern wird wahrscheinlich eine andere Wahl treffen als ein Geschäftsmann. Wichtig ist aber auch, daß Sie sich nur ein solches Pensum vornehmen, das Sie langfristig bewältigen können. Es macht wenig Sinn, eine Woche lang täglich 5 km zu laufen und dann wieder aufzuhören, weil dies auf Dauer einfach zu viel ist. Setzen Sie sich lieber ein kleineres Ziel, aber bleiben Sie beharrlich »am Ball«.

● Gehen Sie Ihr Bewegungsprogramm spielerisch an. Versuchen Sie die Bewegung zu genießen, der Genuß ist wichtiger als die Leistung. Nur das, was Spaß macht, wird man wieder gerne tun. Vergessen Sie die Leistung, die Sie bringen wollen, beherzigen Sie lieber das Motto *»Ich möchte mehrmals in der Woche Spaß an körperlicher Bewegung haben«*. Sie können beispielsweise eine bestimmte Strecke 3- bis 4mal in der Woche laufen, manchmal etwas schneller, manchmal etwas langsamer, mal mit wenigen, mal mit mehreren Pausen, aber Hauptsache, Sie laufen überhaupt.

● Stark Übergewichtige haben am Anfang oft Mühe, sich überhaupt zu bewegen. Wichtig ist, daß Sie mit irgendeiner Form von Bewegung einfach anfangen. Denken Sie daran, daß Sie mit jedem Kilo, das Sie verlieren, auch beweglicher werden.

● Manchmal muß auch ein gewisses Schamgefühl überwunden werden, weil Sie vielleicht glauben, keine so gute Figur beim Sport zu machen. Lassen Sie sich nicht beirren, versuchen Sie sich wohl zu fühlen, was andere denken ist unwichtig. Oder stellen Sie sich vor, wie Sie mit weniger Gewicht aussehen. Mit regelmäßigem Sport kommen Sie diesem Ziel jeden Tag etwas näher.

● Hilfreich ist auch, wenn Lebenspartner, Freunde, Eltern, Lehrer etc. mehr Bewegung im Alltag unterstützen. Vor allem bei übergewichtigen Kindern ist die Vorbildfunktion der Eltern sehr wichtig. Gemeinsames Sporttreiben ist bei Kindern viel wirkungsvoller als gute Worte allein.

● Lernen Sie mit sich selbst nachsichtig zu sein. Niemand kann jeden Tag eine gleichbleibend gute Leistung erbringen. Es gibt immer gute und schlechte Tage, lassen Sie sich von den schlechten Tagen nicht entmutigen. Haben Sie 1 oder 2 Wochen keinen Sport getrieben, fangen Sie einfach wieder an und reden Sie sich nicht ein, Sie seien dazu zu schwer oder zu untalentiert.

Regelmäßige körperliche Bewegung ist ein sehr wichtiger Bestandteil jeder Behandlung von Übergewicht, denn sie mildert den diätbedingten Abfall des Energieverbrauchs. Mit mehr Bewegung alleine Gewicht abzunehmen, ist allerdings schwierig. Regelmäßige Bewegung hilft besonders dabei, Übergewicht zu vermeiden sowie einen Gewichtserfolg zu stabilisieren.

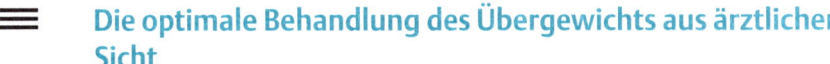

## Die optimale Behandlung des Übergewichts aus ärztlicher Sicht

Leider wird das Thema Übergewicht im deutschen Gesundheitswesen immer noch stiefmütterlich behandelt, obwohl seine Bedeutung für die Entstehung vieler sog. Wohlstandserkrankungen nicht hoch genug eingeschätzt werden kann. Es gibt nur relativ wenige Ärzte, die auf diesem Gebiet besondere Erfahrung haben. Erfreulicherweise zeichnet sich hier aber eine deutliche Besserung der Versorgungssituation ab.

Im folgenden wollen wir kurz darstellen, worauf es aus ärztlicher Sicht besonders ankommt, damit Sie wissen, welche Informationen und Untersuchungen wichtig sind, und selbst dazu beitragen können, Ihr Übergewichtsproblem zu beseitigen oder wenigstens besser in den Griff zu bekommen.

Grundsätzlich sollte *jeder*, der abnehmen möchte, zunächst den Hausarzt aufsuchen. Ihr Arzt sollte erfahren, seit wann Ihr Gewichtsproblem besteht, wie es überhaupt zur Gewichtszunahme gekommen ist und was Sie bisher dagegen unternommen haben. Zu klären ist auch, inwieweit eine Familienbelastung für Übergewicht, Diabetes, Bluthochdruck und Herzinfarkt besteht. Sehr genau muß dann erfragt bzw. untersucht werden, welche Beschwerden oder Störungen als Folge des Übergewichts vorliegen. Dazu gehört eine *körperliche Untersuchung* inkl. Blutdruckmessung und Erfassung des Fettverteilungsmusters sowie eine *Blutuntersuchung* mit Bestimmung von Blutzucker, Blutfetten, Harnsäure, Kreatinin und anderer Parameter.

Darüber hinaus sollte der Arzt die gesamte *berufliche* und *häusliche* Situation einschließlich des *Eßverhaltens* und der *körperlichen Aktivität* kennen, um eine optimale Behandlung anbieten zu können. Besonderes Augenmerk ist auf die persönlichen Ernährungsgewohnheiten zu richten. Letztere Informationen sollten am besten von der Person eingeholt werden, die auch die Ernährungsberatung durchführt.

Erst wenn der Arzt all diese Informationen hat, kann er sich ein vollständiges Bild vom Gewichtsproblem machen und einen individuellen Behandlungsplan vorschlagen. Der Übergewichtige muß bereits in die Therapieplanung eingebunden werden. Es geht vor allem darum, ein *alltagstaugliches* und auch *langfristig realisierbares* Konzept zu erstellen. Wir ermuntern Übergewichtige immer, sich dazu selbst Gedanken zu machen, da sie ihre Situation natürlich am besten kennen und daher auch am besten beurteilen können, was sie zu leisten imstande sind. Arzt und Patient sollten sich auf ein abgestuftes Vorgehen einigen und zunächst mit einfachen Schritten beginnen.

Unabhängig von der Notwendigkeit, das Behandlungskonzept immer auf die persönliche Situation des Betroffenen abzustimmen, sollten die 3 schon ausführlich in diesem Kapitel besprochenen Komponenten Bestandteil jeder Behandlung sein:

- Begrenzung und Selbstkontrolle der Kalorienaufnahme, insbesondere der Fettzufuhr
- Erlernen und Einübung eines vernünftigen Eßverhaltens
- Steigerung der körperlichen Bewegung

Bevor die Behandlung beginnt, sollte das persönliche *Behandlungsziel* festgelegt und besprochen werden, in welchen Abständen Vorstellungen erfolgen sollen. Je nach Art der Therapie können die Abstände zwischen 1 und 4 Wochen liegen. Es kann sinnvoll sein zu verabreden, daß der/die Übergewichtige parallel zur Betreuung durch den Arzt an Kursangeboten von Krankenkassen teilnimmt, um vor allem ein neues Eßverhalten einzuüben und vom Erfahrungsaustausch mit Leidensgenossen zu profitieren. Auch in der Phase der Gewichtsstabilisierung sind regelmäßige Vorstellungen beim betreuenden Arzt sehr wichtig, diese können in größeren Abständen stattfinden. Nur bei besonderen Problemen wie z. B. extremes Übergewicht oder Störungen infolge von Übergewicht können zusätzliche bzw. andere Behandlungsmaßnahmen (Formula-Diät, Medikamente, Operation) ratsam oder notwendig sein.

Der Übergewichtige sollte zu Hause eine Gewichtskurve führen, wobei 1- bis 2maliges Wiegen pro Woche völlig ausreicht. Zur Selbstkontrolle kann er auch seine Mahlzeiten oder sportlichen Aktivitäten protokollieren. Unabhängig von der optimalen medizinischen Betreuung sollte aber nicht vergessen werden, daß die Motivation und Bereitschaft zur langfristigen Änderung der Lebensweise die entscheidenden Voraussetzungen für den Behandlungserfolg darstellen.

≡     ## Was mache ich, wenn die »Krise« kommt?

Die Gewichtsabnahme stagniert plötzlich. Sie haben schon einiges an Gewicht abgenommen, doch nun bewegt sich die Anzeige Ihrer Waage nicht mehr. Kein Kilo will mehr runter, obwohl Sie sich wirklich bemühen, Ihren Ernährungsplan einzuhalten und sich mehr körperlich zu betätigen.

Die meisten von Ihnen kennen dieses Problem oder werden ihm früher oder später gegenüberstehen. Aufgrund seiner jahrtausendelangen Erfahrungen im Überlebenskampf ist der menschliche Körper so programmiert, daß er beim Fasten alle Register zieht, um seinen Energieverlust möglichst gering zu halten und eine größere Gewichtsabnahme zu vermeiden. Es werden weniger Kalorien als sonst verbraucht, da einerseits der Stoffwechsel gedrosselt ist und andererseits der Grundumsatz infolge des Abbaus an Muskelmasse zurückgeht. Wegen der geringeren Nahrungsaufnahme muß der Körper außerdem weniger Verdauungsarbeit leisten. Selbst bei gleichbleibender Kalorienaufnahme fällt dann die Gewichtsabnahme zunehmend schwerer. Manchmal schleichen sich aber auch kleine Fehler ein und lassen die Gewichtsabnahme ebenfalls ins Stocken geraten. Diese Phasen, in denen die Gewichtsabnahme stagniert, treten meist schon nach wenigen Wochen auf.

Die *psychologischen Auswirkungen* dieser »Energiesparmechanismen« können fatal sein und verständlicherweise manchen fast zur Verzweiflung bringen. Viele glauben dann, versagt zu haben, geben sich selbst die Schuld für dieses »Scheitern« und sind dementsprechend enttäuscht und niedergeschlagen. In Wirklichkeit ist das Langsamerwerden der Gewichtsabnahme eher ein normaler Vorgang auf dem steinigen Weg zu einem niedrigeren Körpergewicht. Es ist daher ganz wichtig, daß Sie diese Phase nicht als persönlichen Mißerfolg betrachten. Für nicht wenige wird diese Krisensituation aber zum Wendepunkt, an dem sie »alles hinwerfen«, nach dem Motto *»es hat eh keinen Sinn, da kann ich ja gleich aufhören«*. Eine solche Reaktion wäre falsch und würde den vorangegangenen Gewichtserfolg zunichte machen.

### Wie können Sie diese Situation bewältigen?

Zunächst sollten Sie sich ehrlich und kritisch fragen: *»Habe ich Ernährungsfehler gemacht? Habe ich mich weniger bewegt?«* Müssen Sie sich eingestehen, daß dies zutrifft, dann ist das zunächst kein »Versagen«. Gelegentliches »Sündigen« läßt sich nie ganz vermeiden. Es ist durchaus normal, einen »Fahrplan« nicht immer hundertprozentig einzuhalten. Das wesentliche aber ist, daß der »Zug nicht stehenbleibt oder gar entgleist«, sondern trotz Verzögerungen weiterfährt und im Ziel ankommt. Also verzeihen Sie sich Ihren Ausrutscher, versuchen Sie aber, Ihren Fahrplan besser einzuhalten, und lassen Sie sich nicht von Ihrem Ziel abbringen.

Selbstverständlich können Sie sich in einer solchen Situation auch überlegen, ob Sie nicht eine *Pause* einlegen und sich zunächst damit zufriedengeben, den Gewichtserfolg zu stabilisieren. Selbst wenn die Gewichtskurve eher wieder nach oben zeigt, sollten Sie deshalb nicht gleich verzagen und zumindest versuchen, die neuen Ernährungsprinzipien beizubehalten statt »alles über Bord zu werfen«. Es wird bestimmt der Zeitpunkt kommen, an dem Sie wieder stärker motiviert sind, Ihr Gewicht in den Griff zu bekommen. Vor allem wenn zusätzliche Probleme auftreten, seien diese beruflicher, finanzieller oder familiärer Art, ist die Beachtung der neuen Ernährungs- und Lebensgewohnheiten wesentlich schwieriger. Es hat dann wenig Sinn, eine weitere Gewichtsabnahme erzwingen zu wollen. Legen Sie statt dessen eine kleine Pause ein, bis Sie wieder neue Kraft geschöpft haben, um mit der Gewichtsabnahme weiterzumachen.

Können Sie die beiden eingangs gestellten Fragen mit einem Nein beantworten, so drängt sich eine andere Überlegung auf: Da Ihr Gewicht jetzt niedriger ist, benötigt Ihr Körper weniger Kalorien als zuvor, um den Energiebedarf zu decken. Sie haben bis heute mit einer bestimmten Nahrungsmenge abgenommen, weil Ihr Körper wegen des zuvor höheren Gewichts auch mehr Energie verbraucht hatte. Wenn Sie weiter abnehmen wollen, müssen Sie Ihre Nahrungsmenge noch stärker einschränken. Sie können ersatzweise auch versuchen, Ihre körperliche Bewegung zu steigern, mit den bereits verlorenen Pfunden dürfte Ihnen dies leichter fallen.

# Diäten und Ernährungsformen

Neben der im Kapitel »Die Behandlung des Übergewichts« ausführlich dargestellten Strategie zum Abnehmen gibt es eine Vielzahl verschiedener Diäten und Ernährungsformen, die von zweifelhafter Wirksamkeit sind oder sogar die Gesundheit gefährden. Andere Diäten wiederum sind durchaus geeignet, gesund und langfristig Gewicht abzunehmen. Das folgende Kapitel gibt Ihnen einen Überblick und stellt Vor- und Nachteile gängiger Diäten und Ernährungsformen heraus.

## ≡ Ein kritischer Einstieg

Eine schier unüberschaubare Vielzahl von Diäten und diversen Ernährungsformen konkurriert heute um die Gunst des figurbewußten Verbrauchers. Schätzungen zufolge soll es bis zu 500 verschiedene Diäten geben, die längst auch den Experten nicht mehr alle geläufig sind. Nur in wenigen Bereichen der Medizin gibt es so unterschiedliche und oft auch widersprüchliche Empfehlungen wie zum Thema Ernährung bei Übergewicht. Auffallend ist, daß sich viele Nichtfachleute zu Wort melden und ihre Meinung über die richtige Ernährung kundtun. Der Phantasie sind hier offenbar keine Grenzen gesetzt. Dies ist auch darauf zurückzuführen, daß es keine staatliche Überwachung des Diätmarktes gibt und klare gesetzliche Vorgaben weitgehend fehlen. Wen wundert es da, daß sich der Normalbürger in diesem Irrgarten der Diäten vollkommen verunsichert und verloren fühlt. Wir möchten daher einige der bekanntesten und beliebtesten Diäten kritisch vorstellen. Es geht uns dabei weniger darum, möglichst alle Diäten aufzuzählen, sondern typische Merkmale, aber auch besondere Gefahren hervorzuheben. Auch auf besondere Ernährungsformen, meist aus dem »alternativen« Bereich, soll eingegangen werden.

Bevor wir allerdings mit einzelnen Beispielen beginnen, wollen wir zunächst den Begriff *Diät* etwas näher erläutern und erklären, was Diäten von anderen *Ernährungsformen* unterscheidet. Im engeren Sinn verstehen wir unter dem Begriff *Diät* eine bestimmte, genau festgelegte Ernährungsweise, die in der Regel nur für eine begrenzte Zeit, oft nur für wenige Wochen, befolgt wird. Obwohl viele Diäten sehr einseitig sind und auch geschmacklich keinen besonderen Reiz bieten, werden sie gerne durchgeführt, weil sie sich so sehr von der Normalkost unterscheiden. Insgeheim weiß ja jeder, daß die Einhaltung nur für kurze Zeit möglich ist. Man macht es trotzdem gerne, weil man damit schnell einige Kilos abnimmt und danach wieder zur geliebten Lasagne greifen kann. Diäten sind außerdem immer noch »in«, schließlich sind sie ein ebenso beliebtes wie unerschöpfliches Gesprächsthema, was leicht daran zu erkennen ist, daß viele Zeitschriften – einschließlich der modischen Trend-Journale – regelmäßig darüber berichten. In Umfragen geben viele Menschen an, ständig neue Diäten auszuprobieren.

Diäten sollen einen bestimmten Zweck erfüllen, meist den, in kurzer Zeit möglichst viel Gewicht abzunehmen oder die Behandlung von Krankheiten zu unterstützen. Die meisten Diäten zum Thema Übergewicht basieren nicht auf wissenschaftlich gesicherten Erkenntnissen, sondern gründen lediglich auf bestimmten Ideen oder Überzeugungen ihrer Vertreter. Der angebliche Erfolg vieler Diäten beruht auf Eigenerfahrungen oder manchmal nur auf dem Wunschdenken der Diätbegründer. Eine ehrliche Überprüfung und Bewertung wird fast immer abgelehnt, denn ähnlich wie bei Sekten finden selbst abstruse Ernährungsvorstellungen mehr oder weniger von selbst begeisterte und fanatische Anhänger. Außerdem ist die Angst der Befürworter viel zu groß, daß die Versprechungen als fauler Zauber entlarvt werden könnten. Das gilt besonders für Diäten, die mit bestimmten Weltanschauungen oder glückverheißenden Botschaften einhergehen. So wird bei manchen Diäten unverblümt der Anspruch erhoben, daß man damit gleichzeitig auch innere Erfüllung, Schönheit und andere erstrebenswerte Ziele erreichen kann. Unverantwortlich wird es schließlich, wenn dann noch Heilung von Krankheiten versprochen wird, was nur falsche Hoffnungen weckt und weswegen möglicherweise die richtige Behandlung unterbleibt. Es ist bis heute nie bewiesen worden, daß mit solchen Diätformen schwere Krankheiten geheilt werden können. Ganz im Gegenteil, viele Diäten sind sehr einseitig und können auf längere Sicht sogar der Gesundheit schaden.

Aufgrund einer einseitigen Nahrungsmittelzusammensetzung und eines drastisch verminderten Kaloriengehalts können die meisten Diäten nur für kurze Zeit durchgeführt werden und sind selbst dann nicht ungefährlich. Eine ausreichende Versorgung mit wichtigen Nährstoffen ist unter solchen Bedingungen natürlich nicht gesichert. Bei etlichen Diäten muß damit gerechnet werden, daß unangenehme und mitunter starke Beschwerden wie Kreislaufstörungen, Heißhunger, Kraftlosigkeit, Müdigkeit oder Konzentrationsstörungen auftreten. Bei der Bewertung von Diäten ist daher aus medizinischer Sicht vor allem auf folgende Punkte zu achten:

- – Wie gut ist die Versorgung mit wichtigen Nährstoffen?
- – Wie hoch ist die Kalorienzufuhr?
- – Wie sicher und wie gut verträglich ist eine Diät?
- – Wie erfolgreich ist eine Diät auf längere Sicht?

Das Hauptproblem der meisten Diäten ist, daß damit keine dauerhafte Gewichtsabnahme gelingt. Es ist wenig sinnvoll, einige Wochen zu fasten und dann wieder in die alten Eßgewohnheiten zurückzufallen. Solche »Crash-Diäten« bedeuten für den Körper nur Streß, die gesamte Leistungsfähigkeit ist vermindert, bei manchen Menschen sind auch gefährlichere Nebenwirkungen nicht auszuschließen und wenig später holt sich der Körper die verlorenen Pfunde ohnehin zurück. Man sollte daher gut überlegen, ob man sich diese Mühen und den oft unvermeidlichen »Frust« nicht ersparen will und statt dessen eine langfristigere Strategie wählt.

Die meisten der nachfolgend besprochenen Diäten zeichnen sich dadurch aus, daß die Kalorienzufuhr sehr stark begrenzt ist. Oft sind es nur Mengen in der Größenordnung von 500 kcal, die pro Tag erlaubt sind. Damit ist zwar eine rasche Gewichtsabnahme möglich, allerdings um den Preis gesundheitlicher Risiken. Da jedoch die meisten Diäten bereits nach kurzer Zeit abgebrochen werden, kommen ernstere Komplikationen glücklicherweise selten vor. Die Einteilung der vorgestellten Diäten erfolgt entsprechend der bevorzugten Nährstoffe.

Die in diesem Kapitel ebenfalls besprochenen alternativen Ernährungsformen wie Vollwertkost oder Vegetarismus sind im Gegensatz zu Diäten dazu gedacht, als langfristige, ja lebenslange Ernährungsform zu dienen. Oftmals ist hier eine Verbindung aus Ernährung und weltanschaulichem Gedankengut gegeben. Auch wenn hier nicht die Gewichtsabnahme im Vordergrund steht, ist es dennoch möglich, mit einigen dieser Ernährungsformen langfristig und gesund an Gewicht zu verlieren oder das gewünschte Gewicht zu halten.

## ≡ Ausgewogene Diäten

Unter *Mischkost* sind solche Diätformen zu verstehen, die eine ausgewogene Nährstoffzufuhr beinhalten oder zumindest anstreben. So setzen sich diese Diäten zu etwa 50% aus Kohlenhydratkalorien, zu 30% aus Fettkalorien und zu rund 20% aus Eiweißkalorien zusammen. Damit entsprechen sie der kalorienreduzierten Mischkost, die auf Seite 107 f. beschrieben wurde. Wegen der allerdings oft deutlichen Kalorienreduktion muß ihre Anwendung normalerweise auf 4 bis 12 Wochen begrenzt oder die Kalorienmenge langfristig erhöht werden.

### Brigitte-Diät

Die Brigitte-Diät ist *das* klassische Beispiel für derartige Diätformen. Sie sieht eine tägliche Kalorienaufnahme von 1000 kcal vor und wird meist über einen 8wöchigen Zeitraum angewandt. Um für wünschenswerte Abwechslung zu sorgen, steht eine große Auswahl von Menüvorschlägen zur Verfügung. Angenehm ist dabei auch, daß die Rezeptvorschläge so gestaltet sind, daß auf umständliches Kalorienzählen verzichtet werden kann. Bevorzugt werden frische Produkte, z. B. viele Gemüsearten und andere stärkereiche Kohlenhydrate und fettarme Fleisch- und Fischsorten. Zucker und tierische Fette werden gemieden bzw. begrenzt. Mit dieser Kost können in 8 Wochen zwischen 5 und 10 kg risikolos abgenommen werden. Eine spezielle Aufbau-Kost, die schrittweise bis auf eine Kalorienzufuhr von 1600 kcal pro Tag hochgeht, soll sicherstellen, daß das Ergebnis auch über einen längeren Zeitraum gehalten werden kann. Was den Erfolg dieser Diät allerdings begrenzen kann, ist der nicht unerhebliche Zeitaufwand bei der Mahlzeitenzubereitung und der feste Speisenplan, der nach den heutigen Vorstellungen zu wenig individuellen Spielraum läßt und sich daher langfristig nur mit viel Mühe und Disziplin umsetzen läßt. Seit kurzem gibt es jedoch auch eine Variante, bei der nach einem Baukastenprinzip die verschiedenen Mahlzeiten nach Belieben kombiniert werden können. Als weiterer Vorteil ist zu nennen, daß schon bei der Diät die Grundlagen einer gesunden Ernährung erlernt werden.

## Kohlenhydratreiche Diäten mit Kalorienbegrenzung

Bei diesen Kostformen steht der Verzehr von Kohlenhydraten ganz im Mittelpunkt. Die meisten Diäten aus dieser Gruppe entsprechen den heutigen Vorstellungen einer ausgewogenen Ernährung besser als eiweiß- oder fettreiche Diäten. Zu dieser Gruppe zählen ältere, »klassische« Kostformen wie die Kartoffel-Diät, aber auch neuere, modische Diäten wie die F-Plan-Diät oder die Dr. Haas Top-Diät.

### Kartoffel-Diät

Diese Diät gibt es schon lange, dementsprechend existieren verschiedene Varianten. Wie der Name bereits ankündigt, stehen Kartoffeln im Zentrum des Speiseplanes. Kartoffeln sind hochwertige Lebensmittel mit einem hohen Anteil an Stärke, daneben enthalten sie aber auch reichlich Ballaststoffe, Vitamine, Mineralstoffe, pflanzliches Eiweiß und sogar geringe

Mengen ungesättigter Fettsäuren. Fettarm zubereitete Kartoffeln werden in abwechslungsreichen Gerichten verzehrt, Pommes frites und ähnlich kalorienreiche Zubereitungsformen sind allerdings wegen des hohen Fettgehalts verboten. Ergänzend sind auch Gemüse, Obst, magere Milchprodukte und wenig Fleisch und Fisch erlaubt. Die tägliche Energiezufuhr liegt je nach Art der Durchführung bei 600 bis 1200 kcal.

Trotz der Kalorienbegrenzung wird man relativ gut satt. Immerhin enthält eine Portion von 200 Gramm Kartoffeln nur 160 kcal. Die Kosten dieser Diät sind niedrig, die Zubereitung meist einfach und *wenig zeitaufwendig*, so daß sich diese Kost gut im Alltag umsetzen läßt. Allerdings empfindet man diese Diät relativ bald als *monoton* und *fade*, so daß sie zwar für eine kurzfristige Gewichtsabnahme gut geeignet ist, aber meist nicht sehr lange durchgehalten wird. Ihre Anwendung kann helfen, auf akzeptable Weise abzunehmen und mit einem gesünderen Eßverhalten zu beginnen.

### Kartoffel-Ei-Diät

Hier sind neben Kartoffelgerichten zusätzlich Eier in verschiedenen Variationen erlaubt. Da es sich beim Eiweiß von Eiern um besonders hochwertiges Protein handelt, ist dieser Zusatz zu begrüßen und verbessert die Nährstoffversorgung. Bei mehr als 2 Eiern pro Tag sollte allerdings das Eigelb weggelassen werden, weil sonst möglicherweise die Fett- und Cholesterinaufnahme zu hoch ausfällt. Die tägliche Kalorienaufnahme liegt ansonsten in einer Größenordnung von 1000 bis 1200 kcal. Diese Diät würde sich zwar auch für eine längerfristige Anwendung eignen, das Problem dabei ist wiederum die Eintönigkeit des Speiseplanes.

### Reis-Diät

Für Reis und Reisprodukte gilt ähnliches wie für Kartoffeln. Reis ist nährstoffreich, aber relativ arm an Kalorien, weil auch hier bei den üblichen Zubereitungsarten viel Wasser gebunden wird. Wegen des hohen Kalium- und niedrigen Natriumgehalts kommt es dabei zu einem gewissen entwässernden Effekt im Organismus. Infolge der begrenzten Kalorienzufuhr läßt sich auch mit der Reis-Diät eine gute Gewichtsabnahme erzielen. Da bei der üblichen Bearbeitung von Reis wertvolle Bestandteile, insbesondere die B-Vitamine, zum großen Teil verlorengehen, sollte nach Möglichkeit unbehandelter Naturreis oder zumindest »Parboiled«-Reis verwendet werden. Zusätzlich sind auch etwas Fleisch, Fisch und Geflügel, wenig Milchprodukte und Gemüse erlaubt, so daß dadurch der Speiseplan etwas attraktiver wird. Die *Nährstoffversorgung* ist im wesentlichen gewährleistet, für eine längere Anwendung ist der Speiseplan meist doch zu einseitig. Mit den rund 1000 bis 1200 kcal pro Tag kann man aber relativ gut und sicher abnehmen.

### Dr. Haas Top-Diät

Die Dr. Haas Top-Diät ist eine modische kohlenhydratreiche sowie fett- und eiweißarme Diät aus den USA, bei der pro Tag maximal 1000 kcal aufgenommen werden. Da diese Kost geschickt mit dem Fitneß-Trend und der typisch amerikanischen Erfolgs-Mentalität *(»eat to win« = »Iß, um zu siegen«)* kombiniert wurde, war sie eine Zeitlang recht erfolgreich. Wegen der niedrigen Aufnahme tierischer Proteine ist die Eiweißversorgung, aber auch die Versorgung mit Kalzium, Eisen und B-Vitaminen nicht gesichert, so daß von einer längeren Anwendung abzuraten ist. Die Gewichtsabnahme ist gut und liegt bei zweiwöchiger Anwendung bei 5 bis 6 kg.

### F-Plan-Diät

Die F-Plan-Diät kam vor etwa 10 Jahren aus England zu uns. Das F steht für den englischen Begriff *»fiber«*, zu Deutsch *Faser* oder *Ballaststoffe*. Diese Diät enthält hauptsächlich komplexe Kohlenhydrate, die gleichzeitig reich an Ballaststoffen sind. Im Prinzip handelt es sich dabei um eine Art *Rohkost*. Um den Eiweißbedarf besser zu decken, sind kleinere Mengen fettarmer Fleischsorten zugelassen. Damit ist eine ausreichende Nährstoffversorgung weitgehend sichergestellt. Je nach Stufe liegt die tägliche Kalorienzufuhr bei 1000 bis 1500 kcal. Die F-Plan-Diät ist im Grunde eine ausgewogene, vernünftige Ernährung, die auch auf Dauer geeignet ist und einer kalorienreduzierten Mischkost entspricht. Nachteilig ist vielleicht die bescheidene Rezeptauswahl und der höhere Aufwand für die Essensvorbereitung.

### Apfel-Diät

Der Speiseplan besteht einfach nur aus Äpfeln. Allerdings sind nur 6 Äpfel pro Tag erlaubt, so daß die Kalorienzufuhr sehr niedrig ist und so gut wie kein Eiweiß und Fett aufgenommen wird. Diese extrem einseitige Kostform ist aus bereits genannten Gründen so ungünstig, daß davon nur abgeraten werden kann.

### Ananas-Diät und ähnliche Obstdiäten

Da Obst fast nur Kohlenhydrate enthält, erfolgt bei diesen Diäten gleichsam ein völliger Verzicht auf Eiweiß und Fett, was mit Sicherheit zu einem massiven Eiweißverlust des Körpers führt. Andererseits enthält Obst reichlich Vitamine, Mineralstoffe und Ballaststoffe, so daß doch eine Reihe wichtiger Nährstoffe bereitgestellt wird. Beliebt sind solche Diäten nicht zuletzt, weil man damit innerhalb weniger Tage sehr gut abnehmen kann. Auch nach Ernährungssünden werden solche Diäten gerne für einige Tage eingelegt, um für die Fehler vom Wochenende zu büßen. Selbst wenn ein solches Verhalten offensichtlich nicht auszurotten ist, sei dennoch darauf hingewiesen, daß 2- oder 3tägige Fastenkuren nur die Glykogenspeicher entleeren und Eiweiß abbauen, wobei es durch den damit verbundenen hohen Wasserverlust zu einer scheinbar guten Gewichtsabnahme von 2 bis 3 Kilo kommt. Der Fettverlust bleibt aber verhältnismäßig bescheiden. Solche Fastentage sind daher wenig sinnvoll. Generell sind die verschiedenen Obst- und Gemüsediäten, selbst wenn sie nur über 1 oder 2 Wochen gehen, wegen der damit verbundenen Risiken und wegen der raschen Wiederzunahme danach nicht zu empfehlen.

## Fett- und eiweißreiche Diäten

Diese Diäten werden meist zusammengefaßt, weil eiweißreiche Nahrungsmittel oft viel Fett enthalten. In diese Gruppe gehören die immer noch weit verbreitete Dr. Atkins-Diät, die Dr. Lutz-Diät, die Mayo-Diät und die Hollywood-Diät. Alle diese Diäten verbieten Kohlenhydrate oder schränken ihre Aufnahme deutlich ein und propagieren dagegen eine eiweiß- und damit fettreiche Ernährung. Langfristig stellen sie eine Gefährdung der Gesundheit dar, da vor allem die hohe Cholesterin- und Fettaufnahme das Risiko für die Arteriosklerose (mit der möglichen Folge von Herzinfarkt und Schlaganfall) erhöht. Solche Diäten können aber auch das Auftreten der Gicht fördern. Alle diese Varianten sind daher kaum empfehlenswert.

### Dr. Atkins-Diät

Diese Diät kennt mit Ausnahme der verbotenen Kohlenhydrate (Kartoffeln, Nudeln, Reis, Vollkornprodukte, Obst) praktisch keine Beschränkungen. Fleisch, Eier, Käse und andere Eiweiß- und Fettträger dürfen unbegrenzt gegessen werden, weswegen diese Diät heute immer noch viele Anhänger hat. Die Beachtung dieses Prinzips führt zwangsläufig zu einer übermäßigen Aufnahme tierischer Fette, wodurch die Entstehung der *Arteriosklerose* gefördert werden kann. Der hohe Fleisch- und Fettkonsum kann die *Harnsäure* erhöhen und bei erblich vorbelasteten Menschen, vor allem Männern, *Gichtanfälle* auslösen. Auf lange Sicht erhöht die übermäßige Fettzufuhr und der *Mangel an Ballaststoffen* sogar das Risiko für bestimmte *Krebsarten*, wie z. B. den Dickdarmkrebs. Mit dieser Ernährungsweise kann man zweifellos Gewicht abnehmen, wegen der einseitigen Speisenauswahl wird diese Diät in der Regel nur wenige Wochen bis Monate ertragen. Vom Standpunkt der modernen Ernährungslehre ist diese Diät abzulehnen.

## Dr. Lutz-Diät

Unter dem Motto »*Leben ohne Brot*« wird eine fleischreiche, aber kohlenhydratarme Kost propagiert. Der österreichische Arzt Dr. Lutz, der sich diese Ernährung ausdachte, begründet diese Empfehlung mit dem Argument, daß bei den Naturvölkern Fleisch das Hauptnahrungsmittel sei und der Mensch als Jäger und Fleischesser die besten Überlebenschancen hatte. Im Mittelpunkt der Ernährung stehen somit Fleischgerichte. Als Kohlenhydratträger sind Obst, Hülsenfrüchte, Gemüse und Salate in begrenzten Mengen erlaubt. In kleineren Mengen dürfen auch Kartoffeln, Reis und Knäckebrot gegessen werden, so daß der Speiseplan relativ reichhaltig ist. Die tägliche Kalorienzufuhr liegt in einer Größenordnung von 800 bis 1200 kcal. Eine umfassende Nährstoffversorgung ist damit nur mit Mühe möglich. Obwohl diese Diät nicht so einseitig ist wie die Dr. Atkins-Diät, ist diese Kostform zumindest langfristig kaum zu empfehlen.

## Mayo-Diät

Auch hier handelt es sich um eine betont eiweißreiche Diät mit einer Kalorienzufuhr zwischen 1200 und 1500 kcal pro Tag. Empfohlen werden in erster Linie Eier, fettarme Fleischwaren, Gemüse und Obst. Der Eiweißanteil an der Energieaufnahme liegt bei 50% oder sogar darüber, zusätzliches Fett ist nicht erlaubt, so daß der Fettgehalt relativ niedrig ist. Obwohl die Nährstoffversorgung günstiger ist als bei der Dr. Atkins-Diät, ist die Mayo-Diät für eine längere Anwendung nicht zu empfehlen. Bei großzügigem Verzehr von Eiern ist darüber hinaus eine zu reichliche Cholesterinaufnahme zu befürchten.

## Punkt-Diät

Bei dieser kohlenhydratarmen, gleichzeitig aber eiweiß- und fettreichen Kost ist jedem Lebensmittel ein bestimmter Punktwert zugeordnet. Dabei entspricht 1 Punkt in der Regel einem Gramm Kohlenhydrate. Pro Tag sollen nur zwischen 40 und 60 Punkte verzehrt werden. Andere Lebensmittel wie Schweine- oder Rindfleisch haben den Punktwert Null und können in beliebiger Menge gegessen werden. Auch Alkohol ist erlaubt, hat aber Kohlenhydratpunkte. Insgesamt ist diese Kost unausgewogen und deshalb nicht zu empfehlen.

## Hollywood-Diät

Diese ebenfalls kohlenhydratarme und eiweißreiche Reduktionsdiät wird üblicherweise nur für einen Zeitraum von 2 Wochen durchgeführt. Der Kaloriengehalt ist mit 500 bis 800 kcal pro Tag sehr niedrig, so daß die Pfunde rasch purzeln. Auf dem Speiseplan stehen vor allem eiweißreiche Produkte wie Steaks, Fisch und Eier, dagegen werden nur wenig stärkehaltige Kohlenhydrate und Ballaststoffe, hauptsächlich in Form von Obst, aufgenommen. Eine Mangelernährung, vor allem mit Vitaminen und Mineralstoffen, aber auch eine erhöhte Nierenbelastung ist vorprogrammiert. Diese einseitige Kostform mit drastischer Kalorienreduktion sollte, wenn überhaupt, nur für kurze Zeit und nur bei sonst gesunden Übergewichtigen angewandt werden.

Weitere Diäten mit ähnlicher Nährstoffzusammensetzung sind ebenfalls nur bedingt und bestenfalls für begrenzte Zeit möglich. Dazu gehören die *Max-Planck-Diät*, die *Salat-Diät*, die *Hähnchen-Diät*, die *Hacksteak-Diät* und die *Scarsdale-Diät*. Diese Diäten sollten keinesfalls bei Übergewichtigen mit Begleiterkrankungen durchgeführt werden. Problematisch sind sie besonders für Übergewichtige mit Gicht, Nierenproblemen und Herz-Kreislauf-Erkrankungen.

## ☰ Trennkost-Diäten

Die wichtigsten Vertreter dieser Gruppe sind heute die *Hay'sche Trennkost* und das darauf basierende *Fit for Life-Programm* der Amerikaner H. und M. Diamond. Grundlage dieser Diäten ist die Behauptung, daß der Körper Kohlenhydrate und Eiweiß nicht gleichzeitig verdauen kann. Erhält er beides zusammen durch die übliche Ernährung, dann soll es zur Übersäuerung des Organismus und damit zur Entstehung von Krankheiten kommen. *Kohlenhydrate* und *Eiweiß* müßten daher getrennt verzehrt werden. Wenn diese Behauptung zuträfe, müßten bereits alle Säuglinge krank werden, da die natürliche Muttermilch, aber auch die Kuhmilch zu gleichen Teilen Kohlenhydrate und Eiweiß (und auch Fett) enthält. Diese Aussage der Trenndiät ist genauso irreführend (und durch die moderne Ernährungswissenschaft längst widerlegt) wie andere Behauptungen zur Ernährung und Verdauung des Menschen, die von den Vertretern dieser Diäten im wahrsten Sinn des Wortes gepredigt werden.

Als Lebensmittel werden bei der Trennkost hauptsächlich *Basenbildner* wie Obst, Gemüse, Salat, Milch und Milchprodukte empfohlen, weniger dagegen die *Säurebildner* Fleisch, Fisch, Eier, Käse und Getreideprodukte. Generell ist der hohe Anteil pflanzlicher Nahrungsmittel zu begrüßen, dennoch ist eine vollständige Nährstoffversorgung bei längerer Anwendung zumindest fraglich. Unverantwortlich und unhaltbar ist der Anspruch, daß man mit der Trennkost bestimmte Krankheiten, darunter sogar Krebs, heilen kann. Das kann wirklich keine Ernährungsform leisten.

### ☰ Hay'sche Trennkost

Diese Trenndiät entstand in den 30er Jahren in den USA und beruhte durchaus auf den damaligen Erkenntnissen der Ernährungswissenschaft. Die Grundprinzipien wurden bereits erwähnt. Die Zusammensetzung der Nährstoffe ist insgesamt nicht ungünstig. Stärkehaltige Nahrungsmittel stehen im Vordergrund, der Eiweißanteil ist knapp, aber noch ausreichend, der Fettanteil sehr niedrig. Mit einer täglichen Kalorienzufuhr von unter 1000 kcal ist aber auch diese Diät nur für begrenzte Zeit empfehlenswert. Unhaltbar und verantwortungslos sind allerdings die mit dieser Ernährung verbundenen Versprechen der Heilung von zahlreichen Krankheiten.

## »Fit for Life«-Programm

Besonderer Erörterung bedarf das *»Fit for Life«-Programm*. Dort werden neben Schlankheit und Gesundheit gleichsam als Zugabe auch noch Schönheit und Kraft für ein erfolgreiches Leben versprochen. Nach dieser Lehre soll es verschiedene *Körperzyklen der Verdauung* geben: tagsüber zwischen 12.00 und 20.00 Uhr soll die Phase der Nahrungsaufnahme, zwischen 20.00 und 4.00 Uhr morgens die Phase der Nahrungsausnutzung und schließlich zwischen 4.00 und 12.00 Uhr die Phase der Ausscheidung sein. Dementsprechend müssen die Eßgewohnheiten diesem Zyklus angepaßt werden.

Die praktischen Ernährungsempfehlungen orientieren sich unmittelbar an der *Hay'schen Trennkost*, d.h. kohlenhydratreiche und eiweißreiche Nahrungsmittel müssen stets getrennt gegessen werden. Der Speiseplan sieht vormittags nur Obst vor, am Nachmittag folgen Salate und Gemüse, abends ist eine relativ fettarme Eiweißmahlzeit vorgesehen. Viele Einzelaussagen wie z.B. *»die übliche Kost führt zu Schlackenbildung und damit zu Krankheiten«* oder *»Milch verklebt Schleimhäute und Darmwände«* sind blanker Unsinn und erschweren eine vernünftige Nährstoffversorgung. Völliger Unfug ist auch die Forderung, nur *destilliertes Wasser* zum Trinken zu verwenden.

Die *Nährstoffversorgung* und die *Ausgewogenheit* ist ähnlich zu bewerten wie bei der Hay'schen Trennkost. Eine Gewichtsabnahme ist damit gut möglich, bei längerer Anwendung können jedoch Mangelzustände nicht ausgeschlossen werden.

## Trenn-Diät nach Köhnlechner

Diese Version geht auf den selbsternannten Ernährungsspezialisten Dr. Köhnlechner zurück. Im Gegensatz zu der ursprünglichen Trennkost nach Hay ist der Kohlenhydratanteil extrem niedrig, während Fleisch, Fisch und fettarme Milchprodukte in allen Variationen und in unbegrenzter Menge erlaubt sind, stärkereiche Kohlenhydrate, z.B. ein Brötchen, sind nur zum Frühstück erlaubt, später gibt es als Beilagen nur Gemüse und Salate. Auf Kartoffeln, Teigwaren und andere Mehlprodukte, Süßigkeiten und fettreiche Saucen muß ganz verzichtet werden.

Der Mangel an Kohlenhydraten und der gleichzeitige Überschuß an Eiweiß sind medizinisch nicht unbedenklich. Da die Kalorienzufuhr wegen der fehlenden Mengenbegrenzung mitunter hoch sein kann, ist nicht unbedingt mit einer Gewichtsabnahme zu rechnen, so daß von dieser Diät abzuraten ist.

## Andere extreme Kostformen

Immer wieder tauchen auf dem Markt angebliche Wunderdiäten auf, die meist nicht nur zum Idealgewicht verhelfen wollen, sondern auch noch viele andere Wohltaten versprechen. Vor solchen Offerten kann man nur auf der Hut sein! Ein besonders schlimmes Beispiel für derartige Diäten ist *Herbalife*. Immerhin konnte alleine dieses Unternehmen in Deutschland kurzfristig einen jährlichen Umsatz in dreistelliger Millionenhöhe erreichen.

### Herbalife

Dieses aus den USA stammende Konzept zählt zu den derzeit umstrittensten Angeboten auf dem Diätmarkt. Dies liegt weniger an der Zusammensetzung der Diät, als an den vielen haltlosen und irreführenden Aussagen, die wohl dem besseren Absatz dieses einfachen Diätpulvers dienen sollen, aber auch an den dubiosen und gewissenlosen Vermarktungsmethoden. Im Grunde soll ein Nährstoffpulver *(»Formula 1«)* an den Mann oder die Frau gebracht werden, dessen Zusammensetzung § 14 a der Diätverordnung entspricht, d. h. bestimmte Nährstoffgehalte sind festgelegt (s. S. 172) und das deshalb als diätetisches Lebensmittel zu führen ist. 2 Eßlöffel dieses Pulvers werden mit 250 ml Magermilch verrührt und sind 4mal täglich einzunehmen. Die tägliche Kalorienaufnahme beträgt dabei rund 850 kcal. Dieses Getränk wird als Nahrungsersatz für jeweils 5 aufeinanderfolgende Tage pro Woche empfohlen. Es handelt sich somit um eine ganz normale Formuladiät (s. S. 171 ff.). Ein weiteres Produkt (»Formula 2«) ist ein Ballaststoffkonzentrat aus Haferspelzen, von dem täglich 6 Tabletten eingenommen werden sollen, die aber nur einer Ballaststoffmenge von 3,5 Gramm entsprechen (die empfohlene tägliche Ballaststoffzufuhr liegt bei 30 bis 40 Gramm!). Andere Produkte sind Vitamin C-Tabletten mit Kalzium (»Formula 3«) und Preßlinge mit Vitamin C und pflanzlichen Stoffen (»Formula 4«). Die angepriesenen Kräuterwirkungen des Herbalife-Programms können sich bestenfalls nur auf das letztgenannte Produkt beziehen. Außerdem vertreibt Herbalife ein *Teegetränk*, das sehr viel Koffein enthält und für herzschwache Menschen möglicherweise gefährlich ist. Das komplette Ernährungsprogramm erlaubt keine vollständige Nährstoffversorgung, vor allem bei längerer unkontrollierter Anwendung sind deshalb gesundheitsgefährdende Mangelzustände möglich.

Über 1000 Vertreter dieses dubiosen Unternehmens sollen in Deutschland tätig sein. Die Verkäufer werden mit der Aussicht auf hohen Profit beim Verkauf der Produkte geködert. Geworben und verkauft wird überall, nicht selten in aggressiver Drückermanier direkt an der Wohnungstür. Dies wird auch nötig sein, da das Hauptprodukt des Programms (»Formula 1«) um ein Vielfaches teurer ist als Konkurrenzprodukte gleichen oder ähnlichen Inhalts. Eine Dose Formula 1 mit 20 Einzelportionen, die für 5 Tage reicht, kostet stolze 100,– DM.

Die harte Kritik, die vor allem von *Verbraucherverbänden* kam und sich an den *unlauteren Werbe- und Vertriebsmethoden* entzündete, hat immerhin dazu geführt, daß die Umsätze inzwischen rückläufig sind. Auch unabhängig von den maßlos überhöhten Preisen können wir von einer Verwendung dieser Produkte nur abraten.

## Drastisch kalorienreduzierte Ernährungsformen

Wie bereits angesprochen, kann vielen Menschen die Gewichtsabnahme nicht schnell genug gehen, so daß extrem kalorienreduzierte Diäten mit großer Resonanz propagiert und angewandt werden, seit es das Übergewichtsproblem gibt. Die radikalste Form ist das *totale Fasten* oder die *Nulldiät*, bei der auf jede Nahrungsaufnahme verzichtet wird. Schon seit vielen Jahren wissen wir aber, daß diese Form des Fastens sehr gefährlich sein kann. Deshalb wurden viele neue, mehr oder weniger seriöse Diäten entwikkelt, um die größten Risiken des totalen Fastens abzumildern und trotzdem eine maximale Gewichtsabnahme zu erreichen.

Unter dem Begriff »drastisch kalorienreduzierte Ernährungsformen« werden hier alle Diäten zusammengefaßt, die weniger als 1000 kcal pro Tag enthalten. Das bedeutet, daß eine komplette Nährstoffversorgung damit auf Dauer nicht möglich ist und daß solche Diäten deshalb nur für begrenzte Zeit, in der Regel nur für 1 bis 3 Monate eingesetzt werden sollten. Da all diese Diätformen mit gewissen medizinischen Risiken verbunden sind, sollte immer eine Voruntersuchung und eine regelmäßige Betreuung durch einen Arzt erfolgen.

Wie Sie allerdings den letzten Seiten entnehmen konnten, sind auch bei den dort beschriebenen Diäten einige dabei, auf die der Ausdruck »drastisch kalorienreduziert« passen würde.

## Totales Fasten oder Nulldiät

Bei dieser extremen Form der Kalorienbegrenzung wird auf jegliche Kalorienaufnahme verzichtet. Das einzige, was dem Körper zugeführt wird, ist Flüssigkeit in Form von Wasser, denn im Gegensatz zu Kalorien kann der Körper keinesfalls über längere Zeit ohne Wasser leben. In der Regel werden dabei 3 Liter Flüssigkeit pro Tag getrunken.

Die Nulldiät ist vor allem in den sechziger und siebziger Jahren populär gewesen und auch in vielen Kliniken angewandt worden. Die Gewichtsabnahme ist dabei ganz enorm, sie beträgt bis zu 500 g Körpermasse pro Tag. Allerdings geht dabei nicht nur Fett verloren. Etwa 40% des Gewichtsverlustes ist auf einen Abbau von fettfreier Körpermasse, also von Körpereiweiß zurückzuführen. Vor allem darin liegen die größten Gefahren. Es kommt nämlich zu einem erheblichen *Abbau an Muskulatur*. Wird davon auch der Herzmuskel betroffen, dann kann es lebensbedrohlich werden. Ein zweites Problem ist der *Mangel an Mineralstoffen*, vor allem an Kalium, der rasch auftreten und lebensgefährliche Herzrhythmusstörungen auslösen kann.

Während junge, sonst gesunde Übergewichtige die Nulldiät gut vertragen, kann der totale Verzicht auf das Essen bei Übergewichtigen, die älter sind und andere, vielleicht sogar noch verborgene Krankheiten haben, sehr riskant sein. Tatsächlich wurden unter der Nulldiät trotz ärztlicher Überwachung immer wieder Todesfälle beobachtet, so daß das totale Fasten in der Medizin rasch wieder aufgegeben wurde. Auch aus heutiger Sicht kann man davor nur warnen.

## Formuladiäten

Die Formuladiäten sind gleichsam die Konsequenz oder Weiterentwicklung der Erfahrungen mit dem totalen Fasten. Nachdem klar war, daß der menschliche Körper unbedingt auf bestimmte Nährstoffe angewiesen ist, wurden künstliche Nährstoffkonzentrate hergestellt, die Eiweiß, Vitamine, Mineralstoffe, aber auch Kohlenhydrate und Fettsäuren in den als Minimalbedarf angesehenen Mengen enthalten, um damit die Risiken des drastischen Kalorienentzuges zu senken. Bei den üblichen Formuladiäten handelt es sich somit um industriell gefertigte Nährstoffpulver, die den notwendigsten Bedarf decken, aber doch so wenig Kalorien enthalten, daß eine schnelle Gewichtsabnahme möglich bleibt.

Um hier Mißbrauch und Risiken für den Anwender möglichst gering zu halten, hat der Gesetzgeber in der *Diätverordnung § 14a* die Minimalanforderungen für solche Diäten festgelegt. Dabei wurde vorgeschrieben, daß die tägliche Nährstoffzufuhr mindestens 50 g hochwertiges Eiweiß, 90 g Kohlenhydrate und 7 g Linolsäure (eine mehrfach ungesättigte Fettsäure) umfassen muß. Der Brennwert dieser gesetzlich vorgeschriebenen Minimalkost liegt bei etwa 700 kcal pro Tag. Daneben ist dort für einige Vitamine und Mineralstoffe (Kalzium, Eisen) die tägliche Mindestmenge festgelegt.

Damit ist der Nährstoffbedarf soweit gedeckt, daß kein akuter Mangelzustand zu befürchten ist. Vor allem die Eiweißzufuhr gewährleistet, daß der Eiweißabbau deutlich geringer ist als beim totalen Fasten. Dennoch dürfen diese Fertigpulver nur für begrenzte Zeit, 1 bis höchstens 3 Monate, eingesetzt werden, für eine längere Anwendung eignen sie sich nicht. Obwohl es dafür keine Vorschriften gibt, so ist doch dringend zu empfehlen, solche Diäten nur unter ärztlicher Aufsicht zu verwenden.

Inzwischen gibt es auf dem Markt (Apotheken, Reformhäuser, Supermärkte) ein buntes Spektrum verschiedener Formuladiäten. Diese Angebote entsprechen zwar meist den Vorschriften der Diätverordnung, unterscheiden sich aber hinsichtlich der zugesetzten Vitamine, Mineralstoffe und Spurenelemente. Daneben gibt es jetzt auch Formuladiäten, die lösliche Ballaststoffe enthalten.

Die *Tageskosten* variieren erheblich und liegen zwischen etwa 5,– und 20,– DM. Gemessen an den niedrigen Herstellungskosten (Ausgangsmaterial ist meist entfettete Trockenmilch) handelt es sich um ein sehr einträgliches Geschäft. Dennoch ist das Ganze für den Anwender weitgehend kostenneutral, wenn man bedenkt, daß die Kosten für die normale Ernährung entfallen.

Von den auf dem deutschen Markt erhältlichen Produkten haben *Optifast* und *Modifast* die günstigste Zusammensetzung und sind am besten wissenschaftlich untersucht.

Die Zubereitung ist sehr einfach: Das Nährstoffpulver wird in einem Glas Wasser gelöst und getrunken. Auf sonstige Nahrungsmittel verzichtet man ganz. Zusätzlich sind nur kalorienfreie Getränke wie Mineralwasser oder Tee erlaubt. Gerade wenn so wenige Kalorien aufgenommen werden, ist es sehr wichtig, mindestens 2 bis 3 Liter Flüssigkeit am Tag zu trinken. Um etwas Abwechslung zu schaffen, stehen verschiedene Geschmacksrichtungen (Ochsenschwanz, Erdbeere, Schokolade etc.) zur Verfügung. Die Beliebtheit dieser Diäten ist auch auf die einfache Art der Durchführung zurückzuführen. Das Pulver kann überall, auch unterwegs, angerührt und getrunken werden. Es geht also sehr schnell und verlangt wenig Aufwand. Einkaufen, Kochen und Abwasch entfallen. Dies kommt der Haltung vieler Menschen sehr entgegen, rasch und bequem Gewicht abzunehmen, ohne sich groß Gedanken machen oder besonders anstrengen zu müssen.

### Was kann man erreichen?

Mit Formuladiäten kann man wegen der drastischen Kalorienbeschränkung rasch abnehmen. Der tägliche Gewichtsverlust beträgt bei Frauen 150 bis 300 g, bei Männern zwischen 200 und 400 g. Bei 4wöchiger Einhaltung einer solchen Diät kann man 8 bis 12 kg, bei 2- bis 3monatiger Anwendung 15 bis 25 kg abnehmen.

### Für wen sind Formuladiäten geeignet?

Die Anwendung von Formuladiäten ist grundsätzlich nur dann sinnvoll, wenn bei ausgeprägtem Übergewicht (BMI über 30) eine rasche Gewichtsabnahme erwünscht ist. Dabei kann es sich um medizinische Gründe handeln, z. B. Gewichtsreduktion vor bestimmten Operationen (Bypass-Operation, Hüftgelenksoperation, Magenoperationen) oder starke, übergewichtsbedingte Beschwerden (z. B. Sauerstoffmangelsyndrom, s. S. 37), aber auch um wichtige persönliche Gründe. Formuladiäten können im Einzelfall auch dann Sinn machen, wenn unter der üblichen Ernährungstherapie die Gewichtsabnahme stagniert und die Motivation und Durchhaltewille des Übergewichtigen gefährdet sind. Da auch unter einer Formuladiät immer Eiweiß verloren geht, und zwar um so mehr, je länger diese Diät durchgeführt wird, ist bei leicht bis mäßig Übergewichtigen (BMI 25–30) von dieser Diät eher abzuraten. Leicht Übergewichtige sind durch einen Eiweißverlust stärker gefährdet als deutlich Übergewichtige, da letztere wesentlich mehr Eiweißreserven, z. B. mehr Muskelmasse, haben.

### Wann sollte eine Formuladiät nicht durchgeführt werden?

Eine so starke Beschränkung der Kalorienaufnahme ist nicht ohne Risiken. In folgenden Situationen bzw. bei folgenden Krankheiten darf eine Formuladiät nicht durchgeführt werden:

- Schwangerschaft
- im Kindes- und Jugendalter
- bei schweren Allgemeinerkrankungen
- bei frischem Herzinfarkt
- bei bekannter Krebserkrankung oder schwerer Infektion
- bei körperlich schwerer Arbeit
- bei Leistungssportlern

**Welche Nebenwirkungen können auftreten?**

Formuladiäten durchzuführen ist im Gegensatz zu den bisher beschriebenen Mischkostformen nicht immer ungefährlich. Auch bei Ausschluß der oben genannten Risikopersonen können verschiedene Nebenwirkungen und Komplikationen auftreten. Das sind zunächst Beschwerden wie Schwindel, Müdigkeit, Verstopfung, Verminderung der Leistungsfähigkeit, Nervosität und Depression. Solche Beschwerden sind relativ häufig, aber praktisch immer harmlos und verschwinden sofort nach Beendigung der Formuladiät. Daneben können aber auch *gravierendere Komplikationen* auftreten wie Herzrhythmusstörungen infolge von Kaliummangel, Gallensteinprobleme infolge der veränderten Gallenflüssigkeit, Nierenversagen bei Flüssigkeitsmangel, schwere Kreislaufstörungen. Solche schwerwiegenden Nebenwirkungen sind zwar selten, Experten vermuten aber, daß es eine nicht unbedeutende Dunkelziffer gibt. Selbst über einzelne Todesfälle als Folge solcher Radikaldiäten wurde berichtet, auch wenn die Untersuchung der Einzelfälle meist zu dem Ergebnis führte, daß die Betroffenen für diese Diätform höchst ungeeignet waren.

Mit zunehmendem Alter steigt das Risiko für Komplikationen. Es ist daher sehr wichtig, solche Diäten nur mit Zustimmung seines Arztes zu beginnen. Dieser muß vorher durch körperliche Untersuchung, Messung kritischer Laborwerte (Kreatinin, Kalium, Natrium u. a.) und EKG feststellen, inwieweit eine solche Diät vertretbar ist. Auch *während* einer Formuladiät sind regelmäßige ärztliche Kontrollen (in 1- bis 2wöchigem Abstand) dringend zu empfehlen. Ihr Arzt kann aufgrund der Verlaufskontrollen und seiner Erfahrung auch am besten entscheiden, wie lange Sie eine solche Diät durchführen können.

**Vorteile:**

Es steht außer Frage, daß die Formuladiät – bei richtiger Anwendung – die sicherste und erfolgreichste Methode ist, um innerhalb kurzer Zeit viel an Gewicht abzunehmen. Gerade bei deutlichem Übergewicht läßt sich eine Gewichtsabnahme von 20 kg oder mehr nur durch eine Formuladiät erreichen. Diese Größenordnung ist hier erforderlich, um eine deutliche Verbesserung des Gesundheitszustandes zu erzielen. Auch bei zusätzlichen Stoffwechselstörungen wie z. B. Diabetes mellitus kann diese Diätform mit gutem Erfolg eingesetzt werden. Vorteilhaft ist weiterhin, daß diese Ernährung unter Alltagsbedingungen durchgeführt werden kann und sehr einfach zu handhaben ist. Dementsprechend wird diese Diät von vielen Übergewichtigen gerne angenommen.

**Nachteile:**

So gut der Gewichtserfolg im Einzelfall auch sein kann, man darf bei aller Begeisterung nicht die Probleme der Formuladiät übersehen. Hauptnachteil ist, daß man bei dieser Therapie nicht lernt, sein Eßverhalten zu verändern. Gerade die bequeme Art der Formuladiät führt zur Unterschätzung dieses Problems. Es ist viel einfacher, für kurze Zeit eine derart einseitige Kostform einzuhalten, als seine Alltagsernährung langfristig umzustellen. Ein vielleicht noch größeres Problem ist, daß dieses künstliche Hungern im Stoffwechsel Mechanismen in Gang setzt, die das Körpergewicht »verteidigen« und das verlorene Gewicht so schnell wie möglich zurückgewinnen wollen (s. S. 179 f.).

Formuladiäten sind nicht für jeden geeignet und können mit verschiedenen Nebenwirkungen und Komplikationen einhergehen (s. o.). Um die Risiken möglichst niedrig zu halten, ist eine regelmäßige ärztliche Betreuung erforderlich.

Wie Sie sehen, sind Formuladiäten keineswegs so harmlos, wie man auf den ersten Blick glauben möchte. Aus Unwissenheit werden die möglichen Schwierigkeiten und Gefahren oft erheblich unterschätzt. Obwohl diese Nährstoffpulver ohne Rezept in jeder Apotheke gekauft werden können und die Werbung diese Form der Gewichtsabnahme als leichte Sache darstellt, möchten wir vor allem ältere Übergewichtige und Übergewichtige mit zusätzlichen Krankheiten davor warnen, unüberlegt oder allzu gutgläubig eine solche Diät auszuprobieren.

Wegen der großen Rückfallgefahr wird heute von allen Experten empfohlen, solche Diäten nur in Verbindung mit *Ernährungsberatung, verhaltenstherapeutischem Begleitprogramm* und *Intensivierung der körperlichen Bewegung* durchzuführen. Damit lassen sich vor allem die Langzeitergebnisse verbessern. Doch selbst dann sind die Erfolge langfristig nicht überwältigend. Man kann ungefähr davon ausgehen, daß ein Jahr nach Beendigung einer Formuladiät mindestens die Hälfte des abgehungerten Gewichts wieder »drauf« ist. Ohne begleitende verhaltenstherapeutische Unterstützung sind die Ergebnisse sogar wesentlich schlechter: rund 80% haben dann nach einem Jahr ihr Ausgangsgewicht wieder annähernd erreicht. Eine alleinige Formuladiät ohne begleitende Maßnahmen wie Bewegungsprogramm und anschließende Einübung eines vernünftigeren Eßverhaltens macht also wenig Sinn. Aus diesem Grund lehnen nicht wenige Übergewichtsexperten diese Behandlungsform grundsätzlich ab. Wir sind der Meinung, daß sie nur in gut begründeten Fällen und dann nur unter ärztlicher Überwachung durchgeführt werden sollte.

Man muß sich aber stets darüber im klaren sein, daß eine solche Diät immer nur der erste Schritt einer *langfristigen Strategie* zur Gewichtsabnahme darstellen kann. Der nächste Schritt ist meist der schwierigere. Dann geht es darum, das verringerte Körpergewicht zu halten. Dies gelingt nur, wenn ein verändertes Eßverhalten mit angepaßter Kalorienaufnahme beibehalten wird. Nach der Gewichtsabnahme muß die Kalorienzufuhr so bemessen werden, daß das neue Gewicht gehalten werden kann, d. h. es sollte weniger gegessen werden als zu den übergewichtigen Zeiten. Eine Rückkehr zu den alten Eßgewohnheiten würde unweigerlich zur erneuten Gewichtszunahme führen, da mit schwindendem Gewicht auch der Grundumsatz zurückgeht. Da auch der Stoffwechsel nach einer Formuladiät zunächst gedrosselt ist, kann der Gewichtserfolg schon nach kurzer Zeit verloren sein.

Formuladiäten haben den Vorteil, daß man bei richtiger Anwendung in kurzer Zeit relativ gefahrlos viel Gewicht abnehmen kann. Nachteilig ist dagegen, daß man nicht lernt, sein Eßverhalten zu ändern und daß diese Ernährungsform nur für begrenzte Zeit (maximal 3 Monate) anwendbar ist. Ohne begleitende Maßnahmen wie Ernährungsberatung, langfristige Veränderung des Eßverhaltens und Intensivierung der körperlichen Bewegung ist die »Rückfallquote« extrem hoch. Formuladiäten können somit immer nur den ersten Schritt eines längerfristigen Behandlungskonzepts darstellen. Wichtig ist auch, daß sie nur unter ärztlicher Betreuung durchgeführt werden.

## Stark kalorienreduzierte Mischkost

Um ein Maximum an Gewichtsverlust zu erreichen, kann man auch eine Mischkost einhalten, bei der die Kalorienzufuhr auf 600 bis 800 kcal/Tag beschränkt ist. Dabei muß aber sichergestellt sein, daß am Tag mindestens 50 g Eiweiß gegessen wird. Durch Verwendung magerer Fleisch- (z. B. Pute, Hähnchen) und Fischsorten (z. B. Kabeljau) bzw. fettarmer Milchprodukte läßt sich das problemlos erreichen. Auf jegliches Zusatzfett muß verzichtet, auch die Kohlenhydratbeilagen müssen sehr klein gehalten werden. Gleichzeitig ist wichtig, reichlich Salate und Gemüse zu verzehren, um die anderen lebensnotwendigen Nährstoffe zu erhalten. Die tägliche Flüssigkeitszufuhr muß bei mindestens 2, besser noch bei 3 Litern liegen. Damit kann die gleiche Gewichtsabnahme wie bei den Formuladiäten erzielt werden.

Eine solche Ernährung erfordert hohe Disziplin, hat aber den Vorteil, daß der Abnahmewillige seine Mahlzeiten selbst zusammenstellen muß und dabei bereits ein bewußtes Eßverhalten einübt. Die Kosten dürften ähnlich hoch sein wie bei den Formuladiäten, allerdings ist der Zeitaufwand größer. Die *Anwendungsdauer* sollte maximal 3 Monate betragen.

Da auch hier bei Menschen mit bereits bekannten Gesundheitsstörungen gewisse Risiken nicht auszuschließen sind, sollte eine solche radikale Ernährung erst nach *Rücksprache mit dem Hausarzt* begonnen werden. Es gelten überhaupt die gleichen Überlegungen wie bei den Formuladiäten, was die Auswahl der geeigneten Personen, die Behandlungsrisiken, die Art der Betreuung sowie das Langzeitkonzept betrifft. Auch diese Form der Ernährung sollte mit einem Bewegungsprogramm (s. S. 143 ff.) kombiniert werden.

Obwohl sich diese knappe Mischkost gut und erfolgreich durchführen läßt, empfehlen wir lieber Diäten mit einem Energiegehalt von 1000 bis 1200 kcal pro Tag. Mit dieser Menge nimmt man immer noch recht gut ab, ist aber auf der sicheren Seite und erreicht nach etwas mehr Zeit das gleiche Resultat. Unter dem Gesichtspunkt, daß der Gewichtserfolg von Dauer sein soll, ist letzterer Punkt ein Vorteil und verhilft eher zu einer Änderung und Stabilisierung des Eßverhaltens.

Die drastisch kalorienreduzierte Mischkost hat bei gleich gutem Gewichtsverlust gegenüber den Formuladiäten den Vorteil, daß der Abnahmewillige von Anfang an seine Kost selbst zusammenstellen muß und damit auch ein neues Ernährungsverhalten einübt. Dennoch dürfen die Risiken und Probleme der starken Kalorienbeschränkung nicht unterschätzt werden.

### ≡ Was passiert beim Diäthalten und beim Fasten im Körper?

Wenn der Mensch seine Kalorienaufnahme einschränkt oder ganz aufs Essen verzichtet, dann kommt es zu charakteristischen Stoffwechselveränderungen, die im Folgenden kurz beschrieben werden sollen:

Bei normaler Ernährung nutzt der menschliche Körper Kohlenhydrate und Fette zu etwa gleichen Teilen für die Energiegewinnung. Während Nahrungsfette in fast unbegrenzter Menge und beliebig lange im Fettgewebe gespeichert werden können, hat der Mensch nur bescheidene Möglichkeiten, Kohlenhydrate in Form von Leber- und Muskelstärke (Glykogen) zu speichern. Nur 2000 bis 3000 kcal Kohlenhydrate können auf diese Weise zwischengelagert werden. Diese Reserven sind aber äußerst wichtig: Sie werden bei Energiemangel, z.B. beim Fasten, zuerst mobilisiert und sind bereits nach 2 Tagen weitgehend aufgebraucht. Gleichzeitig wird mit Beginn des Fastens sofort Eiweiß zur Energiegewinnung herangezogen. Da mit der Kohlenhydrat- und Eiweißverbrennung viel Flüssigkeit verloren geht, ist der Gewichtsverlust in den ersten 2 bis 3 Tagen einer Diät, ganz gleich welcher Art sie ist, immer besonders gut und kann durchaus bis zu 3 Kilo betragen. Dies hat aber nichts mit einem Abbau von Fettgewebe zu tun! Erst ab dem 2. Tag schaltet der Organismus vermehrt auf die Verbrennung von Fettsäuren um. Dann erst werden reichlich Fettsäuren aus dem Fettgewebe freigesetzt und vor allem in der Muskulatur anstelle der Kohlenhydrate verbrannt. Bestimmte Zellen wie die Gehirnzellen oder manche Blutzellen bleiben allerdings weiter auf Zucker angewiesen, da sie Fettsäuren nicht verbrennen können. Diesen Bedarf an Zucker kann der Körper auch ohne Kohlenhydrataufnahme sicherstellen, indem er aus »Abfallresten« des Zuckerstoffwechsels und aus Eiweiß Zucker neu aufbauen kann. Dadurch geht beim Fasten auch Eiweiß verloren. Eiweiß kann ebenfalls kaum gespeichert werden, so daß das »Eiweißgerüst« und damit die Körpersubstanz angegriffen wird. Bei jeder strengen Diät verliert der Körper größere Eiweißmengen, hauptsächlich in Form von Muskeleiweiß. Der Eiweißverlust ist in der ersten Woche einer solchen Diät am größten, dann schalten sich *Sparmechanismen* ein, die den weiteren Eiweißabbau möglichst gering halten und somit die Muskulatur schützen. Bei einer Nulldiät sind in 4 Wochen rund 40% des Gewichtsverlustes auf den Abbau von Muskulatur und lediglich 50% auf die Einschmelzung von Fett zurückzuführen. Ein solch hoher Eiweißverlust kann vor allem bei längerem Fasten gefährliche Folgen haben und sollte daher immer durch Zufuhr von Eiweiß begrenzt werden.

Wenn der Körper in größeren Mengen Fett abbaut, dann fallen gleichsam als Abfallprodukte vermehrt *Ketonkörper* an. Diese werden teilweise verbrannt (z. B. in der Muskulatur) und teilweise über den Urin ausgeschieden. Die Ketonkörperausscheidung ist im Urin mit Teststreifen nachweisbar. Diese Methode kann genutzt werden, um zu überprüfen, ob eine strenge Diät tatsächlich eingehalten wird und die Fettreserven wirklich genutzt werden. Ketonkörper finden sich nur dann im Urin, wenn weniger als 600 bis 1000 kcal pro Tag (je nach Körpergewicht) gegessen werden.

## Wie der Körper sein Gewicht verteidigt

Normalerweise hält der Körper sein Gewicht in sehr engen Grenzen. Die normalen Schwankungen liegen bei 1 bis 2 kg, bei Frauen ist es wegen der Periode manchmal etwas mehr. Diese Stabilität wird durch ein enges Zusammenspiel von Energieverbrauch und Nahrungsaufnahme erreicht, wobei sich der Appetit dem Bedarf rasch anpaßt. Wenn man z. B. durch harte körperliche Arbeit mehr Kalorien verbrennt, wird dieser Mehrverbrauch durch einen größeren Hunger danach ausgeglichen. Ähnliches passiert beim Fasten: wenn der Körper in eine negative Bilanz kommt, also mehr Kalorien verliert als er erhält, wächst der Hunger. Wenn die Diät dann beendet ist, versucht der Körper die eingesparten Kalorien durch erhöhte Nahrungsaufnahme wieder zurückzuholen, sofern er nicht durch eine bewußte Kontrolle des Eßverhaltens daran gehindert wird.

Wird der Körper überernährt, passiert das gleiche. In Überfütterungsversuchen hat man festgestellt, daß nach absichtlicher Überernährung und entsprechender Gewichtszunahme rasch wieder das Ausgangsgewicht erreicht wird, wenn wieder eine spontane Ernährung erlaubt ist. Der Appetit wird dann solange gedrosselt, bis sich das Gewicht »normalisiert« hat. Der Körper versucht somit immer, sein Gewicht gegen Über- aber auch Unterernährung zu verteidigen.

Auch die *Fettzellen* bleiben nicht untätig, wenn sie im Rahmen einer Diät schrumpfen. Sie bilden dann große Mengen eines Enzyms, das die Aufnahme von Fett ins Fettgewebe steuert. Dadurch wird ein rasches Wiederauffüllen des Fettdepots erleichtert, wenn die Eßschranken fallen. Während prall gefüllte Fettzellen kaum noch auf das Hormon *Insulin* ansprechen, reagieren geschrumpfte Fettzellen wieder viel empfindlicher. Da Insulin die Fettspeicherung fördert, bedeutet dies auch eine stärkere Einlagerung von Fett in die Fettzellen, vor allem wenn wieder mehr Nahrungsfett bereitsteht.

Jede stärkere Einschränkung der Kalorienaufnahme führt zu einer *Drosselung des Energieverbrauchs*. Dafür sind verschiedene Mechanismen verantwortlich:

- Der Verlust an Muskelmasse, vor allem bei größerem Gewichtsverlust, hat eine entsprechende Abnahme des Grundumsatzes zur Folge.
- Da wegen der kleinen Essensmengen weniger Verdauungsarbeit zu leisten ist, wird auch hierfür weniger Energie benötigt.
- Durch Anpassung des Stoffwechsels und Hormonveränderungen im Blut wird der Energiebedarf zusätzlich verringert.

Am Ende einer Formuladiät kann nach Gewichtsabnahme von 10 bis 15 kg der Energieverbrauch des Körpers um 30 bis 40 % vermindert sein, was dann natürlich eine weitere Gewichtsabnahme verlangsamt. Wissen muß man auch, daß nach einer erfolgreichen Diät der Energieverbrauch insgesamt verringert bleibt, solange der Gewichtserfolg besteht. Das bedeutet, daß man weniger essen darf als vorher, um das neue Gewicht halten zu können.

Man kann heute davon ausgehen, daß stabile Veränderungen des Körpergewichts nur langsam und langfristig zu erreichen sind. Eine Gewichtsabnahme läßt sich somit nicht erzwingen. Je stärker die Kalorienaufnahme, z. B. durch eine Formula-Diät, eingeschränkt ist, desto stärker kommen diese durchaus sinnvollen Spar- und Verteidigungsreaktionen des Körpers zum Tragen.

Der menschliche Körper kennt viele »Kniffe«, um sein Körpergewicht gegen kurzfristige Veränderungen zu verteidigen. Das bedeutet, daß eine langsame und langfristig angelegte Gewichtsabnahme viel sinnvoller ist als jede Form einer radikalen Diät. Der Energieverbrauch nach einer Diät ist immer geringer als zuvor. Um nicht wieder zuzunehmen muß man danach weniger essen als zuvor.

## Senken wiederholte Diäten den Grundumsatz?

Immer wieder wird behauptet, wiederholtes strenges Diäthalten mit raschem Gewichtsverlust führe zu einer bleibenden Senkung des Grundumsatzes. Dabei ginge angeblich immer mehr Muskelmasse verloren und würde durch Fett ersetzt, so daß eine erneute Gewichtsabnahme immer schwerer fiele. Diese Theorie klingt einleuchtend und ist daher sehr beliebt. Sie wird auch regelmäßig zur Erklärung des **Jo-Jo-Effekts** angeführt. Mit dem Jo-Jo-Effekt oder Schaukelgewicht ist die Beobachtung gemeint, daß das Körpergewicht nach einer radikalen Diät meist rasch wieder zum Ausgangspunkt zurückkehrt oder sogar darüber hinaus ansteigt.

Diese Theorie hat nur den Schönheitsfehler, daß sie wahrscheinlich nicht stimmt. Die Erklärung für den Jo-Jo-Effekt, den es tatsächlich gibt, ist eher in den auf Seite 179 beschriebenen Verteidigungsreaktionen des Körpers zu suchen. Es gibt nur wenige Studien, die sich mit der Frage des Muskelverlusts durch Diäten ernsthaft beschäftigt haben, aber zu Ergebnissen gekommen sind, die eher den gegenteiligen Schluß erlauben. Eine interessante neuere Beobachtung dazu stammt aus dem afrikanischen Staat Gambia. Dort nehmen die Frauen eines Stammes alljährlich kurz vor der Erntezeit, wenn die alten Vorräte zur Neige gehen, im Durchschnitt 6 kg an Gewicht ab. Nach der neuen Ernte wird dieser Gewichtsverlust rasch wieder ausgeglichen. Obwohl sich diese Gewichtsschwankungen jährlich wiederholen, konnten englische Wissenschaftler bei diesen Frauen keine dauerhafte Verminderung der Muskelmasse feststellen. Der Eiweißverlust kann zwar bei radikalen Diäten beträchtlich sein, aber offensichtlich kann der Körper diesen Verlust immer wieder rasch ausgleichen. Dies macht auch Sinn, weil ein Eiweißverlust für den Körper besonders kritisch ist. Der Grundumsatz geht zwar nach Gewichtsabnahme zurück, bei erneuter Gewichtszunahme kommt es aber mit Zunahme der Muskelmasse wieder zu einem Anstieg des Grundumsatzes. Es gibt somit keinen überzeugenden Beweis, daß Muskelmasse durch Fett ersetzt wird und *dadurch* das Gewicht wieder ansteigt. Dies bedeutet aber nicht, daß solche Schwankungen des Körpergewichts und der Muskelmasse grundsätzlich ungefährlich sind.

## Alternative Ernährungsformen

Unter dem Begriff der »alternativen Ernährungsformen« verstehen wir hier Kostformen, die mit weltanschaulichen Konzepten verbunden sind und im wesentlichen die alleinige Verwendung naturbelassener Nahrungsmittel empfehlen.

### Vegetarismus

Die vegetarischen Ernährungsformen entstanden in der zweiten Hälfte des letzten Jahrhunderts und sind noch stark von den damaligen Vorstellungen geprägt. Hauptprinzip ist, in der Ernährung streng auf Nahrungsmittel zu verzichten, die von getöteten Tieren stammen. Je nach Form des Vegetarismus gilt dieses Verbot auch für Produkte von lebenden Tieren wie z. B. Milch und Eier. Im wesentlichen handelt es sich bei dieser Ernährung um eine pflanzliche Rohkost. Grundsätzlich können 3 Formen des Vegetarismus unterschieden werden:

### Veganische Kost

Bei der veganischen Kost sind nur pflanzliche Nahrungsmittel erlaubt. Sogar Honig wird als Produkt von Tieren abgelehnt. Diese Form des Vegetarismus macht es nahezu unmöglich, eine ausgewogene Nährstoffzufuhr sicherzustellen. Dabei muß besonders mit einer Mangelversorgung an Eiweiß (pflanzliches Eiweiß kann das hochwertige tierische Eiweiß nur teilweise ersetzen), aber auch an Eisen, Jod, B-Vitaminen und Kalzium gerechnet werden. Als Dauerernährung ist diese strenge Form des Vegetarismus nicht zu empfehlen. Dies gilt ganz besonders für Menschen mit erhöhtem Nährstoffbedarf wie Schwangere oder stillende Frauen sowie Kinder und ältere Menschen. Im Hinblick auf die Vermeidung bzw. Beseitigung von Übergewicht und anderen ernährungsabhängigen Erkrankungen (Fettstoffwechselstörungen, Typ-II-Diabetes mellitus, degenerative Herz-Kreislauf-Erkrankungen) ist diese Ernährungsweise als recht günstig einzustufen.

### Lakto-vegetabile Kost

Bei der lakto-vegetabilen Ernährung werden neben pflanzlichen Nahrungsmitteln auch Milch und Milchprodukte verzehrt. Obwohl dabei die bereits genannten Mangelerscheinungen deutlich seltener auftreten, ist bei längerer Anwendung eine Unterversorgung mit Eisen und Jod nicht auszuschließen. Daher sollten ggfs. zusätzlich Eisen- und Jodpräparate verabreicht werden. Vor allem bei Personen mit erhöhtem Nährstoffbedarf kann auch diese Ernährung keine ausreichende Versorgung sicherstellen. Die Wirkung hinsichtlich der Vermeidung von Wohlstandserkrankungen einschließlich des Übergewichts ist ohne Frage günstig.

### Ovo-lakto-vegetabile Kost

Zusätzlich zur lakto-vegetabilen Kost sind auch Eier erlaubt. Damit verbessert sich vor allem die Eiweißversorgung. Ansonsten gilt die gleiche Bewertung wie für die lakto-vegetabile Ernährung.

Die vegetarische Lebensweise zeichnet sich neben der speziellen Ernährung auch durch die Ablehnung von Alkohol und Nikotin sowie durch eine hohe Bereitschaft zu körperlicher Arbeit aus. Dies zusammen erklärt, warum Vegetarier im Durchschnitt gesünder sind und um einige Jahre länger leben als Nicht-Vegetarier und auch einige Krebsarten seltener auftreten.

### Vorteile

Die lakto-vegetabile Kost enthält reichlich komplexe Kohlenhydrate und Ballaststoffe und ist ausgesprochen fettarm. Bei Einhaltung dieser Ernährung kann kein Übergewicht entstehen, Übergewichtige nehmen damit gut an Gewicht ab. Die Nährstoffversorgung ist mit Ausnahme der veganischen Kost im wesentlichen gewährleistet, so daß sich diese Ernährungsweise durchaus für eine langfristige Anwendung eignet.

### Nachteile

Die vegetarische Kost ist bei Menschen mit erhöhtem Nährstoffbedarf kaum zu empfehlen. Um eine ausreichende Nährstoffversorgung sicherzustellen, müssen die Nahrungsmittel mit großer Sorgfalt ausgewählt werden. Dafür sind sehr gute Kenntnisse der Ernährungslehre und eine hohe Disziplin erforderlich. Die vegetarische Ernährung ist relativ teuer, da viele Frischprodukte besorgt werden müssen. Die Zubereitung der Speisen ist recht zeitaufwendig. Die Umsetzung der vegetarischen Lebensweise im normalen Alltag ist erfahrungsgemäß mit nicht unerheblichen Schwierigkeiten verbunden.

### Gesamtbewertung

Die vegetarische Ernährung ist eine günstige Kostform, die auch langfristig kein Übergewicht entstehen läßt und bei richtiger Zusammenstellung eine ausreichende Nährstoffversorgung bietet. Die Nachteile dieser Ernährungsweise liegen vor allem in der schwierigen Umsetzung im Alltag und im erhöhten finanziellen und zeitlichen Aufwand.

## Vollwert-Ernährung

Die Anfänge der Vollwert-Ernährung gehen ebenfalls auf weltanschauliche Vorstellungen des 19. Jahrhunderts zurück. In der Folgezeit ist diese Ernährungsform wiederholt überarbeitet und verändert worden, meist allerdings nur in Details. Namen wie Bircher-Benner, Kollath und Bruker sind mit diesen Veränderungen verbunden. Gegenwärtig wird diese Ernährungsweise besonders von Prof. Claus Leitzmann in einer zeitgemäßen Form propagiert. Auf die Unterschiede zwischen den einzelnen Vertretern der Vollwert-Kost soll hier nicht näher eingegangen werden. Manche Anschauungen sind, vom Standpunkt der modernen Ernährungswissenschaft aus betrachtet, längst überholt bzw. widerlegt.

Der Grundgedanke ist, unsere Ernährung ganzheitlich, d. h. in ihren *ökologischen* und *sozialen Bezügen* zu sehen. Von der Nährstoffzusammensetzung her handelt es sich um eine Kost, die der lakto-vegetabilen Ernährungsform sehr ähnlich ist. Der Fleisch- und Fischverzehr ist zwar nicht verboten, aber doch deutlich eingeschränkt. Die überwiegend pflanzlichen Nahrungsmittel sollen bevorzugt aus kontrolliert-biologischer Landwirtschaft stammen. Diese Naturprodukte sollen möglichst *unbearbeitet* bleiben. Selbst Erhitzung wird wegen angeblicher Beeinträchtigung der Qualität vermieden. Der oberste Grundsatz lautet nach Kollath *»Laßt unsere Nahrung so natürlich wie möglich«*.

In der Praxis werden alle Nahrungsmittel nach ihrem Verarbeitungsgrad in *5 Wertstufen* eingeteilt. Je naturbelassener ein Produkt, desto höher ist seine Wertstufe. Der Bogen reicht von *Gruppe 1 = besonders empfehlenswert*, z. B. Rohkost, bis *Gruppe 5 = nicht empfehlenswert*, z. B. Fertigprodukte. Manche Bewertungen sind nicht zeitgemäß und entsprechen nicht den modernen ernährungsphysiologischen Erkenntnissen. Verarbeitungsformen wie z. B. Pasteurisierung und Homogenisierung von Milch bedeuten keineswegs eine Qualitätsminderung. Ganz im Gegenteil, vom Genuß von Rohmilch ist aus hygienischen Gründen abzuraten. Sie kann Krankheitserreger enthalten, die besonders bei älteren bzw. geschwächten Menschen Durchfälle oder andere Infektionen hervorrufen können. Übrigens kommt es beim Abkochen von Rohmilch zu größeren Vitaminverlusten als beim Pasteurisieren.

### Vorteile

Mit einer korrekten Vollwert-Ernährung ist eine komplette Nährstoffzufuhr möglich. Der hohe Anteil komplexer Kohlenhydrate und Ballaststoffe und die geringe Fettaufnahme schützen vor Übergewicht, aber auch vor vielen anderen Wohlstandserkrankungen.

### Nachteile

Auswahl und Zubereitung der Nahrungsmittel sind kostspielig und zeitaufwendig und verlangen gute Kenntnisse. Die konsequente Einhaltung der Prinzipien der Vollwert-Ernährung läßt sich unter den heutigen Lebensbedingungen nur mit Schwierigkeiten und dementsprechend großem Engagement verwirklichen.

### Gesamtbewertung

Die Vollwert-Ernährung ist eine ausgesprochen gesunde und ausgewogene Kost. Sie beansprucht allerdings einen höheren finanziellen und zeitlichen Aufwand, so daß der Anklang zumindest in der breiteren Bevölkerung eher gering ist. Die Ernährungsform ist auch auf Dauer empfehlenswert und gut für eine Gewichtsabnahme bzw. langfristige Gewichtskontrolle geeignet.

## Schnitzer-Kost

Die Schnitzer-Kost kann als Variante der Vollwert-Ernährung bezeichnet werden, die allerdings in mancher Hinsicht kritisch bewertet werden sollte. Dahinter steckt ein profitorientiertes Unternehmen mit fast missionarischem Sendungsbewußtsein. Empfohlene Nahrungsmittel und für die Zubereitung erforderliche Geräte werden zu mehr als stattlichen Preisen vertrieben. Genaugenommen werden *zwei Kostformen* unterschieden:

- Bei der *Schnitzer-»Intensivkost«* handelt es sich um eine reine Rohkost, die keine ausreichende Nährstoffversorgung bietet und deshalb als Dauerernährung nicht zu empfehlen ist.
- Die *Schnitzer-»Normalkost«* ist ovo-lakto-vegetabil ausgerichtet und mit gewissen Einschränkungen als langfristige Ernährungsweise geeignet.

Viele Behauptungen der Befürworter dieser Kostform sind unsinnig, wie z. B. die, daß der menschliche Körper erhitztes Eiweiß nicht verwerten kann. Auch der Anspruch, daß damit häufige Krankheiten wie entzündliches Rheuma, Diabetes mellitus und andere geheilt werden können, ist vollkommen unhaltbar. Dennoch kann man von dieser kalorisch knappen, vorwiegend pflanzlichen Ernährung eine günstige Beeinflussung des Körpergewichts und damit verbundener Wohlstandserkrankungen erwarten.

### Gesamtbewertung

Die Schnitzer-Kost ist eine lakto-vegetabil orientierte Vollwert-Ernährung, die als langfristige Ernährungsform bedingt geeignet ist. Viele Angaben und Versprechungen in Verbindung mit dieser Ernährungsform sind allerdings falsch und unhaltbar.

## Anthroposophische Ernährung

Der anthroposophischen Ernährung liegt die Weltanschauung Rudolf Steiners zugrunde, die auch den gewöhnlichen Nahrungsmitteln einen *»geistigen Inhalt«* zuspricht und als Ziel der Ernährung neben der Gesunderhaltung des Körpers eine positive Beeinflussung der seelischen und geistigen Entwicklung des Menschen sieht.

Praktisch gesehen handelt es sich um eine überwiegend ovo-lakto-vegetabile Kost, die Nahrungsmittel aus biologisch-dynamischem Anbau bevorzugt. Trotz der manchmal eigentümlichen Bewertung einzelner Nahrungsmittel ist diese Kostform vollwertig und auch als Dauerernährung

denkbar. Die Bewertung fällt daher ähnlich aus wie für die bereits besprochenen vollwertigen Ernährungsformen.

### Makrobiotik

Die Ernährungslehre der Makrobiotik hat ihre Wurzeln im *Zen-
Buddhismus*. In ihrer heute praktizierten Form wurde sie vom japanischen
Philosophen *Oshawa* entwickelt. Eine neuere Version von *Kushi* berücksichtigt in begrenztem Umfang moderne ernährungsphysiologische Erkenntnisse. Die Makrobiotik ist noch stärker als die bisher erwähnten alternativen
Kostformen weltanschaulich geprägt. Alle Nahrungsmittel werden nach ihrem Anteil an den Universalkräften *Yin* (die »beruhigende« Kraft) und *Yang*
(die »antreibende« Kraft) bewertet. Die makrobiotische Ernährung unterscheidet ingesamt *10 Koststufen*, die auch als *»10 Wege durch Gesundheit
zum Frieden«* bezeichnet werden. Bei Einhaltung dieser Regeln wird nicht
nur Glück und Gesundheit, sondern sogar Heilung von allen Krankheiten
versprochen. Eine detaillierte Vorstellung der Ernährungslehre der Makrobiotik würde aufgrund ihrer Kompliziertheit den Rahmen sprengen, so daß
Interessierte auf weiterführende Literatur verwiesen werden.

#### Gesamtbewertung

Die Makrobiotik ist eine stark weltanschaulich geprägte Ernährungslehre, deren Inhalte vielfach irreführend sind und die zumindest langfristig keine ausgewogene Nährstoffzufuhr erlaubt. Die Makrobiotik ist deshalb als sinnvolle Ernährungsform kaum zu empfehlen.

### Vollwertige Kost der Deutschen Gesellschaft für Ernährung (DGE)

Seit einigen Jahren propagiert die Deutsche Gesellschaft für Ernährung (DGE) eine vollwertige Ernährung, die zwar eine gewisse Ver-
wandtschaft zu den moderneren alternativen Ernährungsformen (z. B. Vollwertkost und ovo-lakto-vegetabile Kost) aufweist, aber frei von jeglicher
weltanschaulicher Botschaft ist und sich alleine auf den ernährungsphysiologischen Wert der einzelnen Lebensmittel bezieht. Es handelt sich hierbei
um eine optimal ausgewogene Ernährung, die alle notwendigen Nährstoffe
in der richtigen Menge und Zusammensetzung enthält. In einem sog. Ernährungskreis werden die Grundnahrungsmittel in 7 Gruppen eingeordnet:
1. Brot, Kartoffeln, Reis, Nudeln und andere Getreideerzeugnisse, 2. Gemüse und Hülsenfrüchte, 3. Obst, 4. Getränke, 5. Milch und Milchprodukte,
6. Fleisch, Wurst, Eier, Fisch, 7. Fette und Öle.

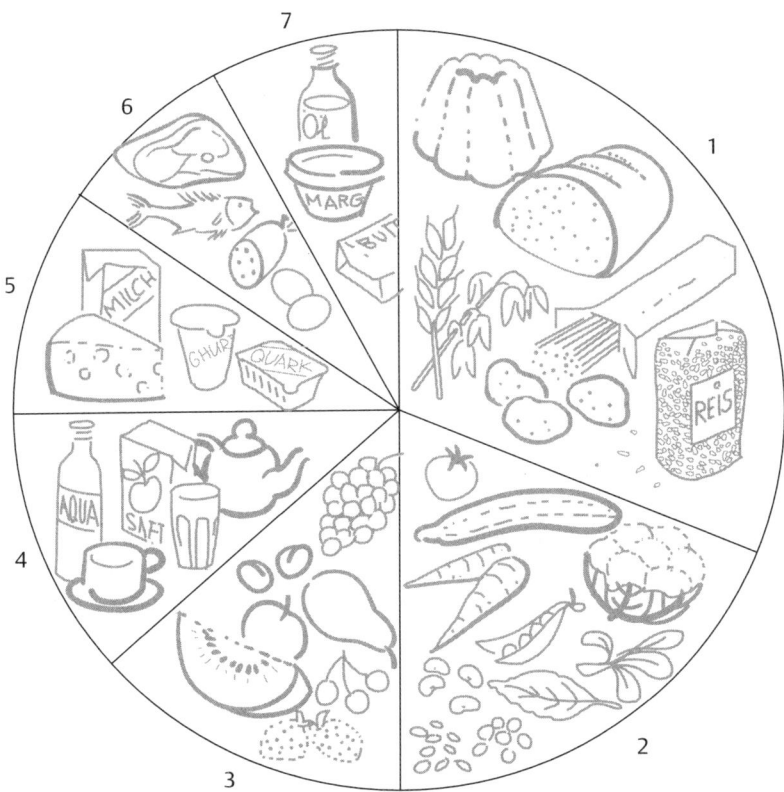

| 1. **Getreide, Getreideprodukte und Kartoffeln** | Kohlenhydrate und Ballaststoffe, B-Vitamine, Eiweiß |
| --- | --- |
| 2. **Gemüse und Hülsenfrüchte** | Vitamine, Mineralstoffe, Eiweiß, Ballaststoffe, Kohlenhydrate |
| 3. **Obst** | Vitamine, Mineralstoffe |
| 4. **Getränke** | Wasser |
| 5. **Milch und Milchprodukte** | Eiweiß, Calcium, B-Vitamine |
| 6. **Fisch, Fleisch und Eier** | Eiweiß, Jod, Vitamin-D, Eisen |
| 7. **Fette und Öle** | Fett, fettlösliche Vitamine, essentielle Fettsäuren |

Abb. 19    Ernährungskreis der DGE

Diese Kost verbietet zwar generell keine Lebensmittel, achtet aber auf die richtige Auswahl und Ausgewogenheit der einzelnen Lebensmittelgruppen. Reichlich empfohlen werden Obst, Gemüse, magere Milcherzeugnisse, Getreideprodukte (z. B. Brotwaren, Reis, Nudeln, Haferflocken). Gleichzeitig wird zu weniger Fleisch und Wurst, aber auch zu weniger Salz, Zucker und Alkohol geraten. Im Gegensatz zu den meisten, etwas sektiererischen alternativen Ernährungsformen gibt es keine Vorschriften wie etwa die, nur Lebensmittel aus ökologischem Anbau zu verwenden. Einzelheiten zur vollwertigen Kost der DGE können der ausführlichen Broschüre »Richtig Essen« entnommen werden, die über die Geschäftsstelle der DGE bezogen werden kann (s. S. 254).

An dieser Stelle sollte aber der Hinweis nicht fehlen, daß die praktische Umsetzung dieser Kost unter unseren heutigen Alltagsbedingungen schwierig ist. Vor allem für ganztags Berufstätige ist es nahezu unmöglich, diese Ernährungsrichtlinien konsequent einzuhalten. Das Mahlzeitenangebot in den meisten Kantinen oder Gaststätten verletzt diese Grundsätze aufs gröbste. Auch die Forderung, hauptsächlich relativ teure Frischwaren zu verwenden, deren Zubereitung obendrein zeitaufwendig ist, entspricht nicht unbedingt den Verbrauchererwartungen, so daß der Anklang dieser Ernährungsrichtlinien bei der Bevölkerung – oft ganz entgegen den mündlichen Äußerungen – begrenzt sein dürfte. Man kann nicht ignorieren, daß viele Menschen heute nicht mehr bereit sind, ihre Mahlzeiten aufwendig vorzubereiten oder dafür keine Zeit haben. Auch bei den Eltern wird einiges an Engagement gefordert, dieses Ernährungskonzept bei Kindern oder Jugendlichen »durchzuziehen«, solange Fast-Food-Produkte oder Schokoriegel in diesem Alter ein so positives »Image« haben. Aus diesen praktischen Überlegungen heraus werden eher nur wenige Menschen diese Ernährung im Alltag umsetzen können. Dennoch macht es Sinn, diese Empfehlungen so weit wie möglich zu berücksichtigen.

### Gesamtbewertung

Die vollwertige Kost nach den Richtlinien der DGE ist eine unter ernährungsphysiologischen Gesichtspunkten optimale Ernährungsform. Sie ist einerseits fettarm, andererseits aber reich an komplexen Kohlenhydraten und Ballaststoffen und verwendet vorzugsweise frische, wenig bearbeitete Lebensmittel. Langfristig sollte damit eine gute Gewichtskontrolle möglich sein. Allerdings ist die praktische Umsetzung im Alltag nicht einfach.

# Abnehmprogramme, stationäre Therapie, Ernährungspraxen

Es hat sich als außerordentlich schwierig erwiesen, allein durch Einhalten von Ernährungsempfehlungen oder speziellen Diäten dauerhaft Gewicht abzunehmen. Ohne Änderung des Eßverhaltens sind die meisten Diätversuche zum Scheitern verurteilt. Daneben ist der Wert einer regelmäßigen körperlichen Betätigung für den Langzeiterfolg unbestritten. Die Ergebnisse der Ernährungstherapie sind wesentlich besser, wenn eine gezielte Verhaltensänderung und mehr körperliche Bewegung hinzukommen. Diese 3 Elemente sollten daher die Säulen jeder Behandlung sein. Aufgrund dieser Erkenntnis wurden in den letzten Jahren verschiedene Behandlungsprogramme entwickelt, teils von öffentlich geförderten Einrichtungen, teils von kommerziellen Unternehmen, so daß mittlerweile in Deutschland ein breites Angebot vorliegt. Die Teilnahmegebühren werden von den meisten Krankenkassen wenigstens zum Teil erstattet. Die wichtigsten Abnehmprogramme sollen im Folgenden genauer besprochen werden.

## Deutsche Gesellschaft für Ernährung (DGE)

Die Deutsche Gesellschaft für Ernährung (DGE) ist eine von der Bundesregierung geförderte Einrichtung mit der Hauptaufgabe, die Bundesbürger in Sachen Ernährung zu informieren, aber auch *Ernährungsempfehlungen* nach dem aktuellen wissenschaftlichen Erkenntnisstand zu geben. Darüber hinaus hat die DGE den Auftrag, das *Ernährungsverhalten* der deutschen Bevölkerung zu erfassen und zu dokumentieren. Alle 4 Jahre gibt sie im Auftrag des Bundesgesundheits- und des Bundeslandwirtschaftsministers einen *»Ernährungsbericht«* heraus, der wichtige Themen der Ernährungswissenschaft und Ernährungsmedizin behandelt.

Vor einigen Jahren hat die DGE ein *verhaltenstherapeutisch* orientiertes Programm entwickelt, um praktische Anleitung zur Gewichtskontrolle bzw. Gewichtsreduktion bei Übergewicht zu geben. Dieses Programm mit dem Namen *»Ich nehme ab«* empfiehlt eine ausgewogene, *fett- und kalorienreduzierte Mischkost*. Die richtige Nahrungsmittelauswahl und -zusammensetzung erfolgt mit Hilfe eines *Bausteinprinzips*. Die verhaltenstherapeutischen Inhalte des Programms werden hauptsächlich in Gruppen unter Anleitung ausgebildeter Gruppenleiter vermittelt, können aber auch im Selbststudium erlernt werden. Schließlich enthält dieser Kurs einen *Bewegungsteil*, der im wesentlichen aus gymnastischen Übungen besteht. Die

Dauer des Gruppenprogramms ist auf 10 Wochen festgelegt. Es wird derzeit vor allem von Volkshochschulen und Krankenkassen angeboten. Unterlagen bzw. nähere Informationen zu diesem Programm können bei der DGE angefordert werden (Adresse s. S. 254).

### Für wen ist das Programm geeignet?

Dieses Programm eignet sich in erster Linie für *mäßig Übergewichtige*, die eine langsame Gewichtsabnahme und langfristige Änderung ihrer Ernährungsweise wünschen.

### Ergebnisse

Angesichts der nur mäßig reduzierten Kalorienmenge und der kurzen Dauer des Programms ist nur ein Gewichtsverlust von wenigen Kilogramm zu erwarten. Es geht dabei ja vor allem darum, den Anstoß und das Rüstzeug für eine gesündere Ernährung mit dem Ziel der *langfristigen Gewichtsabnahme* zu geben. Zu den tatsächlichen Langzeitergebnissen des Programms waren allerdings keine Angaben erhältlich.

### Vorteile

Das Programm erlaubt eine völlig ungefährliche Gewichtsreduktion bei einem reichhaltigen Nahrungsangebot und vielfältigen Möglichkeiten für eine abwechslungsreiche Küche. Diese ausgewogene Mischkost ist vorzüglich als langfristige Ernährungsweise geeignet.

### Nachteile

Das propagierte Bausteinprinzip (»Bausteintabelle« anstelle einer Nährwerttabelle) ist verhältnismäßig kompliziert und zeitaufwendig und hat sich deshalb nicht besonders bewährt. Die kurze Dauer des Programms begründet Zweifel an den langfristigen Erfolgsaussichten, da in 10 Wochen eine dauerhafte Änderung des Eßverhaltens kaum möglich ist. Leider fehlen auch Untersuchungen zu Langzeitergebnissen.

### Gesamtbewertung

Das Programm *»Ich nehme ab«* der DGE enthält als wesentliche Komponente eine ausgewogene, fettreduzierte und kohlenhydratreiche Mischkost. Damit kann auf lange Sicht eine risikolose Gewichtsabnahme gelingen. Eher zweifelhaft ist allerdings, inwieweit es möglich ist, innerhalb von 10 Wochen ein neues Eßverhalten zu erlernen und langfristig beizubehalten.

## Bundeszentrale für gesundheitliche Aufklärung (BzgA)

Die Bundeszentrale für gesundheitliche Aufklärung bemüht sich im Auftrag des Bundesgesundheitsministers ebenfalls seit Jahren intensiv darum, interessierte Bürger bei der Kontrolle ihres Körpergewichts zu unterstützen. Das von ihr entwickelte Programm »Abnehmen – aber mit Vernunft« ist in der Tat ein vernünftiges und nützliches Konzept zur *langfristigen Gewichtskontrolle*. Zwischen 20 000 und 30 000 Übergewichtige nehmen jährlich an diesem Kurs teil. Das Programm beinhaltet viele Empfehlungen für eine gesunde und ausgewogene Ernährung sowie praktische Anleitungen für ein richtiges Eßverhalten und zu mehr körperlicher Aktivität. Im Rahmen der vorgeschlagenen Kost wird eine tägliche Kalorienaufnahme zwischen 1200 und 2400 kcal angestrebt, die eine ausreichende Nährstoffversorgung garantiert. Im Prinzip handelt es sich um eine abwechslungsreiche *kohlenhydratreiche und fettarme Mischkost*, die viel Raum für persönliche Variationen läßt, um z. B. auch Lieblingsspeisen einzuplanen. Damit können gewisse Vorlieben beibehalten werden mit der Einschränkung, daß der Fettkonsum und auch sonstige überflüssige Kalorien, z. B. zuckerhaltige Getränke, reduziert werden. Diese Ernährung entspricht weitgehend der auf Seite 107 beschriebenen kalorienreduzierten Mischkost und kann daher vorbehaltlos empfohlen werden.

Das Programm ist stark verhaltensorientiert und zielt auf eine langfristige Änderung des Eßverhaltens. Es wird in Gruppen von 10 bis 15 Personen praktiziert, die von ausgebildeten Gruppenleitern/innen geführt werden. In den wöchentlichen Gruppensitzungen werden die psychologischen Aspekte des Essens intensiv erörtert. Vorgesehen ist außerdem eine Steigerung der körperlichen Aktivität sowie regelmäßige Entspannungsübungen. Die Kursteilnehmer werden ermutigt, sich nach Beendigung des Kurses als eine Art freiwillige Selbsthilfegruppe weiterhin regelmäßig zu treffen. Die Gesamtdauer des Programms beträgt 20 Wochen.

### Für wen ist das Programm geeignet?

Es eignet sich für praktisch alle Übergewichtige, wobei der Schwerpunkt eher bei den mäßig Übergewichtigen liegen dürfte. Es ist aber empfehlenswert, in den Gruppen Personen mit ähnlichem Übergewicht zusammenzufassen. Für Individualisten ist das Programm weniger günstig.

### Ergebnisse

Das Programm wird gut angenommen. Die Abbrecherquote liegt nur bei knapp 15%. Rund 85% der Teilnehmer sind Frauen. Der durchschnittliche Gewichtsverlust am Kursende beträgt 7 kg. Dies ist für ein Programm, das eine langfristige Verhaltensänderung erreichen will, akzeptabel. Um so wichtiger wäre es allerdings, Angaben zu den Langzeitergebnissen des Programms zu erhalten, z. B. zur Frage, wie das Gewicht 1 oder 2 Jahre nach Kursende aussieht. Obwohl das Programm bereits seit einigen Jahren vor allem in Volkshochschulen und bei Krankenkassen eingesetzt wird, ist über Langzeiterfolge so gut wie nichts bekannt.

### Vorteile

Mit verhaltenstherapeutischen Ansätzen, die recht lebensnah vermittelt werden, wird eine langfristige Änderung des Eßverhaltens angestrebt. Die empfohlene ausgewogene Mischkost ist abwechslungsreich, beinhaltet keinerlei gesundheitliche Risiken oder die Gefahr von Mangelerscheinungen. Anstöße zu mehr körperlicher Aktivität und ruhigerer Lebensweise (Abschalten durch Entspannungsübungen) runden das gelungene Programm ab. Die Teilnahme an diesem Kursprogramm vermittelt gute Grundkenntnisse der richtigen Ernährung und fördert die Motivation.

### Nachteile

Eine sichere Einübung neuer Eßgewohnheiten ist auch in 20 Wochen kaum zu schaffen. Bereits die Anregung für die Teilnehmer, sich nach Kursende weiter zu treffen, wird so gut wie nicht beachtet. Eine Beurteilung des Langzeiterfolgs ist aufgrund fehlender Nachuntersuchungen leider nicht möglich. Die Verwendung von Joule anstelle von Kalorien dürfte für viele gewöhnungsbedürftig sein.

### Gesamtbewertung

Das Programm *»Abnehmen – aber mit Vernunft«* erfüllt weitgehend die heutigen Anforderungen an ein mehrgleisiges Behandlungskonzept des Übergewichts. Es ermöglicht eine langsame, aber ungefährliche Senkung des Übergewichts. Wie gut die Langzeitergebnisse allerdings wirklich sind, bedarf noch der Überprüfung.

## Krankenkassenprogramme

Viele Krankenkassen bieten inzwischen Ernährungsberatungen und spezielle Kurse für Übergewichtige an. Damit erfüllen sie einerseits ihren gesetzlichen Auftrag, an der Vorbeugung (Prävention) von Krankheiten mitzuwirken, andererseits versuchen sie damit auch, auf sich aufmerksam zu machen und ihr Image zu pflegen (Stichwort »Gesundheitskasse«).

In den letzten Jahren hat sich auf diesem Gebiet besonders die *Allgemeine Ortskrankenkasse (AOK)* hervorgetan. Da die AOK stark regional gegliedert ist, sind die Angebote von Ort zu Ort teilweise sehr verschieden. Bundesweit großen Zuspruch fanden und finden die Kursprogramme der AOK *»Schlank sein kann man lernen«* und *»Pfund um Pfund«*.

Auch andere Krankenkassen sind in den letzten Jahren nicht untätig geblieben und haben ähnliche Programme entwickelt bzw. übernommen. Wenn Sie sich über die aktuellen Angebote Ihrer Krankenkasse zum Thema Übergewicht informieren wollen, dann sollten Sie sich bei der zuständigen Geschäftsstelle vor Ort erkundigen. Leider muß man darauf hinweisen, daß die Qualität dieser Angebote unterschiedlich ist. Manche Krankenkasse versteht Ernährungsberatung immer noch als Marketing-Instrument, um Mitglieder zu gewinnen oder zu halten, und ist dementsprechend wenig bemüht, ein inhaltlich überzeugendes und stimmiges Programm anzubieten. Selbst in diesen Kassen kann man aber auf sehr engagierte und tüchtige Ernährungsberaterinnen treffen.

Ein bisher wenig beachtetes Problem ist auch, daß die Ernährungsberatungseinrichtungen der Krankenkassen nicht nur für die Vorbeugung von Krankheiten eingesetzt werden, sondern zunehmend bei Versicherten mit ernährungsabhängigen Krankheiten tätig werden, deren Behandlung zweifellos in die Hände von Ärzten gehört. Eine solche Tätigkeit kann nur dann sinnvoll sein, wenn sie in enger Abstimmung mit dem behandelnden Arzt erfolgt.

Als ein positives Beispiel wollen wir auf das AOK-Programm *»Pfund um Pfund«* näher eingehen.

### »Pfund um Pfund«-Programm der AOK

Dieser Kurs geht einschließlich einer 2wöchigen Vorbereitungsphase über insgesamt 12 Wochen. Im wöchentlichen Abstand finden 10 Doppelstunden unter der Anleitung speziell geschulter Ernährungsberaterinnen statt. Pro Gruppe werden 10 bis 12 Übergewichtige betreut. Ziel des Kurses ist, die Teilnehmer zu einer gesunden und vernünftigen Ernährungsweise hinzuführen. Dabei wird versucht, bei der Festlegung des Therapieziels die Einzelsituation des Teilnehmers (z. B. seine Ernährungsvorlieben) zu berücksichtigen.

Das Ernährungskonzept besteht aus einer ausgewogenen, vollwertigen Mischkost von 1000 bis 1800 kcal. Die tägliche Kalorienzufuhr richtet sich nach dem Ausgangsgewicht. Im Rahmen des Kurses erhalten die Teilnehmer auch umfassende Informationen über die Zusammensetzung der Nahrung (»Nährstoffkunde«) sowie viele praktische Verhaltenshinweise (z. B. zu Themen wie Restaurantbesuch oder Einkauf). Neben dem Schwerpunkt der Ernährungsberatung enthält dieser Kurs somit auch viele *verhaltenstherapeutische* Elemente.

Für AOK-Mitglieder ist die Kursteilnahme kostenlos. Dagegen müssen Nichtmitglieder für den Kurs »*Pfund um Pfund*« eine Gebühr von DM 150,– entrichten. Diese Gebühr wird nach Vorlage einer Teilnahmebescheinigung in der Regel problemlos von den anderen gesetzlichen Krankenkassen erstattet. Nur die privaten Krankenversicherungen sind oft wenig entgegenkommend und übernehmen solche Gebühren nicht.

### Für wen sind die Kurse geeignet?

Die Kurse sind besonders für *leicht bis mäßig Übergewichtige* gedacht. Die untere Gewichtsgrenze sollte bei einem BMI von 24 liegen, die obere bei einem BMI von 30 oder nur wenig darüber. Sehr Übergewichtige werden normalerweise nicht in das Programm aufgenommen. Für diesen Personenkreis gibt es aber gelegentlich spezielle Kurse. In jedem Fall sollten Sie in einem Vorgespräch mit der Kursleiterin zu klären versuchen, ob der Kurs für Ihr Gewichtsproblem der richtige ist.

### Ergebnisse

Nach Abschluß des 3monatigen »*Pfund um Pfund*«-Programms liegt der Gewichtserfolg in einer Größenordnung von 4 bis 7 kg. Angaben zu den Langzeitergebnissen gibt es leider nicht. Zwischen 10 und 20% der Teilnehmer brechen nach Selbstangaben den Kurs ab. Die Teilnehmer sind überwiegend Frauen (> 80%).

### Vorteile

Die Kurse sind für leicht Übergewichtige ohne gesundheitliche Probleme sicherlich günstig. Die Gewichtsabnahme erfolgt schonend und nebenwirkungsfrei, es wird ein gesundes Eßverhalten angestrebt. Die Ernährung ist abwechslungsreich und vollwertig. Eine Kursteilnahme ist auch unter Alltagsbedingungen gut möglich.

### Nachteile

Die Kurse sind für stark Übergewichtige weniger geeignet. Die Programme sind zu kurz, um eine stabile Änderung der Ernährungsgewohnheiten zu erreichen, zumal eine längere Betreuung nicht vorgesehen ist. Der angepriesene gute Lerneffekt hinsichtlich einer gesunden Ernährung ist unbewiesen, zumal entsprechende Langzeitergebnisse fehlen. Eine Abstimmung mit dem Hausarzt erfolgt selten, wäre aber in vielen Fällen sicher sinnvoll bzw. notwendig. Da keine angemessene Voruntersuchung stattfindet, ist die Gefahr groß, daß verhältnismäßig viele Menschen mit Eßverhaltensstörungen an diesen Kursen teilnehmen, die eigentlich eine ganz andere Therapie bräuchten.

### Gesamtbewertung

Die Angebote der AOK und anderer Krankenkassen sind für mäßig Übergewichtige ohne größere Gesundheitsprobleme attraktiv. Die Ernährungsempfehlungen sind ausgewogen und entsprechen den modernen Vorstellungen. Allerdings sind die Kurse viel zu kurz, um eine stabile Änderung des Eßverhaltens zu erreichen, so daß Zweifel hinsichtlich der Langzeitwirkung solcher Programme angebracht sind. Für stark Übergewichtige mit gesundheitlichen Problemen sind diese Kurse nicht zu empfehlen.

## Kommerzielle Gewichtsreduktionsprogramme

### Weight Watchers

Weight Watchers wurde 1963 in den USA gegründet und ist seit 1970 auch in Deutschland vertreten. Anders als der Name vermuten läßt, handelt es sich um keine Selbsthilfegruppe, sondern um ein kommerzielles Unternehmen, das letztlich zum amerikanischen Nahrungsmittelkonzern Heinz gehört. Nach Eigenangaben gibt es in Deutschland zur Zeit rund 700 Weight Watchers-Gruppen mit insgesamt rund 20 000 Mitgliedern. Seit 1970 sollen bereits 3 Millionen Deutsche an Weight Watchers-Programmen teilgenommen haben.

Ziel des Weight Watchers-Programms ist es, durch eine *kalorienreduzierte Ernährung* und *Umstellung des Eßverhaltens* langfristig Gewicht abzunehmen. Grundlage ist dabei ein **3-Phasen-Konzept**. In der *Abnahmephase* sollen die Teilnehmer zunächst ihr Zielgewicht erreichen. Dabei wird eine ausgewogene, insgesamt recht abwechslungsreiche Mischkost empfohlen, die vom Teilnehmer selbst zusammengestellt werden soll. Die tägliche Kalorienaufnahme liegt zwischen 1100 und 1300 kcal. Jeden Tag muß ein Eßprotokoll geführt werden, was die Selbstkontrolle fördert.

Nach Erreichen des Zielgewichts soll durch ein sog. *Erhaltungsprogramm* das Gewicht langfristig stabilisiert werden. Dies erfolgt durch Vertiefung des veränderten Eßverhaltens und durch mehr körperliche Bewegung. Schließlich folgt die *Dauermitgliedschaft*. Dabei muß die Wochen- oder Gruppengebühr nur noch dann bezahlt werden, wenn das betreffende Mitglied nach der Gewichtsabnahme wieder mehr als 1 kg zugenommen hat.

Die Teilnehmer sind in Gruppen von etwa 8 bis 12 Personen eingebunden, die von einem *Gruppenleiter* betreut werden. Der Gruppenleiter hat die Aufgabe, die Ziele des Programms zu vermitteln und die Durchführung zu unterstützen. Die Gruppenleiter sind in der Regel »erfolgreiche« frühere Teilnehmer, die noch ein zusätzliches Ausbildungsprogramm absolviert haben. Die Gruppen treffen sich wöchentlich. Nach dem Wiegen der einzelnen Teilnehmer werden persönliche Erfahrungen ausgetauscht. Gemeinsam bespricht man Schwierigkeiten bei der Diäteinhaltung ebenso wie Lösungen für spezielle Probleme. Durch Offenlegung von persönlichen Erfahrungen vor der Gruppe entsteht ein starker Druck, der für manche motivierend ist und zum Durchhalten ansport, von anderen aber eher als unangenehm erlebt wird.

Die Teilnahme an diesem Programm setzt die *Mitgliedschaft* bei Weight Watchers voraus. Um Mitglied zu werden, muß man eine einmalige *Aufnahmegebühr* in Höhe von 35,– DM bezahlen. Bei Eintritt wird zwar eine ärztliche Untersuchung empfohlen, diese wird aber nicht vorausgesetzt, so daß sie wahrscheinlich nur selten stattfindet. Für die Teilnahme am Weight Watchers-Programm muß eine Wochengebühr in Höhe von 24,– DM entrichtet werden. Die Mitgliedschaft kann jederzeit durch Fernbleiben von der Gruppe beendet werden. Die Kosten werden von den meisten Ersatzkassen und Betriebskrankenkassen teilweise übernommen. Wer sein Zielgewicht erreicht und mindestens 6 Wochen aufrechterhalten hat, erhält die kostenlose Dauermitgliedschaft. Wer sein persönliches Wunschgewicht verfehlt oder doch wieder zugenommen hat, kann zwar ebenfalls die Dauermitgliedschaft erwerben, muß aber für die Teilnahme die Wochengebühr bezahlen.

Weight Watchers bietet darüber hinaus ein *dreiwöchiges Schnellprogramm* mit dem Titel »*Schlank nach Maß*« an. Dabei wird eine Mischkost von 1100 kcal/Tag empfohlen, die eine Gewichtsabnahme von bis zu 5 kg bringen soll. Die Kursunterlagen mit Menüvorschlägen und Verhaltenstips kosten 98,– DM. Ferner offeriert Weight Watchers einen *Fernkurs* für Übergewichtige mit dem Namen *»Weight Watchers Zuhause«*. Es handelt sich um einen 8wöchigen Kurs, der Menüvorschläge, Verhaltenstips sowie eine Fernberatung beinhaltet. Der Preis dafür beträgt 198,– DM.

### Für wen eignet sich das Programm?

Teilnehmer am Weight Watchers-Programm sollten nicht zu übergewichtig (BMI 25 bis 35) und eher jüngeren Alters (unter 40 Jahre) sein. Für massiv Übergewichtige mit zusätzlichen Gesundheitsproblemen ist das Weight Watchers-Konzept auch wegen der fehlenden Einbindung ärztlichen Sachverstands wenig geeignet.

### Ergebnisse

Nach Eigenangaben beträgt die durchschnittliche Dauer der Mitgliedschaft bei neuen Mitgliedern 13 Wochen. In dieser Zeit wird eine durchschnittliche Gewichtsabnahme von 6,4 kg erreicht. Innerhalb der ersten 4 Wochen brechen allerdings zwischen 20 und 30% die Behandlung ab. Für die inzwischen 110 000 Dauermitglieder wurde ein mittlerer Gewichtsverlust von 12,7 kg angegeben. Detaillierte Angaben zu den Langzeitergebnissen waren leider nicht erhältlich.

### Vorteile

Das Weight Watchers-Programm empfiehlt eine ausgewogene, abwechslungsreiche Kost, die den heutigen Vorstellungen entspricht und bietet Strategien zur Veränderung des Eßverhaltens sowie zu mehr körperlicher Bewegung. Das Vorbild erfolgreicher Teilnehmer, aber auch der Gruppendruck ist für viele sicherlich eine Hilfe, das Therapieziel zu erreichen. Das Programm läßt sich problemlos unter Alltagsbedingungen durchführen.

### Nachteile

Die gegenseitige Kontrolle in der Gruppe ist für sensible Menschen oft unangenehm. Gelegentlich kommt es in den Gruppen zu Konflikten, die eher schaden als nutzen. Die Gruppenleiter sind für ihre Tätigkeit nur dürftig vorbereitet. Der Erfolg des Gruppenleiters bei der eigenen Gewichtskontrolle überträgt sich nicht automatisch auf die Teilnehmer. Das langfristige Konzept ist wenig überzeugend, es wird hauptsächlich oberflächlicher amerikanischer Optimismus verbreitet. Das Angebot kommt der kurzsichtigen Erwartungshaltung vieler Interessenten zur sehr entgegen. Die Steigerung der körperlichen Aktivität wird zuwenig betont.

**Gesamtbewertung**

Das Weight Watchers-Programm ist sicherlich ein bewährtes, alltagstaugliches Konzept für mäßig Übergewichtige, die kein Problem damit haben, an regelmäßigen Gruppensitzungen teilzunehmen. Ein Langzeiterfolg ist für Teilnehmer bisher nicht belegt.

## Optifast-Programm

Das Optifast-Programm wurde ursprünglich in den USA unter Mitarbeit erfahrener Ernährungsmediziner entwickelt und wird seit einigen Jahren in Deutschland von der Firma Wander angeboten, einem Tochterunternehmen des schweizerischen Pharmakonzerns Sandoz. Die derzeit rund 30 Therapiezentren in Deutschland verteilen sich hauptsächlich auf die Ballungsräume und einige mittelgroße Städte. In der Regel sind diese Zentren an internistische Abteilungen von Krankenhäusern angeschlossen, so daß das dort vorhandene medizinische Fachwissen mitgenutzt werden kann.

Das Programm gliedert sich in mehrere Phasen, die sich über insgesamt 26 Wochen erstrecken. Die Teilnehmer (etwa 12 bis 15 pro Gruppe) treffen sich in wöchentlichen Abständen, meist nach Feierabend, um auch Berufstätigen die Teilnahme zu ermöglichen. Am Anfang steht eine *einwöchige Vorbereitungsphase*, in der die Interessenten medizinisch und psychologisch voruntersucht sowie die Ernährungs- und Bewegungsgewohnheiten ermittelt werden. Damit soll die Eignung der Interessenten überprüft werden, die Ablehnungsquote ist allerdings mit 1–2% sehr niedrig.

Die eigentliche *Fastenphase* geht über 12 Wochen und besteht aus einer Formuladiät von knapp 800 kcal/Tag. Diese Ernährung versorgt den Teilnehmer mit den wichtigsten Nährstoffen bei gleichzeitig deutlicher Beschränkung der Kalorienaufnahme. Während dieser Zeit erfolgt eine regelmäßige *ärztliche Betreuung* einschließlich erforderlicher Laborkontrollen. In der sich anschließenden 7wöchigen *Umstellungsphase* soll der Teilnehmer schrittweise an eine gesunde, ausgewogene Normalkost gewöhnt werden. Diese Phase wird von einem Schulungskurs begleitet, um ein vernünftiges Eßverhalten zu erlernen. In der letzten, der sog. *Stabilisierungsphase* sollen die neuen Verhaltensweisen vertieft werden. Der Teilnehmer soll dabei lernen, das neue Eßverhalten im Alltagsleben umzusetzen und dabei gefährliche Situationen wie Einladungen zum Essen etc. zu meistern. Parallel zur Ernährungstherapie und zur medizinischen und psychologischen Betreuung läuft ein Bewegungsprogramm.

Die *Kosten* für dieses Programm belaufen sich auf ca. 4500,– DM. Eine Reihe von Krankenkassen übernimmt inzwischen nach vorangegangener Antragstellung und Prüfung den größten Teil davon (50 bis 75%). Lediglich die Kosten für das Diätpulver in Höhe von etwa DM 1700,– müssen vom Teilnehmer in jedem Fall selbst getragen werden, da die Ausgaben für die normale Ernährung entfallen.

Da sich inzwischen gezeigt hat, daß die 26 Wochen des Kernprogramms viel zu kurz sind, um eine stabile Änderung des Eßverhaltens zu erzielen, wird neuerdings ein ebenfalls 26wöchiges *Folgeprogramm* angeboten. Dabei treffen sich die Teilnehmer mit den Therapeuten in 7- bis 14tägigen Abständen, um ihr Ernährungswissen aufzufrischen und Verhaltensänderungen zu vertiefen und zu verstärken. Die Kosten für das Folgeprogramm belaufen sich auf zusätzliche 800,– DM. Manche Krankenkassen übernehmen die Kosten für das Kernprogramm nur, wenn sich der Teilnehmer verpflichtet, auch am Folgeprogramm teilzunehmen. Je nach Bedarf kann das Folgeprogramm, aber auch das Kernprogramm wiederholt werden.

### Für wen ist dieses Programm geeignet?

Das Programm eignet sich in erster Linie für deutlich Übergewichtige (BMI über 30), auch solche mit Begleit- und Folgeerkrankungen, bei denen eine größere Gewichtsabnahme wünschenswert ist. Die medizinische Betreuung stellt sicher, daß auch Menschen mit diesen Zusatzproblemen verhältnismäßig gefahrlos abnehmen können.

### Ergebnisse

Die Abbruchrate mit 10 bis 20% ist relativ niedrig, da manche Krankenkassen bei vorzeitigem Ausstieg keine Kostenerstattung übernehmen. Rund 80% der Teilnehmer sind Frauen. Die mittlere Gewichtsabnahme nach Beendigung des Programms liegt bei 22 bis 25 kg. Trotz des enormen Aufwandes und der hohen Kosten sind die Langzeitergebnisse wenig begeisternd. 2 Jahre nach Beendigung des Programms haben ca. 40% der Teilnehmer ihren Gewichtsverlust noch in etwa gehalten. Die restlichen 60% haben wieder deutlich zugenommen. Verglichen mit anderen Ansätzen ist dies dennoch ein bemerkenswert gutes Ergebnis. Damit gehört das Programm zweifellos zu den erfolgreichsten Konzepten, die derzeit verfügbar sind.

### Vorteile

Vorteilhaft ist die sehr gute und sichere Gewichtsabnahme unter Betreuung durch ein Expertenteam. Die Kombination von Ernährungstherapie, verhaltenstherapeutischen Elementen und Bewegungsprogramm ist sehr positiv zu bewerten. Ein weiterer Pluspunkt ist, daß dieses Programm ambulant durchgeführt werden kann, sofern der Teilnehmer in der Nähe eines Therapiezentrums wohnt.

### Nachteile

Die Umstellungs- und Stabilisierungsphase ist offensichtlich zu kurz, um stabile neue Eßgewohnheiten einzuüben. Das Programm berücksichtigt die individuelle Situation nicht ausreichend, es wird nach einem relativ starren, wenn auch begründeten Schema vorgegangen. Die rasche und massive Gewichtsreduktion führt nicht selten zu lästigen Beschwerden wie z. B. Kreislaufstörungen, auch gefährlichere Komplikationen sind nicht auszuschließen. Die rasche Gewichtsabnahme ist zudem mit einem erhöhten Rückfallrisiko verbunden.

### Gesamtbewertung

Es handelt sich um ein gut überlegtes, weitgehend ausgereiftes Behandlungskonzept, das die wichtigsten Punkte umfaßt. Es eignet sich besonders für Menschen mit stärkerem Übergewicht und übergewichtsbedingten Gesundheitsstörungen und ist das derzeit erfolgreichste ambulante Gewichtsreduktionsprogramm für diesen Personenkreis. Die Betreuung ist dennoch zu kurz, um eine langfristige Gewichtsstabilisierung sicherzustellen.

## BCM-Diätprogramm

Das BCM-Diätprogramm (BCM steht für »**B**ody **C**ell **M**ass« = Körperzellmasse) wird von der *Deutschen Gesellschaft für gesundes Leben mbH* propagiert. Dieses Unternehmen bietet seit 1986 Schulungen und Beratungen zum Thema Ernährungsmedizin an. Nach Eigenangaben werden monatlich zwischen 60 000 und 90 000 Personen an bundesweit ca. 1000 Stellen, hauptsächlich in Arztpraxen, beraten.

Mit dem BCM-Diätprogramm wird an allererster Stelle eine *Reduzierung des Körperfetts* und eine *Stabilisierung der Körperzellmasse* (also der BCM) angestrebt. Zu der Körperzellmasse gehören alle Zellen, die am Stoffwechselgeschehen teilnehmen, also Nährstoffe verbrennen und dabei Sauerstoff verbrauchen. Dies sind die Zellen des Fettgewebes, der Muskulatur, des Nervensystems, die Blutzellen, Knochen, Knorpel und Sehnen. Das Konzept und damit auch die Behandlung beruhen auf der wiederholten Messung der BCM mit Hilfe der Bioimpedanz-Analyse (s. S. 26). Inwieweit sich dieses indirekte Verfahren, das zwar bei der Abschätzung des Körperfettgehalts einen festen Platz hat, tatsächlich für die Bestimmung der BCM eignet, ist unter Fachleuten umstritten. Außerdem gibt es keinen Hinweis, daß die Körperzellmasse bei Übergewicht gestört ist, so daß dieses Konzept auf sehr wackeligen Beinen steht.

Das Programm wird in Gruppen von 15 bis 20 Teilnehmern durchgeführt, die meist unter der Anleitung von Ärzten lernen sollen,»*individuelle Strategien und Fähigkeiten zur situationsgerechten Regulation des Eß- und Trinkverhaltens und des Lebensstils zu entwickeln und zu optimieren*«. Im Prinzip wird dabei eine kohlenhydrat- und ballaststoffreiche Ernährung empfohlen und durch eine sog. »*Nahrungsergänzung*« oder »*Basis-Kost*« (s. u.) erweitert. Dazu kommen eine *Steigerung der körperlichen Aktivität* und ein nicht näher beschriebenes *Streßmanagement*. Der Erfolg des Beratungskonzepts, insbesondere die Einhaltung der Ernährungsrichtlinien, wird durch wiederholte Messung der Körperzusammensetzung mittels Impedanzanalyse überprüft. Diese Ergebnisse sind dann Gegenstand des Beratungsgesprächs in der Gruppe. An den Meßergebnissen soll man u. a. erkennen können, inwieweit die Nahrungszufuhr ausgewogen war bzw. die »Nahrungsergänzung« richtig zubereitet wurde.

Es werden **3 Phasen der Fettreduktion** unterschieden. In der *Phase 1* wird eine kohlenhydratreiche Mischkost-Mahlzeit von 500–850 kcal pro Tag gegessen. Die Teilnehmer erhalten dazu eine Auswahl geeigneter Rezepte (von vegetarisch bis international). Anstelle der übrigen zwei Hauptmahlzeiten verzehren die Teilnehmer die »*teilbilanzierte Nahrungsergänzung*«. Dabei handelt es sich um ein mit Vitaminen und Mineralstoffen angereichertes, fettarmes Milchprodukt, das pro Portion zwischen 150 und 250 kcal enthält. In der *Phase 2* werden zwei kohlenhydratreiche Mischkost-Mahlzeiten pro Tag eingenommen und die dritte Hauptmahlzeit durch eine Portion Nahrungsergänzung ersetzt. In der *Phase 3* (»Stabilisation der Ergebnisse«) werden nur noch 3 kohlenhydrat- und ballaststoffreiche Hauptmahlzeiten gegessen. In Phase 1 betragen die Beratungsabstände 1 bis 2 Wochen, in Phase 2 nur noch 2 bis 4 Wochen und in der Stabilisierungsphase 1 bis 2 Monate. Danach wird 1- bis 2mal jährlich eine Nachbetreuung einschließlich einer Analyse der Körperzusammensetzung empfohlen.

Für die Teilnahme an diesem Programm, das nach eigenen Angaben maximal 4 Messungen und 4 Beratungen pro Monat umfaßt (die aber in diesem Umfang so gut wie nie in Anspruch genommen werden), wird ein monatlicher Betrag von 30,– DM fällig. Die »Nahrungsergänzung« in Phase 1 kostet für 2 Wochen 65,– DM und in Phase 2, in der nur noch 1 Nahrungsergänzung pro Tag vorgesehen ist, für 4 Wochen den gleichen Betrag. In der

»Stabilisationsphase« und während der Nachbetreuung wird für jeweils 2 Beratungen und Messungen pro Monat ein Betrag von 30,– DM erhoben. Da der Teilnehmer keinerlei vertragliche Verpflichtungen einzugehen braucht, kann er jederzeit folgenlos aussteigen. Einige Krankenkassen erstatten inzwischen die monatlichen Gebühren in Höhe von 30,– DM.

### Für wen eignet sich dieses Konzept?

Da die tägliche Kalorienzufuhr über 1000 kcal liegt und wahrscheinlich eine vollständige Versorgung mit den wichtigsten Nährstoffen erfolgt, sollte es gegen das Ernährungsprogramm keine größeren Vorbehalte geben. Übergewichtige mit einem BMI von 27 bis 35 dürften am ehesten davon profitieren. Da in der Regel eine ärztliche Betreuung erfolgt, ist das Programm auch für Übergewichtige mit erhöhtem Komplikationsrisiko oder Begleiterkrankungen durchführbar.

### Ergebnisse

Nach Eigenangaben beenden etwa zwei Drittel der Teilnehmer Phase 1, die im Durchschnitt 3½ Monate dauert. Das Körpergewicht wird dabei im Mittel um 9,7 kg gesenkt. Phase 2 dauert rund 5 Monate und wird von knapp 40% der Teilnehmer abgeschlossen. Phase 3 (»Stabilisierung«) wird nur noch von 17% der Abnahmewilligen komplett absolviert. Die Teilnehmer sind im Durchschnitt 40 bis 45 Jahre alt, zum überwiegenden Teil berufstätig, etwa die Hälfte ist deutlich übergewichtig mit einem BMI über 30. Etwa 85% der Teilnehmer sind Frauen. Über die Gründe für das Ausscheiden bzw. den Gewichtsverlauf der Aussteiger waren keine Informationen erhältlich. Auch Langzeitergebnisse, z. B. zum Gewichtserfolg 1 oder 2 Jahre nach Beendigung der 3 Phasen, waren nicht verfügbar.

### Vorteile

Es handelt sich um ein langfristig angelegtes Therapiekonzept, das die 3 Hauptkomponenten einer sinnvollen Übergewichtstherapie mehr oder weniger vollständig umfaßt. Die Nährstoffversorgung ist weitgehend ausgewogen, so daß eine risikolose Gewichtsreduktion möglich sein sollte. Die Beratung in Gruppen kann die Motivation fördern. Die Durchführung des Programms erfolgt ausschließlich ambulant. Da die Gruppen überwiegend von Ärzten geführt werden, dürfte eine gute medizinische Betreuung gewährleistet sein. Erfreulich ist auch, daß von vornherein eine langfristige Bindung an den Therapeuten angestrebt wird, was wahrscheinlich für den Langzeiterfolg von großem Vorteil ist.

**Nachteile**

Die Messung der Körperzusammensetzung mittels der Bioimpedanz-Analyse kann zwar helfen, die Motivation Übergewichtiger zu unterstützen, die Fixierung auf diese Methode ist aber unverständlich, zumal jeder wissenschaftliche Beleg fehlt, daß Übergewichtige unter Störungen der Körperzellmasse leiden bzw. daß dieses relativ einfache Ernährungsschema eine besondere Wirkung auf den Zellstoffwechsel besitzt. Entscheidend ist vor allem, daß der Eiweißmindestbedarf von etwa 50 Gramm pro Tag gesichert ist, was bei diesem Programm in jedem Fall zutrifft. Die Kalorienbegrenzung wird hauptsächlich durch die Verwendung eines kalorienarmen Nährstoffkonzentrats auf Milcheiweißbasis erreicht. Eine exakte Analyse der Zusammensetzung dieser »Nahrungsergänzung« war nicht erhältlich, so daß unklar ist, wie die Nährstoffbilanz im einzelnen aussieht. Eine offene Frage ist, wie sich die monatelange Verwendung der »Nahrungsergänzung« auf die Entwicklung und Einübung des erwünschten gesunden Eßverhaltens auswirkt. Ein Problem ist auch, daß bisher fundierte Untersuchungen zu den Langzeitergebnissen dieses Therapiekonzepts fehlen. Weiter ist klärungsbedürftig, warum offensichtlich die Mehrzahl der Teilnehmer das Programm nicht zu Ende bringt.

**Gesamtbewertung**

Obwohl das theoretische Fundament des BCM-Diätprogramms nicht überzeugt, handelt es sich um ein insgesamt akzeptables Behandlungskonzept. Es zeichnet sich besonders dadurch aus, daß es im Vergleich zu anderen Programmen eine sehr langfristige Betreuung unter meist ärztlicher Leitung vorsieht. Damit sollte auch für Personen mit Gesundheitsproblemen eine ungefährliche Gewichtsabnahme möglich sein. Wünschenswert wäre eine bessere wissenschaftliche Absicherung dieses Konzepts einschließlich seiner Langzeitwirkungen.

## Treffpunkt-Diät

Die Treffpunkt-Diät wurde 1988 eingeführt und hat seitdem in Deutschland eine große Verbreitung gefunden. Nach Eigenangaben gibt es derzeit hierzulande rund 500 Gruppen. Das Konzept wird von der Gesellschaft für Gewichtsreduktionsschulung und Ernährungsberatung mbH getragen und lebt in erster Linie vom Verkauf von Diätprodukten.

Ähnlich wie bei den bereits besprochenen Programmen handelt es sich um ein mehrgleisiges Konzept oder, wie die Verfechter propagieren, um ein »ganzheitliches Ernährungsprogramm«. Im wesentlichen besteht dieser

Ansatz aus einer sehr stark kalorienbegrenzten Diät und einem Lernprogramm zur Veränderung der Ernährungsgewohnheiten. Das Programm läuft ebenfalls in mehreren Schritten ab.

Vor Aufnahme in das Programm wird empfohlen, den *Hausarzt* aufzusuchen, um die persönliche Eignung für die Teilnahme zu überprüfen. Da dies nur eine Empfehlung ist, wird sie nur von einem Teil der Abspeckwilligen beachtet. Gemeinsam mit der Gruppenleiterin legt der Teilnehmer vor Beginn sein persönliches *Zielgewicht* fest.

Das Grundprogramm geht über mindestens 10 Wochen und beinhaltet eine stark kalorienbegrenzte Ernährung mit *industriell vorgefertigten Diätprodukten*. Im Gegensatz zu anderen Formuladiäten steht eine größere Auswahl an Geschmacksrichtungen und Produkten zur Verfügung. Der Teilnehmer kann zwischen Fertigmenüs, Suppen, Diätsüßspeisen und Diätgetränken wählen. Insgesamt sind 5 Mahlzeiten pro Tag vorgesehen. Die Gesamtenergiezufuhr liegt bei ca. 800 kcal pro Tag. Damit wird der § 14 a der Diätverordnung (s. S. 172) eingehalten. Die Teilnehmer sind allerdings nicht gezwungen, diese Diätprodukte zu verwenden. Sie erhalten gleichzeitig Rezeptvorschläge, mit deren Hilfe sie ebenfalls eine gleichwertige Mischkost von 800 kcal/Tag einhalten können. Die Therapie erfolgt in Gruppen von 3 und 15 Personen. Diese werden von ausgebildeten Gruppenleitern betreut und treffen sich einmal wöchentlich zur Schulung und zum Erfahrungsaustausch.

Nach etwa 8 Wochen beginnt die Übergangsphase, in der die Diätprodukte nach und nach von selbstständig zubereiteten kalorienreduzierten Mahlzeiten ersetzt werden. Die Teilnehmer erhalten erneut Menüvorschläge, aber auch weiterhin Informationen über die wichtigsten Nahrungsmittel und das richtige Eßverhalten. In der Erhaltungsphase können die Teilnehmer weiterhin die Gruppen besuchen und sollen vor allem das reduzierte Körpergewicht stabilisieren.

Die Teilnahme an den Gruppensitzungen ist *kostenlos*. Allerdings wird erwartet, daß die Diätprodukte der Firma verwendet werden. Diese werden von den Gruppenleiterinnen auf Provisionsbasis an die Teilnehmer verkauft. Die durchschnittlichen Tageskosten für 5 Mahlzeiten belaufen sich auf ca. DM 15,–. In Einzelfällen gewähren manche Krankenkassen auf Antrag Zuschüsse.

### Für wen eignet sich dieses Konzept?

Die Treffpunkt-Diät eignet sich am ehesten für Übergewichtige mit einem BMI zwischen 27 und 35 ohne größere Gesundheitsprobleme, bei denen aber doch, z. B. wegen übergewichtsbedingter Risikofaktoren, eine größere Gewichtsabnahme wünschenswert ist. Leicht und deutlich Übergewichtige kommen nach unserer Ansicht für dieses Programm weniger in Betracht.

### Ergebnisse

Die Abbruchsquote liegt in den ersten 3 Wochen bei ca. 20%. Die Teilnehmer verbleiben im Durchschnitt 16 Wochen in der Gruppe. Die mittlere Gewichtsabnahme liegt in diesem Zeitraum bei 12 bis 14 kg. Das gewünschte Therapieziel erreicht lediglich ein Drittel, unabhängig davon, inwieweit die Therapievorstellungen der Patienten realistisch waren oder nicht. Ein Jahr nach Beendigung der Treffpunkt-Diät haben die meisten Teilnehmer wieder leicht zugenommen, liegen aber im Durchschnitt immer noch knapp 9 kg unterhalb des Ausgangsgewichts.

### Vorteile

Es handelt sich um eine Kombination aus einer stark kalorienreduzierten Diät und einem verhaltenstherapeutischen Programm, das insgesamt eine akzeptable und weitgehend ungefährliche Gewichtsabnahme erlaubt. Die Durchführung in Gruppen verbessert die Motivation und das Durchhaltevermögen. Das Programm ist auf eine ambulante Langzeitbetreuung ausgerichtet.

### Nachteile

Solange Diätfertigprodukte eingesetzt werden, fehlt ein Lerneffekt, und die Übernahme der Verantwortung für das Eßverhalten ist nur begrenzt möglich. Die körperliche Bewegung kommt als Therapieelement zu kurz, soll allerdings in Zukunft stärker berücksichtigt werden. Bei sehr stark Übergewichtigen, die gezielt angesprochen werden, ist die medizinische Betreuung zu wenig garantiert. Die bisher vorliegenden Langzeitergebnisse (1 Jahr nach Beendigung der Teilnahme) reichen nicht aus, um den langfristigen Erfolg zuverlässig einschätzen zu können. Da die Gruppenleiter aus verschiedenen Bereichen kommen und nur kurz auf ihre Aufgabe vorbereitet werden, könnte die Qualität der Gruppenbetreuung sicher noch verbessert werden.

### Gesamtbewertung

Es handelt sich um ein wirksames Behandlungskonzept, das besonders für Menschen mit einem mittleren Übergewicht geeignet erscheint. Allerdings weist das Programm noch in einigen Punkten Schwächen auf, an deren Beseitigung aber gearbeitet wird.

## Sonstige kommerzielle Programme

Das Geschäft mit Gewichtsabnahme und gesunder Ernährung boomt seit Jahren. Kein Wunder also, daß viele selbsternannte Ernährungsexperten sich von diesem expandierenden Markt magisch angezogen fühlen und daran teilhaben wollen. In den letzten Jahren wurden daher etliche neue Unternehmen, Praxen und Institute gegründet, die von diesem Boom profitieren wollen. Auch Fitneß-Studios haben diesen Trend erkannt und sich angeschlossen. Viele dieser Unternehmen sind nur regional vertreten und oft nur kurzlebig, so daß auf die verschiedenen Anbieter nicht näher eingegangen werden soll.

Diese Unternehmen tragen oft wohlklingende Namen, die nicht nur Aufmerksamkeit wecken, sondern auch Vertrauen einflößen und Kompetenz ausdrücken sollen. Mit großspurigen Anzeigen wird Kundenfang betrieben, versprochen wird alles, was sich der Abnahmewillige insgeheim erträumt. Leider sind die Methoden, die dann angewandt werden, häufig äußerst zweifelhaft, dafür aber immer teuer. Dabei kommen nicht nur wirkungslose Methoden zum Einsatz, manchmal handelt es sich um ausgesprochen dubiose und potentiell gesundheitsschädliche Verfahren. Selbstverständlich wird es nicht für nötig erachtet, die kurz- wie langfristige Wirksamkeit sowie die gesundheitliche Unbedenklichkeit korrekt zu belegen.

Je blumiger und phantastischer die Beschreibungen sind, desto mehr Vorsicht ist geboten. Erkundigen Sie sich deshalb vorher genau über die angepriesenen Methoden und fragen Sie im Zweifelsfall einen Fachmann um Rat.

## Stationäre Übergewichtstherapie

Auch wenn die Behandlung des Übergewichts bei den meisten Dicken ambulant durchgeführt werden kann und soll, gibt es doch immer wieder Situationen, bei denen eine stationäre Therapie angezeigt ist. Dies betrifft in erster Linie *massiv Übergewichtige* (BMI deutlich über 30), die infolge ihres Übergewichts *erhebliche Gesundheitsprobleme* haben, wie z. B. schwere Atemnot oder fortgeschrittenen Gelenkverschleiß. Ist aus medizinischen Gründen eine rasche, aber sichere Gewichtsabnahme notwendig, kann bei Personen mit erhöhtem Risiko eine stationäre Therapie durchaus sinnvoll und notwendig sein. Gerade wenn viele Begleiterkrankungen vorliegen, kann eine ständige medizinische Betreuung erforderlich sein. In solchen Fällen muß die medikamentöse Therapie eventuell von Tag zu Tag überprüft und angepaßt werden.

Die Kalorienzufuhr wird bei der stationären Therapie meist knapp bemessen (je nach Situation zwischen 500 und 1000 kcal/Tag), um die gewünschte bzw. erforderliche Gewichtsabnahme und damit die Besserung der Beschwerden rasch zu erreichen. Ein extrem Dicker, der z. B. nach einem Herzinfarkt auf eine Bypass-Operation an den Herzkranzgefäßen wartet, darf aber seine Kalorienaufnahme nicht zu drastisch einschränken. Doch auch dieser Patient wird mit 1000 bis 1200 kcal/Tag innerhalb von 4 Wochen zwischen 5 und 10 kg abnehmen und damit seinen Zustand wahrscheinlich wesentlich verbessern. Eine stationäre Übergewichtsbehandlung sollte zwar die Ausnahme sein, darf aber nicht von vorneherein abgelehnt werden, wie dies offensichtlich manche Krankenkassen tun.

## Stationäres Abnehmen mit alternativen Konzepten

Viele Privatkliniken haben sich darauf verlegt, übergewichtige Menschen mit speziellen Ernährungsformen oder anderen mehr oder weniger sinnvollen Methoden zu behandeln. Aufgrund ihrer großen Zahl sind die Übergewichtigen für diese Kliniken zunehmend interessant geworden. Da diese Konzepte aber meist für ganz andere Zwecke entwickelt wurden, sind sie für Übergewichtige nicht immer unproblematisch. Im folgenden möchten wir zwei der am häufigsten angewandten Therapieansätze vorstellen.

### Buchinger-Fastenkliniken

Obwohl die Fastentherapie zu Beginn dieses Jahrhunderts für ganz andere Zwecke, wie z. B. die Behandlung von Gelenkserkrankungen, eingeführt wurde, wird diese Methode heute mehr und mehr auch zur Behandlung des Übergewichts angewandt. Beim **Buchinger-Fasten** werden maximal 300 kcal pro Tag verabreicht, hauptsächlich in Form von Obstsäften, Gemüsebrühen und Honig. In Einzelfällen werden zusätzlich kleinere Mengen Milchprodukte (als Eiweißzulage) und Sonnenblumen- bzw. Leinsamenöl (essentielle, ungesättigte Fettsäuren) gegeben, so daß die tägliche Kalorienaufnahme auf 600 kcal steigen kann. Gleichzeitig werden regelmäßige *Darmreinigungen*, mit Hilfe von Glaubersalz und Einläufen, durchgeführt und weitere Methoden der Naturheilkunde eingesetzt.

Die eigentliche *Fastenperiode* ist kurz und geht oft nur über eine Woche. Ihr schließt sich eine *Umstellungsphase* an, in der täglich zwischen 800 und 1600 kcal in Form einer ausgewogenen, manchmal eiweißangereicherten Mischkost gegeben werden. Die Teilnehmer erhalten während des Aufenthaltes eine Ernährungsberatung, eine *Gesundheitserziehung*, nach Bedarf auch eine psychologische Betreuung und werden ermuntert, an Entspannungsübungen und Bewegungsprogrammen teilzunehmen. Die durchschnittliche Aufenthaltsdauer liegt bei 14 Tagen.

Problematisch an diesem Konzept ist sicher, daß die minimale Eiweißversorgung nicht garantiert ist, so daß der Eiweißverlust im Verhältnis zum Fettverlust erheblich sein dürfte. Für eine dauerhafte Ernährungsumstellung ist die Zeit zu knapp bemessen, so daß die durchaus positiven Ansätze nicht vertieft und stabilisiert werden können. Es ist daher nicht verwunderlich, daß fast alle Teilnehmer nach Rückkehr in ihre normale Umgebung mehr oder weniger rasch wieder an Gewicht zunehmen und meist zu ihrem Ausgangsgewicht zurückkehren.

## Schroth-Kur

Die Schrothkur geht auf den schlesischen Fuhrmann Johann Schroth zurück, der diese Therapie vor über 160 Jahren entwickelte. Das ursprüngliche Konzept hat sich erstaunlicherweise mit nur wenigen Veränderungen bis in unsere Gegenwart erhalten. Im Rahmen einer 3wöchigen Kur wird durch tägliche Schwitzpackungen, Wechsel von Trink- und Trockentagen und bestimmten Ernährungsvorschriften seelisches und körperliches Wohlbefinden angestrebt. Zunehmend wird die Schrothkur auch zur Behandlung des Übergewichts eingesetzt und nur dieser Aspekt soll im Folgenden etwas näher beleuchtet werden.

Die Ernährung besteht hauptsächlich aus Kohlenhydraten in Form von Gemüsesuppen, eingeweichtem Trockenobst, Kompotten, Vollkornbrot, Knäckebrot, Leinsamenbrot, Kartoffeln, Reis, Gries, Frischpreßsäften aus Zitrusfrüchten und aus geringen Mengen von Rohkost. An den *Trinktagen* erhalten Männer 1/2 bis 1 Liter durchgegorenen Weißwein, Frauen die Hälfte. Allerdings ist der Wein in den meisten Einrichtungen, die Schroth-Kuren anbieten, durch Saft, Wasser oder Tee ersetzt worden. Einschließlich des Alkohols beträgt die tägliche Kalorienzufuhr bei Männern etwa 750 kcal und bei Frauen 600 kcal. Die Diät selbst ist sehr eiweiß- und fettarm und enthält darüber hinaus wenig Salz und andere Mineralstoffe. Die geringe Flüssigkeitszufuhr an den Trockentagen ist nicht unbedenklich, wird aber meist gut vertragen.

Eine solche einseitige Kost ist nicht ungefährlich. Da aber die Schroth-Kur – ähnlich wie das Buchinger-Fasten – fast ausschließlich unter ärztlicher Aufsicht in speziellen Kliniken durchgeführt wird, hält sich das Risiko in Grenzen. Allerdings ist Menschen mit Vorerkrankungen wie schweren Herz-Kreislauf-Erkrankungen oder Nierenschäden davon abzuraten. In jedem Fall sollte vorher eine sorgfältige medizinische Untersuchung erfolgen.

Die Gewichtsabnahme ist unter dieser knappen Kalorienzufuhr beträchtlich und liegt bei durchschnittlich 8 kg in zweieinhalb Wochen. Da eine solche Ernährung für eine längere Anwendung nicht in Frage kommt und praktisch kein Lerneffekt hinsichtlich eines gesünderen Eßverhaltens besteht, ist ein langfristiger Gewichtserfolg im Grunde nicht zu erwarten.

### Gesamtbewertung

Die hier vorgestellten Verfahren sind für die langfristige Behandlung bzw. Beseitigung des Übergewichts nicht geeignet. Unter stationären Bedingungen ist eine rasche und weitgehend sichere Gewichtsabnahme möglich, sofern eine sorgfältige medizinische Voruntersuchung erfolgt. Solche Maßnahmen können in Einzelfällen den Anstoß für eine langfristige Gewichtskontrolle geben, bedürfen dann aber einer ausgewogeneren Ernährung und der ambulanten Weiterbetreuung. Sonst ist mit beiden Konzepten ein bleibender Erfolg eher unwahrscheinlich.

## Ernährungspraxen

In den letzten Jahren wurden vor allem in den Großstädten Ernährungspraxen eröffnet, die sich schwerpunktmäßig mit der Behandlung des Übergewichts als der mit Abstand häufigsten Ernährungsstörung beschäftigen. Da es sich in der Regel um private Praxen handelt und klare gesetzliche Vorgaben fehlen, ist das Spektrum breit. Es sind aber hauptsächlich Ärzte/innen und Ökotrophologen/innen (Ökotrophologie ist die Ernährungswissenschaft), die ihre Fachkenntnisse anbieten.

Je nach Ausbildung und Ausrichtung wird mit unterschiedlichen Behandlungskonzepten gearbeitet. Etliche dieser Praxen setzen nur eine bestimmte Methode ein, z. B. das Programm der *Deutschen Gesellschaft für Gesundes Leben*, und sind damit auf ein bestimmtes Verfahren festgelegt. Je nach den persönlichen Vorstellungen ist es daher ratsam, sich zuvor nach den angebotenen Verfahren zu erkundigen.

Der Vorteil einer Betreuung durch eine Ernährungspraxis besteht darin, daß vielfach eine *individuellere Behandlung*, also eine stärkere Berücksichtigung der persönlichen Situation möglich ist, was mit vorgefertigten Programmen nur schwer gelingt. Auch die Dauer der Betreuung kann stärker auf die individuellen Bedürfnisse abgestimmt werden. Häufig ist es sinnvoll, eine ambulante Behandlung über mindestens ein Jahr durchzuführen. Auch danach kann eine Betreuung in größeren Abständen sehr hilfreich sein, um den Gewichtserfolg langfristig zu sichern.

Liegt ein *ausgeprägtes Übergewicht* vor, das mit Gesundheitsstörungen bzw. Komplikationen verbunden ist, sollte eine Praxis aufgesucht werden, die von *einem Arzt / einer Ärztin* geführt wird. Es ist dann in der Regel leichter, eine Ernährungstherapie durchzuführen, die den Übergewichtigen nicht gefährdet. Auch erforderliche Laborkontrollen lassen sich problemlos durchführen. Häufig muß in solchen Fällen auch die medikamentöse Therapie von Begleiterkrankungen angepaßt werden. Eine Tätigkeit von Diätassistentinnen oder Ökotrophologen sollte in solchen Fällen in enger Abstimmung mit dem behandelnden Arzt erfolgen.

Steht dagegen mehr die Ernährungsberatung mit ihren praktischen Aspekten im Vordergrund bzw. soll durch eine Ernährungsumstellung einer Gesundheitsgefährdung vorgebeugt werden, ist selbstverständlich die Betreuung durch eine Ernährungsfachkraft eine gute Wahl. Praxen, die von Ernährungsberaterinnen geführt werden, arbeiten heute zunehmend häufiger mit niedergelassenen Ärzten zusammen, um in deren Auftrag z. B. übergewichtige Diabetiker diätetisch zu beraten.

Manchmal bestehen Einzelvereinbarungen zwischen Ernährungspraxen und *Krankenkassen* bezüglich der Übernahme anfallender Beratungs- und Behandlungskosten, so daß Sie sich in jedem Fall danach erkundigen sollten.

# Weitere Möglichkeiten zum Abnehmen

Weil die Ernährungstherapie des Übergewichts so mühsam und enttäuschend ist, wurde in den letzten Jahrzehnten eine Vielzahl anderer, mehr oder weniger sinnvoller Methoden entwickelt und ausprobiert, um eine bequemere und erfolgreichere Gewichtsabnahme zu ermöglichen. Dazu zählen Medikamente zur Appetitminderung und operative Techniken für extrem Übergewichtige. Unter den alternativmedizinischen Methoden haben vor allem Hypnose und Akupunktur eine gewisse Bedeutung erlangt. Diese Verfahren sollen nachfolgend näher beschrieben und ihr Wert bei der Behandlung des Übergewichts erläutert werden.

## ☰ Schlankheitsmittel

Seit langem gibt es Bemühungen, mit Hilfe von *Medikamenten* eine bequemere und erfolgreichere Behandlung des Übergewichts zu finden. Um es gleich vorwegzunehmen: Keines der heute erhältlichen Medikamente erfüllt die Erwartungen, die an eine solche Therapie geknüpft sind, wie z. B. sichere und gute Gewichtssenkung und die Möglichkeit der unbedenklichen Langzeitanwendung. Medikamente können also die Ernährungsumstellung *nicht* ersetzen. Ihr Einsatz kann bestenfalls als unterstützende bzw. ergänzende Maßnahme gesehen werden. Wegen der begrenzten Wirkung und eventuell gefährlicher Nebenwirkungen sollte der Einsatz solcher Substanzen nur mit großer Zurückhaltung, d. h. nur in begründeten Fällen und nach sorgfältiger ärztlicher Abwägung der Vor- und Nachteile erfolgen.

Die Palette von Medikamenten, die heute überhaupt für die Gewichtsabnahme angeboten werden, ist sehr breit und reicht von Abführmitteln bis zu den eigentlichen Appetitzüglern, die im Appetit- und Sättigungszentrum des Gehirns wirken. Für die wenigsten erhältlichen Schlankheitsmittel konnte bisher eine Wirksamkeit nachgewiesen werden. Allerdings kann auch bei sonst völlig wirkungslosen Schlankheitsmitteln oft eine Art Scheinwirkung beobachtet werden. Übergewichtige schränken nämlich nicht selten unbewußt die Kalorienaufnahme ein, wenn sie solche Mittel verwenden, weil sie ja unbedingt Gewicht abnehmen wollen. Der darüber zustande gekommene Gewichtsverlust wird dann fälschlicherweise dem »Medikament« zugeschrieben. Ungeachtet dessen werden vor allem in den Apotheken weiterhin große Umsätze mit äußerst fragwürdigen Präparaten gemacht. Im folgenden wollen wir die wichtigsten Substanzen besprechen, damit Sie sich einen Überblick von deren Wirksamkeit und Sicherheit verschaffen können.

## Appetitzügler

Seit Einführung der ersten Appetitzügler vor etwa 30 Jahren stand diese Arzneimittelgruppe immer wieder im Mittelpunkt kritischer Diskussionen. Der Grund dafür war und ist, daß diese Substanzen nur *kurz wirksam* sind und immer wieder gefährliche Nebenwirkungen beobachtet wurden. Der verantwortungslose und unkontrollierte Gebrauch solcher Mittel hat vermutlich erst kürzlich wieder zu mehreren tragischen Todesfällen geführt. Die meisten Substanzen dieser Gruppe sind rezeptpflichtig, können also nur nach ärztlicher Verordnung eingesetzt werden. Leider gibt es nach wie vor einige Mittel, die in Apotheken auch ohne Rezept erhältlich, aber deshalb nicht minder gefährlich sind.

Grundsätzlich sind bei den Appetitzüglern zwei Gruppen zu unterscheiden: die *Amphetamine* und verwandte Substanzen, die über die Botenstoffe Noradrenalin und Dopamin den Hunger dämpfen, und Wirkstoffe, die über eine *Erhöhung des Serotonins* im Gehirn zu einer rascheren und besseren Sättigung führen (sog. serotoninerge Substanzen). Beide Gruppen unterscheiden sich nicht nur in ihrer Wirkweise, sondern besonders auch im Nebenwirkungsprofil.

### Amphetamine und verwandte Stoffe

Diese Substanzen aktivieren das sympathische Nervensystem, das z.B. Herz und Verdauungsorgane steuert, und haben dort stimulierende Eigenschaften. Sie erhöhen kurzfristig die Aufmerksamkeit, halten wach und können sogar euphorisierend wirken. Sie erzeugen aber auch innere Unruhe, Übererregtheit, Schlaflosigkeit, Schwindel und Mundtrockenheit. Blutdruck und Puls steigen an, manchmal entwickelt sich Zittern und Schweißausbruch. Die *gefährlichste Nebenwirkung*, die in der Vergangenheit auch zu Todesfällen führte, ist die sog. *pulmonale Hypertonie*, also der *Lungenhochdruck*. Aus diesem Grund wurden unlängst etliche dieser Präparate aus dem Handel genommen, die verbliebenen werden heute kaum noch ärztlich eingesetzt, sofern sie nicht frei verkäuflich sind. Ein weiteres Problem der Amphetamine und ähnlicher Stoffe ist die Gefahr der *Suchtentwicklung*. Innerhalb weniger Wochen kann eine *Abhängigkeit* entstehen.

Alle diese Substanzen verringern zwar innerhalb weniger Tage spürbar den Appetit, die Wirkung läßt aber bereits nach wenigen Wochen deutlich nach. Dabei liegt der zusätzliche Gewichtsverlust in den ersten 4 Wochen lediglich in einer Größenordnung von 2 kg. Wird die Dosis gesteigert, ist eine Zunahme der Nebenwirkungen und der Suchtgefahr zu befürchten. Nach Absetzen dieser Medikamente kommt es meist zu einer raschen Gewichtszunahme. Als Reaktion auf die Unterdrückung des Hungergefühls kann der Appetit in den ersten Tagen nach dem Absetzen übersteigert sein.

Aufgrund dieser Erfahrungen ist der Nutzen dieser Medikamente sehr fragwürdig. Diese Mittel sollten daher, wenn überhaupt, nur bei deutlichem Übergewicht (BMI > 30) zur Therapieeinleitung, also für höchstens 4 Wochen, eingesetzt werden und bedürfen der *ärztlichen Überwachung*. Selbstverständlich dürfen Appetitzügler jeglicher Art bei schwangeren und stillenden Frauen sowie bei Menschen mit psychischen Erkrankungen nicht gegeben werden. Auch bei Menschen mit Bluthochdruck oder Herzkrankheiten (Rhythmusstörungen, Angina pectoris) sind Amphetamine und verwandte stimulierende Stoffe *nicht* erlaubt. Die wichtigsten Vertreter dieser Klasse, die heute noch Verwendung finden, sind Eventin, Mirapront, Regenon, Tenuate und Recatol. Wir lehnen die Verwendung dieser Medikamente prinzipiell ab.

### Serotoninerge Substanzen

Zu dieser Gruppe zählen alle Wirkstoffe, die die Serotoninspiegel im Sättigungszentrum erhöhen und damit zu einem schnelleren Sättigungsgefühl führen bzw. das Sättigungsgefühl verbessern. Diese Substanzen haben im Gegensatz zu den Amphetaminen eher eine beruhigende Wirkung. Die Verträglichkeit ist im allgemeinen gut. An Nebenwirkungen ist in erster Linie mit Müdigkeit, Schwindel, Mundtrockenheit und Durchfall zu rechnen. Unklar ist bisher geblieben, ob diese Mittel in sehr seltenen Fällen auch einen Lungenhochdruck auslösen können. Die Gefahr der Suchtentwicklung ist nach dem derzeitigen Kenntnisstand gering.

Die Wirkung dieser Substanzen ist zeitlich begrenzt. In einer großen europaweiten Studie war die Wirkung von Dexfenfluramin, dem wichtigsten Vertreter und bisher einzigem in Deutschland zugelassenen Präparat, nur innerhalb der ersten 3 Monate nachweisbar. Die Gewichtsabnahme nach 1 Jahr war bei den Behandelten im Durchschnitt nur um 2,6 kg größer als bei den Übergewichtigen, die mit einem Scheinpräparat behandelt worden waren. Das Dexfenfluramin *(Isomeride)* darf daher in Deutschland nur für maximal 3 Monate zur unterstützenden Behandlung des krankhaften Übergewichts (BMI > 30) eingesetzt werden. Das Medikament ist *rezeptpflichtig*, die Kosten werden aber von den Krankenkassen nicht übernommen. Die Monatspackung von 60 Tabletten kostet knapp DM 60,–. Die Dosierung liegt bei 2 Tabletten à 15 mg pro Tag, wobei in den ersten Tagen der Behandlung mit nur einer Tablette begonnen werden sollte.

Da eine längere Anwendung dieses Medikaments derzeit nicht möglich ist, ist ein Einsatz unserer Meinung nach in folgenden Situationen am ehesten gerechtfertigt:

- wenn bei einer längeren Diät die Gewichtsabnahme stagniert,
- beim Übergang von einer Formuladiät auf eine gesunde kalorienbegrenzte Mischkost, um eine rasche Wiederzunahme zu vermeiden,
- wenn ein auffällig gestörtes Eßverhalten vorliegt, wie z. B. bei Kohlenhydratheißhunger mit häufigen Snacks.

Man sollte auch wissen, daß manche Übergewichtige überhaupt nicht auf eine solche Behandlung ansprechen, andere dagegen ganz gut. Die Wirkung ist aber insgesamt eher bescheiden. Mit solchen Schlankheitsmitteln kann kein Übergewichtiger wirklich schlank werden. Obwohl Dexfenfluramin sicherlich kein ideales Medikament ist, kann es in bestimmten Fällen eine zusätzliche Hilfe neben der Diätbehandlung sein. Nach Beendigung der Einnahme ist besondere Vorsicht geboten, da es zu einem »Rebound«, also einer raschen Gewichtszunahme, kommen kann.

## Schilddrüsenhormone

Schilddrüsenhormone können den Stoffwechsel beschleunigen und auf diese Weise den *Grundumsatz erhöhen*. Dadurch kann das Körpergewicht tatsächlich gesenkt werden. Bei Menschen mit Schilddrüsenüberfunktion findet man daher typischerweise einen Gewichtsverlust. Allerdings geht dabei besonders Muskulatur und anderes Körpereiweiß verloren, was im Einzelfall gefährliche Folgen haben kann. Bei normal arbeitender Schilddrüse bleibt das Körpergewicht stabil.

Um eine Gewichtsabnahme zu erreichen, muß man eine *künstliche Überfunktion* erzeugen. Dann können aber *Nebenwirkungen* wie Beschleunigung des Pulsschlags, Zittern, Schweißausbruch, innere Unruhe, Schlaflosigkeit und manchmal Herzrhythmusstörungen auftreten, so daß sich der Einsatz dieser Hormone für die Behandlung des Übergewichts eindeutig verbietet. Nur wenn vorher eine *Unterfunktion* der Schilddrüse als Ursache oder Mitursache des Übergewichts festgestellt worden ist, sollte man solche Präparate geben, dann aber nur, um die Schilddrüsenfunktion zu normalisieren.

Manche frei verkäufliche Schlankheitsmittel enthalten größere *Jodmengen*, z. B. Blasentangpräparate. Da Jod vom Körper für die Bildung von Schilddrüsenhormonen benötigt wird, kann dadurch bei Menschen mit bestimmten Schilddrüsenerkrankungen eine schwere Überfunktion ausgelöst werden, weswegen eine solche Behandlung ebenfalls strikt abzulehnen ist. Bei Menschen mit normaler Schilddrüsenfunktion ist dieses Präparat dagegen wirkungslos.

## Entwässernde Mittel (Diuretika)

Diuretika fördern die Ausscheidung von Wasser und Kochsalz. Durch den Wasserverlust wird eine Gewichtsabnahme vorgetäuscht. Dieser Flüssigkeitsverlust wird vom Körper meist rasch wieder ausgeglichen, wenn diese Medikamente abgesetzt werden. Die eigentlich erwünschte Abnahme des Körperfetts wird dabei nicht erreicht. Statt dessen können *Nebenwirkungen* wie Verschlechterung des Blutzuckers, Anstieg der Harnsäure und Kaliummangel auftreten. Ein Einsatz dieser sonst sehr nützlichen und wertvollen Medikamente bei der Behandlung des Übergewichts ist somit *nicht* sinnvoll.

## Abführmittel

Viele Schlankheitsmittel enthalten abführende Substanzen auf pflanzlicher Basis. Abführmittel wirken grundsätzlich nur im Enddarm und erleichtern z. B. den Stuhlgang. Da die Nahrung aber bereits im oberen Dünndarm vollständig verdaut und aufgenommen wird, läßt sich damit *keine Gewichtsabnahme* erzielen. Da diese Mittel bei längerer Anwendung nicht nebenwirkungsfrei sind, z. B. ist ein Kaliummangel zu befürchten, ist der Einsatz solcher Medikamente zur Gewichtsabnahme ebenfalls abzulehnen.

## Enzympräparate

In den letzten Jahren wurden verschiedene Enzympräparate, die hauptsächlich aus tropischen Früchten gewonnen werden, mit großem Werbeaufwand zur Behandlung des Übergewichts empfohlen. Ein Nutzen solcher Mittel konnte aber nie nachgewiesen werden und ist zweifelhaft, da die als wirksam angepriesenen Enzyme im menschlichen Verdauungstrakt selbst verdaut und somit unwirksam werden. Von dieser unnützen Geldausgabe können wir nur abraten.

## Ballast- und Quellstoffe

Vielen Schlankheitsmitteln sind Ballaststoffe zugesetzt. Es handelt sich um langkettige Kohlenhydrate, die vom menschlichen Darm nicht verdaut werden können und weitgehend unverändert über den Stuhl ausgeschieden werden. Durch ihre quellende Wirkung können Ballaststoffe den Magen besser füllen und damit das Hungergefühl bremsen oder sogar aufheben. Eine solche Wirkung ist vorstellbar, allerdings ist zweifelhaft und bisher unbewiesen, daß man damit alleine abnehmen kann. Im Übrigen kann man sich dieses Prinzip durch eine ballaststoffreiche Ernährung (z. B. viel Gemüse, Salat, Obst, Vollkornprodukte) auch ohne Zusatzkosten zunutze machen. Ein günstiger Einfluß von Ballaststoffpräparaten ist am ehesten dann zu erwarten, wenn diese zusätzlich zu einer kalorienreduzierten Ernährung eingesetzt werden.

## Homöopathische Schlankheitsmittel

Homöopathische Mittel sind für manche Menschen von einer geheimnisvollen Aura umgeben und werden mit großen Erwartungen auch für die Selbstbehandlung des Übergewichts eingenommen. Oft handelt es sich dabei lediglich um wenig sinnvolle Kombinationen einzelner Substanzen, die teuer verkauft werden. Ein Nutzen solcher Mittel bei der Behandlung von Übergewicht wurde nie nachgewiesen.

## Carnitin

Carnitin ist eine wichtige körpereigene Substanz, die in den Zellen dafür sorgt, daß die Fettsäuren in die Mitochondrien, die Brennöfen der Zellen, transportiert werden können. Wiederholt wurde vermutet, daß Übergewichtige einen Carnitinmangel haben und deshalb ihre Fette nicht gut genug verbrennen könnten. Die meisten wissenschaftlichen Studien legen aber nahe, daß dies nicht der Fall ist. Genausowenig ist gesichert, daß die Einnahme von Carnitin, das in Kapselform oder als Sirup in Apotheken erhältlich ist, die Fettverbrennung und damit die Gewichtsabnahme verbessern könnte. Es macht somit keinen Sinn, zusätzlich Carnitin einzunehmen, auch wenn in manchen Zeitschriften geradezu euphorisch darüber berichtet wurde.

## Sonstige Schlankheitsmittel

Es gibt eine lange Liste weiterer Mittel, die angeblich schlank machen sollen. Dazu zählen viele altbekannte Mittel wie z. B. *Blütenpollen*, denen immer wieder heilende Kräfte angedichtet werden. Meist wird in teuren Anzeigen großspurig dafür geworben, wobei selten Beispiele von Menschen fehlen, die nach Verwendung dieser Mittel wunderbar abgenommen haben sollen. Die Produkte werden meist im Versandhandel verteilt. Leider handelt es sich sehr oft um betrugsverdächtige Angebote, von denen Sie besser die Finger lassen sollten. So schön es wäre, es gibt leider keine Wundermittel gegen Übergewicht.

Auf eine Aufzählung einzelner Präparate wurde im gesamten Kapitel bewußt verzichtet, weil sich das Angebot ständig verändert. Wer sich dennoch genauer über die Zusammensetzung einzelner Produkte informieren möchte, der sei auf die ausgezeichnete Beschreibung und Bewertung von Schlankheitsmitteln verwiesen, die in der Ausgabe 3 des Test-Heftes der *Stiftung Warentest* im Jahr 1993 erschienen ist (Bezugsadresse s. S. 254).

## Sind in Zukunft bessere Medikamente zur Behandlung des Übergewichts zu erwarten?

Viele große Pharmakonzerne beschäftigen sich seit Jahren sehr intensiv mit der Entwicklung neuer Medikamente zur Behandlung des Übergewichts. Die Investitionen auf diesem Gebiet sind gerade in jüngster Zeit sprunghaft angestiegen. In der Tat wäre die Nachfrage nach wirksamen Medikamenten wirklich riesengroß. Trotz zahlreicher interessanter Ansätze ist bislang kein neues Mittel in Sicht, das einen Durchbruch auf diesem schwierigen Feld bringen könnte. Die wichtigsten, derzeit bereits in klinischen Prüfungen befindlichen Substanzen seien kurz erwähnt:

- *Orlistat:* Es handelt sich um eine Substanz, die die Fettverdauung im Dünndarm stört. Ziel ist dabei, die Fettaufnahme zu verringern. Der damit mögliche Gewichtsverlust ist bescheiden. Die Anwendung dieser Substanz wird durch Nebenwirkungen im Darmbereich wie z. B. Durchfall und Blähungen erschwert, was auch die Bereitschaft zur Langzeiteinnahme beeinträchtigen dürfte.

- *Beta$_3$-Rezeptor-Agonisten:* Diese Stoffe sollen die Wärmebildung und damit den Energieverbrauch des Körpers erhöhen. In Tierversuchen haben sich eindrucksvolle Effekte gezeigt, beim Menschen konnte bisher nur eine schwache Wirkung nachgewiesen werden.

- *Neue Appetitzügler:* Derzeit sind einige neuere Appetitzügler wie z. B. das Sibutramin in Erprobung. Dabei wird untersucht, ob sie stärker wirksam sind und weniger Nebenwirkungen haben als die bisher bekannten Substanzen.

- *CCK-Agonisten:* Dahinter verbergen sich neue Substanzen, die ähnlich wie der Sättigungsfaktor Cholezystokinin (CCK), ein Darmhormon, die Nahrungsaufnahme früher beenden sollen. Erste Versuche beim Menschen zeigen aber, daß die Wirkung nicht eindrucksvoll ist und sich außerdem rasch abschwächt.

Wie Sie wohl vermuten werden, ist es sicher noch ein weiter Weg, bis bessere Medikamente für die Gewichtsabnahme zur Verfügung stehen werden. Zu bedenken ist auch, daß jahrelange Untersuchungen nötig sind, um die Wirksamkeit und Sicherheit eines neuen Medikaments nachzuweisen. Immerhin ist davon auszugehen, daß ein solches Medikament für sehr lange Zeit eingenommen werden müßte. Eine begründete Hoffnung ist aber, daß durch eine Kombination verschiedener Wirkstoffe in absehbarer Zeit bessere Ergebnisse möglich sein werden. Auf die vage Aussicht, daß der neuentdeckte Sattheitsfaktor (»Leptin«) vielleicht therapeutisch genutzt werden kann, wurde bereits hingewiesen (s. S. 58).

Von den derzeit zugelassenen Arzneimitteln für die Behandlung des Übergewichts sollte, wenn überhaupt und erst nach kritischer Abwägung von Nutzen und Risiko, nur das Dexfenfluramin eingesetzt werden. Die meist rezeptpflichtigen Appetitzügler vom Amphetamintyp sind nur sehr kurz wirksam und können bei mißbräuchlicher Anwendung sogar lebensbedrohliche Nebenwirkungen nach sich ziehen. Die in den Apotheken frei verkauften Schlankheitsmittel sind weitgehend unwirksam, aber deshalb nicht ungefährlich. Bei Tageskosten von bis zu 10,– DM können Sie viel Geld sparen. Es gibt kein Schlankheitsmittel, mit dem man von selbst und ohne Risiko schlank wird!

## Operative Verfahren

Trotz bester Ernährungskenntnisse, gutem Verhaltenstraining und sportlicher Betätigung schaffen es die meisten *extrem* Übergewichtigen nicht, ausreichend Gewicht abzunehmen. Gerade diese Gruppe sollte aber wegen ihres hohen Gesundheitsrisikos unbedingt überschüssige Pfunde loswerden. Extrem Übergewichtige leiden nicht nur häufig an verschiedenen Krankheiten wie Arthrose, Bluthochdruck, offenen Füßen usw., sondern haben auch eine deutlich verkürzte Lebenserwartung. In derartigen Fällen sollte eine chirurgische Behandlung des Übergewichts in Betracht gezogen werden, sie kann dann sogar der einzige Ausweg sein.

Da ein solcher operativer Eingriff nicht ungefährlich ist und ernste Komplikationen auftreten können, muß diese Entscheidung sehr genau überlegt werden. Die Operation ist nur dann zu verantworten, wenn der zu erwartende Nutzen das Risiko übersteigt. Aus vielen Studien wissen wir, daß die operative *Magenverkleinerung* oft die einzige Möglichkeit darstellt, bei extremem Übergewicht eine größere Gewichtsabnahme von bis zu 50 kg zu erreichen. Wenn dieser Eingriff von einem erfahrenen Chirurgen durchgeführt wird, ist er ein Routineverfahren mit einer hohen Erfolgsrate und niedrigem Risiko.

### Wer kommt für eine chirurgische Behandlung in Frage?

Die wichtigste Voraussetzung für eine chirurgische Behandlung ist ein wirklich *extremes Übergewicht*. Erst ab einem BMI von etwa 38 sollte eine Operation erwogen werden. Eine weitere Vorbedingung ist, daß bei Ihnen die klassische Behandlung (Diät, Ernährungsumstellung, Bewegung) ausgereizt ist, d. h. daß Sie trotz guter Schulung und Betreuung nicht wenigstens ein Drittel Ihres Übergewichts verloren haben. Darüber hinaus müssen Sie bereit sein, auch nach der Operation bestimmte Ernährungsrichtlinien einzuhalten. Ohne Ihre Mitarbeit ist auch nach Magenverkleinerung kein Erfolg zu erwarten. Sie müssen außerdem seelisch ausgeglichen und stabil genug sein, um diese »einschneidende« Therapie langfristig zu verkraften. Aus diesem Grund kommt die operative Behandlung des Übergewichts für Menschen mit psychischen Erkrankungen wie z. B. Schizophrenie oder Depression nicht in Frage. Aus den gleichen Gründen sollte dieser Eingriff auch bei Personen, die im Grunde nicht gewillt sind, ihre Lebensweise zu verändern und die Verantwortung für ihre eigene Gesundheit zu übernehmen, nicht durchgeführt werden. Kinder und Jugendliche, die sich noch im Wachstum befinden, und Übergewichtige im höheren Lebensalter scheiden ebenso aus (die obere Altersgrenze liegt je nach gesundheitlicher Verfassung zwischen 50 und 60 Jahren). Im Durchschnitt sind die Übergewichtigen, die sich solchen Eingriffen unterziehen, etwa 35 Jahre alt (zwischen 20 und etwa 55 Jahre).

Selbstverständlich muß Ihr Gesundheitszustand so stabil sein, daß die Operation bzw. Narkose mit kalkulierbarem Risiko durchgeführt werden kann. Liegt z. B. eine schwere Herzschwäche (Herzinsuffizienz) oder eine schwere Atemnot vor, so kann dies bedeuten, daß die Operation ganz unterbleiben oder zunächst eine Gewichtsabnahme von vielleicht 10 bis 20 kg durch Ernährungsmaßnahmen erreicht werden muß. Erst wenn sich der körperliche Zustand ausreichend gebessert hat, kann die Operation erfolgen.

## Welche chirurgischen Verfahren gibt es?

Die ersten chirurgischen Verfahren, die zur Behandlung des schweren Übergewichts eingesetzt wurden, sahen eine mehr oder weniger ausgeprägte Verkürzung des Dünndarms vor. Die Idee dabei war, daß man durch eine Ausschaltung von Teilen des Dünndarms die Nahrungsaufnahme aus dem Darm in die Blutbahn verringern kann. Fehlt ein Teil des Dünndarms, dann kann auch nur ein Teil der Nahrung genutzt werden. Dies bringt aber auf Dauer schwere Verdauungsprobleme mit sich, da der überwiegende Teil der Nahrung mehr oder weniger unverdaut in den Dickdarm gelangt und einen chronischen Durchfall auslöst. Wegen der unzureichenden Ausnutzung mancher Nährstoffe kann es auch zu gefährlichen Mangelerscheinungen kommen. Aus diesen Gründen wurde diese Methode bereits vor Jahren aufgegeben. Heute kommen nur folgende Verfahren zur Anwendung:

### Magenverkleinerung

Heute werden überwiegend Verfahren zur Verkleinerung des Magens eingesetzt. Anders als bei der Dünndarmverkürzung soll damit eine übermäßige Nahrungszufuhr verhindert und eine Gewichtsabnahme erreicht werden. Von den verschiedenen Operationstechniken hat sich die *vertikale Gastroplastik* bisher am besten bewährt. Daneben werden mit gutem Erfolg der *Magen-Bypass* und die *Silikonband-Technik* nach Kuzmak angewandt. Die 3 Verfahren sollen nachfolgend erklärt werden.

#### Vertikale Gastroplastik

Ab der Einmündung der Speiseröhre in den Magen wird durch einen »Abnäher« ein künstlicher »Mini-Magen« angelegt. Am Ausgang des Mini-Magens wird ein stabiles Kunststoffband eingenäht, das eine Öffnung von maximal 12 mm Durchmesser zum Restmagen läßt. Damit wird verhindert, daß sich der Mini-Magen im Lauf der Zeit erweitert bzw. daß sich die Öffnung vergrößert. Die Nahrung gelangt von der Speiseröhre zunächst in den Mini-Magen, der natürlich nur kleine Mengen (max. 50–60 ml) aufnehmen kann und schnell ein Völlegefühl entstehen läßt. Da dieser kleine Magen noch Dehnungsrezeptoren besitzt, also Meßfühler, die den Füllungszustand registrieren und an das Sättigungszentrum des Gehirns weiterleiten, kann ein annähernd normales Sättigungsgefühl entstehen. Ist die Engstelle passiert, durchläuft die Nahrung dann den normalen Verdauungsweg durch Restmagen, Zwölffingerdarm, Dünndarm und schließlich Dickdarm. Es ist ein großer Vorteil dieser Operationsmethode, daß die Verdauung ohne Störung abläuft. Die Funktion des Gesamtmagens bleibt – was Beweglichkeit und Freisetzung von Magensäure und Hormonen angeht – unbeeinträchtigt. Schätzungsweise 3/4 aller Operationen zur Beseitigung des Übergewichts werden heute weltweit nach diesem Verfahren durchgeführt.

*Magen-Bypass*

Eine andere, ebenfalls noch häufig angewandte Methode der Magenverkleinerung ist der sog. »Magen-Bypass«. Hier wird der Magen kurz nach Einmündung der Speiseröhre zugenäht, aber in anderer, nämlich horizontaler Richtung. Es verbleibt keine Verbindung zum Restmagen. Damit kann die Nahrung aber nicht den Normalweg gehen. Um die Nahrung aus dem Magen weiterzuleiten, wird ein Teil des Dünndarms mit dem Magen vernäht. Die Nahrung gelangt über diesen Kurzschluß (»Bypass«) direkt in den Dünndarm, der Restmagen und der Zwölffingerdarm werden umgangen. Dieses Prinzip kann eher zu Verdauungsstörungen führen, beispielsweise zu veränderter Magen- und Darmbeweglichkeit und verminderter Aufnahme von wichtigen Nährstoffen wie etwa Vitamin $B_{12}$. Die Gewichtsabnahme ist gleich gut, wenn nicht sogar etwas besser als bei der vertikalen Gastroplastik.

*Silikonband-Technik*

Die Silikonband-Technik nach Kuzmak ist das neueste Verfahren zur Behandlung des extremen Übergewichts. Dabei wird ein unzerreißbares Silikonband wie ein Gürtel um den obersten Teil des Magens gelegt und so stark eingeschnürt, bis ebenfalls ein kleiner Magen entsteht und durch die Öffnung zum Hauptmagen nur kleinere Nahrungsmengen passieren können. Die Weite dieser Öffnung kann anders als bei der Gastroplastik variabel angepaßt werden (»Gürtelprinzip«). Ein wichtiger Vorteil dieses Verfahrens ist, daß der Magen nicht chirurgisch eröffnet werden muß. Es ist durchaus vorstellbar, daß die Silikonband-Technik die Gastroplastik in wenigen Jahren ablöst, wenn diese Methode so weit verbessert ist, daß sie auch laparoskopisch, also ohne Eröffnung des Bauches, mit hoher Zuverlässigkeit ausgeführt werden kann. Der Eingriff würde dann über kleine Schnitte in der Bauchhaut mit Hilfe von langstieligem Operationsbesteck (»minimal-invasive Chirurgie«) erfolgen.

### Welche Erfolge sind zu erwarten?

Die bisherigen Erfahrungen mit der operativen Magenverkleinerung sind wirklich eindrucksvoll. Die meisten Pfunde purzeln im ersten Jahr nach der Operation. Nach Ende des ersten Jahres findet man eine durchschnittliche Gewichtsabnahme von ca. 35 kg. Dieser Erfolg ist meist auch von Dauer, selbst 10 Jahre nach dem Eingriff ist das Gewicht im Vergleich zum Ausgangsgewicht noch um durchschnittlich 25 kg verringert. Natürlich können kleinere Gewichtsschwankungen auftreten: manche nehmen in den ersten Jahren am stärksten ab und dann wieder etwas zu, andere nehmen auch nach einigen Jahren noch weiter ab. Es steht jedenfalls außer Frage, daß sich mit keiner anderen Methode ein ähnlich gutes Ergebnis erzielen läßt. Aber auch hierbei gibt es Therapieversager, bei denen keine befriedigende Gewichtsabnahme erreicht wird.

Warum nimmt man dabei so gut an Gewicht ab? Der Grund ist leicht zu verstehen: Der Übergewichtige wird durch den Eingriff gezwungen, sein Eßverhalten entscheidend zu verändern. Durch den »Mini-Magen« können nur noch *sehr kleine Nahrungsmengen* aufgenommen werden. Schon nach kleinen Portionen entsteht ein Sättigungs- und Völlegefühl. Die Nahrung muß dabei langsam und gut gekaut werden, denn große Brocken gehen nicht durch die enge Öffnung des »Mini-Magens«. Werden diese Regeln nicht beachtet, dann kommt es zu Übelkeit und Erbrechen. Nach der Operation dauert es allerdings bei den meisten Patienten erst einige Monate, bis sie sich umgestellt und an diese »neue« Essensweise gewöhnt haben. Das anfangs so lästige Erbrechen verschwindet dann meist völlig.

Bei den *Getränken* ist große Zurückhaltung geboten, da Kalorien in flüssiger Form den kleinen Restmagen mühelos passieren und die gewünschte Gewichtsabnahme verhindern können. Das erklärt auch die meisten Mißerfolge bei dieser Methode. Wer Kalorien trinkt, um seinen Durst zu löschen, kann leicht scheitern: Riesenmengen von »Soft-Drinks« wie Cola, Mixgetränke, Fruchtsäfte, Limonaden, Alkohol aber auch größere Portionen von weichen, breiigen Speisen oder von Schokolade können das Abnehmen zunichte machen.

Mit der Gewichtsabnahme bessert sich die *Gesundheitssituation* eindrucksvoll: Viele Risikofaktoren und übergewichtsbedingte Beschwerden bessern sich merklich oder verschwinden ganz. In vielen Fällen normalisieren sich Blutdruck, Blutzucker und Blutfette vollständig. Auch Herz und Gelenke werden erheblich entlastet. Die Gewichtsabnahme wirkt sich auch auf die seelische Verfassung positiv aus: Die Betroffenen werden wieder beweglicher, können sich sportlich leichter betätigen und auch wieder »normale« Kleider tragen. Die meisten fühlen sich dadurch wesentlich besser, viele knüpfen wieder mehr Kontakte und haben erstmals das Gefühl, ihr Gewichtsproblem in den Griff zu bekommen.

### Welche Komplikationen können auftreten?

Die häufigsten Komplikationen nach Magenverkleinerung sind Wundheilungsstörungen (5 bis 10%), Blutungen aus dem Mini-Magen (0,5%), Abszesse im Operationsgebiet (0,2%) und Lungenentzündungen (bis zu 5%). Ein weiteres, wenn auch geringes Risiko sind Thrombosen (1 bis 2%) und Lungenembolien (0,5 bis 1%). Das Sterberisiko während und nach der Operation liegt bei erfahrenen Chirurgen unter 0,5%. Bei der Betrachtung dieser Probleme darf aber nicht vergessen werden, daß die Lebenserwartung bei extremem Übergewicht ohne Therapie deutlich reduziert ist. Typische *Spätfolgen* der Operation sind Übelkeit, Erbrechen, Verengung und Verstopfung der Magenöffnung, Magenschleimhautentzündung und Darmverschluß. Aus solchen Gründen kann in seltenen Fällen eine erneute Operation notwendig sein. Beim Magen-Bypass muß insgesamt etwas häufiger mit Komplikationen, aber auch mit Verdauungsstörungen sowie Nährstoff- und Vitaminmangel gerechnet werden als bei der vertikalen Gastroplastik.

Nach einer Magen-Bypass-Operation bzw. Dünndarm-Operation muß man bei Medikamenten wie der *Antibabypille* vorsichtig sein, da die Aufnahme des Medikaments in den Körper nicht sicher gewährleistet ist. Man sollte deshalb auf andere Verhütungsmethoden ausweichen. Nach einer solchen Operation sollten Sie eine gewisse Zeit verstreichen lassen, bevor Sie an eine Schwangerschaft denken. Am besten ist es, solche speziellen Fragen mit Ihrem Arzt zu besprechen.

Nach einer größeren Gewichtsabnahme entwickelt sich bei einem Teil der Operierten eine schlaff herabhängende Bauchdecke (»Fettschürze«), die als sehr störend empfunden werden kann. In solchen Fällen kann eine Bauchdeckenplastik durchgeführt werden, d. h. die überschüssige Haut und das darunter liegende Unterhautfettgewebe werden operativ entfernt und die Wundränder so zusammengefaßt, daß der Eingriff kaum erkennbar ist.

## Operative Fettentfernung

Im Zeitalter des medizinischen Fortschritts spukt in manchen Köpfen die Vorstellung, man könne sich überschüssiges Fett einfach wegoperieren lassen. Tatsächlich wird in den Medien immer wieder von Schönheitschirurgen berichtet, die damit angeblich große Erfolge haben. Doch so einfach läßt sich das Problem nicht lösen, denn der größte Teil des Fettgewebes liegt direkt unter der Haut und wird von vielen kleinen Blutgefäßen durchzogen. Schneidet man größere Fettgewebsteile weg, dann entstehen große Wundflächen mit einem erheblichen Blutungs- und Infektionsrisiko. Wegen lose hängender Hautpartien ist das kosmetische Ergebnis häufig unbefriedigend. Um die Körperproportionen zu erhalten, dürfte auch nur eine begrenzte Menge an Fett entfernt werden. Es ist daher äußerst problematisch, größere Mengen an Fettgewebe chirurgisch zu entfernen. Wenn sich das Ernährungsverhalten des betroffenen Patienten nicht verändert, ist damit ohnehin kein dauerhafter Erfolg möglich. Wegen all dieser Probleme und Risiken ist von dieser Methode dringend abzuraten.

## Fettsaugung

Von plastischen Chirurgen (»Schönheitschirurgie«) wurde ein schonendes Verfahren entwickelt, mit dem sich kleine Fettgewebsteile elegant entfernen lassen: die Fettsaugung (Liposuktion). Dabei wird durch einen kleinen Hautschnitt eine dünne Kanüle ins Unterhautfettgewebe geschoben. Nach Fettgewebsverflüssigung mit Hilfe des »Weichmacher«-Enzyms *Chymotrypsin* können dann kleinere Fettgewebsstückchen abgesaugt werden. Pro Sitzung können auf diese Weise aber nur maximal 2 Liter Fettgewebe entfernt werden. Bei solchen Mengen ist infolge der Verletzung von Blutgefäßen bereits ein *stärkerer Blutverlust* zu befürchten. Auch *Wundinfektionen* können auftreten, sind aber glücklicherweise selten. Wird die Methode nicht korrekt durchgeführt, können auch häßliche *Eindellungen* unter der Haut zurückbleiben. Unmittelbar nach dem Eingriff sind die betroffenen Hautpartien wegen großer Blutergüsse oft hochgradig geschwollen und schmerzhaft. Es dauert dann Wochen, bis eine komplette Wundheilung stattgefunden hat. Die *gefährlichste Komplikation* dieses Eingriffs ist schließlich die Fettembolie, die vor allem bei größeren Absaugungen vorkommen und sogar tödlich verlaufen kann.

Die Fettsaugung ist in der Regel nur als kosmetischer Eingriff bei örtlich begrenzten Fettpolstern, z. B. dem »Reithosenspeck«, sinnvoll. Zur Behandlung von Übergewicht ist dieses Verfahren aber ungeeignet. Nicht zu vergessen ist, daß es sich um ein sehr *kostspieliges* Vergnügen handelt. Da die Krankenkassen die Kosten für solche Eingriffe meist nicht übernehmen, müßten die 3000,– bis 5000,– DM pro Sitzung aus eigener Tasche bezahlt werden.

**Nebenbei bemerkt:** Die häufig vertretene Meinung, die chirurgische Entfernung von Fettzellen packe das Übel bei der Wurzel, da sich beim Erwachsenen keine neuen Fettzellen mehr bilden können, ist leider falsch. Wissenschaftliche Untersuchungen haben klar gezeigt, daß Fettzellen in jedem Lebensalter neu entstehen können, auch wenn das in jungen Jahren schneller geht. Wenn also falsche Eß- und Lebensgewohnheiten nicht geändert werden, kommt es nach jeder Art der chirurgischen Fettentfernung rasch wieder zur Vergrößerung der Fettspeicher.

### Vagotomie

Bei dieser Methode werden die Magennerven durchtrennt. Dadurch wird weniger Magensäure gebildet, wodurch angeblich weniger Hunger entstehen soll. Diese Hoffnung hat sich aber nicht bewahrheitet, so daß diese Methode zur Gewichtsverminderung heute nicht mehr eingesetzt wird.

### Kieferklemme

Diese barbarisch anmutende Methode, die hauptsächlich in Großbritannien praktiziert wurde, gehört heute sicher der Vergangenheit an. Durch Verdrahtung der Zähne von Ober- und Unterkiefer wurde erreicht, daß die Dicken nur noch flüssige Nahrung über einen Strohhalm trinken konnten. Die Betroffenen nahmen gut an Gewicht ab, aber abgesehen davon, daß sich die meisten Menschen nicht mehr in die Öffentlichkeit trauten, tauchten oft nach wenigen Wochen Zahn- und Kieferprobleme auf. Schmerzen und Schwund der Kaumuskulatur zwangen dann zur Entfernung der Kieferklemme. Diese Methode ist wegen der beschriebenen Probleme nicht zu empfehlen.

Wenn bei extremem Übergewicht alle diätetischen Behandlungsversuche gescheitert sind, sollte eine chirurgische Therapie erwogen werden. Durch eine operative Magenverkleinerung ist dann oft eine Gewichtsabnahme von bis zu 50 kg möglich. Bei extremem Übergewicht hat keine andere Methode so große Erfolge zu verzeichnen. Angesichts der massiven gesundheitlichen Bedrohung, die extremes Übergewicht für die Betroffenen bedeutet, ist das Operationsrisiko verhältnismäßig niedrig. Der Langzeiterfolg hängt von der Einhaltung bestimmter Ernährungsrichtlinien ab.

## Alternativmedizinische Methoden

Dem Einfallsreichtum für »Abnahmepraktiken« sind offensichtlich keine Grenzen gesetzt. Es ist unmöglich, alle Methoden aufzuzählen und zu bewerten, die derzeit für die Behandlung des Übergewichts angeboten werden. Die meisten Wundermittel sind auffällig kurzlebig. Der Mechanismus ist dabei immer der gleiche: Bei ihrer manchmal verzweifelten Suche nach wirksamen Methoden zur Gewichtssenkung lassen sich Übergewichtige allzuleicht von vollmundigen Sprüchen anlocken und probieren alle Mittel aus, die ihnen Hilfe versprechen, auch wenn dies bei nüchterner und kritischer Betrachtung äußerst unwahrscheinlich ist. Wenn sie aber feststellen, daß das ersehnte Wunder ausbleibt, wird das betreffende Mittel rasch zur Seite gelegt. Dann muß ein neues Präparat – womöglich das gleiche in neuer Verpackung und mit neuem Namen – auf den Markt, mit dem dann das Geschäft wieder angekurbelt wird. Wir wollen uns weniger mit solchen Wundermitteln beschäftigen, sondern kurz auf zwei Methoden eingehen, die seit Jahren immer wieder für die Gewichtsabnahme empfohlen werden.

## Hypnose

Ein immer beliebteres Thema vieler Frauenzeitschriften ist die Hypnosetherapie des Übergewichts, die hauptsächlich von niedergelassenen Hypnoseärzten angeboten wird. Mit dieser Methode soll angeblich das *Unterbewußtsein* mit Eßregeln zum Schlankwerden programmiert werden können. Ferner soll es damit möglich sein, von übermäßigen Hungergefühlen befreit zu werden.

Der Übergewichtige wird bei dieser Methode in einen Entspannungszustand zwischen Schlaf und Wachsein versetzt. In diesem Zustand läßt sich das Unterbewußtsein angeblich in der gewünschten Weise beeinflussen.

Auch wenn einzelne Menschen durchaus empfänglich für die Hypnose-Technik sind und sich dann vielleicht sogar leichter tun, eine gesunde Ernährung einzuhalten oder eine Diät zu befolgen, gibt es bisher keinen wissenschaftlichen Beleg, daß man mit Hypnose das Eßverhalten langfristig verändern und damit schlank werden kann. Da in der Regel 10 Sitzungen oder mehr angesetzt werden, fallen für diese fragwürdige Therapie erhebliche Kosten an, die in der Regel aus eigener Tasche bezahlt werden müssen.

## Akupunktur und Akupressur

Beide Verfahren zählen zu den *alternativen Heilmethoden*, haben aber bei bestimmten Indikationen inzwischen auch Eingang in die Schulmedizin gefunden. Immer wieder wurde behauptet, daß die Akupunktur und Akupressur die Gewichtsabnahme unterstützen können. Diese angebliche Wirkung soll über eine stimulierende Wirkung auf den Vagus-Nerv zustande kommen. Über die Beeinflussung der Verdauungsvorgänge soll dann schließlich der Appetit unterdrückt werden. In den letzten Jahren wurden mehrere wissenschaftliche Untersuchungen zur Frage durchgeführt, inwieweit beide Methoden tatsächlich die Gewichtsabnahme erleichtern können. In diesen Studien hat sich sowohl die Akupunktur als auch die Akupressur als unwirksam erwiesen, so daß davon keine echte Hilfe zu erwarten ist.

# Gewichtsabnahme gelungen – und dann?

Noch schwieriger als Gewicht abzunehmen ist es, nach einer Gewichtsabnahme auf Dauer schlank zu bleiben. Leider muß man zugeben, daß die Rückfallquote bei allen Verfahren – mit der Ausnahme der operativen Magenverkleinerung – sehr hoch ist. Je nachdem, welche Schlankheitsmethode angewandt und wann nachuntersucht wird, liegt die Rückfallquote zwischen 50 und 95%. Auch bei sehr erfahrenen Übergewichtsspezialisten können im Durchschnitt nur 15 bis 20% der Übergewichtigen erfolgreich behandelt werden und das reduzierte Körpergewicht wirklich über längere Zeit halten. Daher ist es unumgänglich, sich mit diesem Problem näher zu befassen.

Zunächst ist es für Sie ganz wichtig zu wissen, daß solche Schwierigkeiten mit großer Wahrscheinlichkeit auch auf Sie zukommen werden. Nur dann können Sie sich entsprechend darauf vorbereiten. Oft entwickelt sich das Problem *schleichend*: Mit Beginn einer Diät nimmt man zunächst gut ab. Man ist hoch motiviert und will schließlich einen raschen Erfolg sehen. Selbst wenn dies gelingt, erlahmt der Kampfgeist in den meisten Fällen bereits nach wenigen Wochen. Es wird nicht mehr so streng auf das Essen geachtet, man hält den Eßverführungen, denen man tagtäglich ausgesetzt ist, nicht mehr so konsequent stand. Zunächst unmerklich, dann aber immer deutlicher und schließlich unübersehbar beginnt das Gewicht wieder zu steigen. Leider fehlt gerade in dieser Situation oft die Kraft, sich dagegen zu wehren, irgendwann entsteht ein Gefühl der Gleichgültigkeit und bald verfällt man wieder in den alten Trott. So oder ähnlich können auch gut geplante Behandlungsversuche verlaufen.

### Läßt sich ein solcher Rückfall vermeiden und wenn ja, auf welche Weise?

Wenn man dieses Problem kennt und wirklich eine langfristige Gewichtsabnahme will, kann man sich durchaus erfolgreich auf diese Gefahr einstellen. Dazu muß man zunächst die persönlichen Schwachpunkte herauszufinden, die im Einzelfall ganz unterschiedlich sein können. Folgende Situationen sind sehr typisch:

- Sie lassen sich zu oft bei Geschäftsessen, Einladungen etc. zum Schlemmen verführen.
- Sie essen zu viele Snacks oder Süßigkeiten und achten nicht mehr auf Ihren persönlichen Ernährungsplan.
- Sie vernachlässigen Ihre sportlichen Aktivitäten.

● Sie sind an der Schwelle zu einem neuen Lebensabschnitt, z. B. neuer Arbeitsplatz, Familiengründung, Scheidung. Sie müssen sich erst auf die neue Situation einstellen; dabei gerät der bisherige Lebensrhythmus und auch das neuerlernte Eßverhalten durcheinander.

● Plötzliche finanzielle Sorgen, Probleme in der Familie bzw. Partnerschaft, berufliche Schwierigkeiten oder andere Probleme tauchen unvermittelt auf und setzen Ihnen zu. Solche seelischen Belastungen können dazu führen, Ernährung, Bewegung, kurzum Ihren gesamten Fahrplan zu vernachlässigen.

Nachdem Sie Ihre Schwierigkeiten erkannt haben, sollten Sie sich überlegen, was Sie tun können, um Ihr Gewichtsproblem nicht aus den Augen zu verlieren, bzw. wie Sie die Kontrolle über Ihr Eßverhalten zurückgewinnen können. Sie können Ihr Problem auch zusammen mit Ihrem Arzt oder Psychologen oder mit anderen »Leidensgenossen«, aber auch mit Freunden, dem Partner etc. besprechen. Versuchen Sie dann, Lösungsmöglichkeiten zu finden, die für Sie annehmbar, vielleicht sogar attraktiv sind, und zögern Sie nicht, diese in die Tat umzusetzen.

Sie können sich sogar, wenn Sie in psychisch guter Verfassung sind, absichtlich solchen »Streßsituationen« aussetzen und gleichsam üben, damit fertigzuwerden. Im Grunde könnten Sie solche »Erste Hilfe«-Maßnahmen sogar in regelmäßigen Abständen trainieren. Besonders wirksam ist diese Technik, wenn Sie dabei die Unterstützung Ihres Partners oder Ihrer Freunde erhalten.

## ≡ Langfristige Nachbetreuung

Eine wichtige Hilfe, um Rückfälle zu vermeiden, ist eine langfristige Nachbetreuung durch den behandelnden Arzt, Psychologen oder durch die Gruppe, an der Sie teilgenommen haben. Es ist ein großer Vorteil, ja eigentlich sogar eine Notwendigkeit, auch nach Abschluß der Gewichtsabnahme den Kontakt zu Ihrem Therapeuten aufrechtzuerhalten. Vergessen Sie nie, daß Übergewicht ebenso wie Bluthochdruck oder Zuckerkrankheit eine lebenslange Behandlung erfordert. Wenn sich z. B. ein Bluthochdruck unter einer medikamentösen Behandlung normalisiert, käme niemand auf die Idee, mit dem Blutdruckmessen aufzuhören und die Therapie für beendet zu erklären. Das gleiche gilt auch für die Behandlung des Übergewichts. Ein Trost dabei mag sein, daß man sich nach einiger Zeit an die neue Ernährung gewöhnt und es dann viel leichter fällt, abzunehmen bzw. sein Gewicht zu halten.

Untersuchungen haben klar gezeigt, daß das regelmäßige Gespräch mit dem behandelnden Arzt oder Psychologen Rückfälle seltener macht bzw. vermeiden hilft. Es kommt nicht darauf an, daß unbedingt ein persönlicher Kontakt aufrechterhalten wird. Auch regelmäßige Telefonate und selbst briefliche Rückmeldungen scheinen den Langzeiterfolg stabilisieren zu können. Entscheidend ist vielmehr, daß Ihnen eine ständige Bezugsperson zur Seite steht, die Ihre Probleme kennt, der Sie vertrauen und die Sie immer wieder unterstützt und neu motiviert.

## Aktive Teilnahme an Selbsthilfegruppen

In einigen großen Städten gibt es Selbsthilfegruppen, in denen sich Übergewichtige und ehemals Übergewichtige zusammenfinden, um gemeinsam über Probleme, Krisen, Erfolge, Mißerfolge bei der Gewichtskontrolle zu sprechen. Auf regelmäßigen Treffen tauschen die Teilnehmer Erfahrungen aus und versuchen, einander bei der Bewältigung von Schwierigkeiten zu helfen. Der *Zuspruch*, aber auch das konkrete *Vorbild* anderer Gruppenmitglieder, die sozusagen »im gleichen Boot sitzen«, können sehr viel bewirken. Es bietet sich daher an, daß sich Teilnehmer von Kursprogrammen zur Gewichtsreduktion nach Kursende weiter treffen. Einzelne Programme wie »Abnehmen – aber mit Vernunft« ermutigen zu solchen Initiativen. Eine aktive Teilnahme an derartigen Selbsthilfegruppen unterstützt den langfristigen Erfolg und kann Rückfälle vermeiden helfen.

## Regelmäßige körperliche Bewegung

Regelmäßige körperliche Bewegung kann ganz entscheidend zum dauerhaften Erfolg beitragen. Wir möchten Ihnen noch einmal vor Augen führen, welch großen Nutzen die körperliche Aktivität für Sie hat: Sie verbrauchen mehr Energie, Sie vermeiden ungünstigen Muskelabbau, Sie steigern Ihr körperliches und seelisches Wohlbefinden.

Wissenschaftliche Untersuchungen haben klar gezeigt, daß körperliche Aktivität für den Langzeiterfolg von allergrößter Bedeutung ist. Die Übergewichtigen, die nach Gewichtsreduktion regelmäßig sportlich aktiv waren, konnten das verringerte Körpergewicht viel besser und länger halten als die Übergewichtigen, die danach keinen Sport betrieben.

Die Stabilisierung des Körpergewichts auf einem niedrigeren Niveau ist meist viel schwieriger als die Gewichtsabnahme selbst. Regelmäßiger Kontakt zu seinem Therapeuten, die Teilnahme an Selbsthilfegruppen sowie regelmäßige körperliche Aktivität sind bewährte Techniken, um das reduzierte Körpergewicht über längere Zeit zu halten.

# Übergewicht und Schwangerschaft

### Haben übergewichtige Frauen ein erhöhtes Schwangerschaftsrisiko?

Eine häufig gestellte Frage ist, wie hoch die Risiken übergewichtiger Frauen während einer Schwangerschaft sind. Die meisten Untersuchungen haben herausgefunden, daß selbst bei deutlichem Übergewicht das Risiko von Mutter und Kind kaum erhöht ist. Allerdings kommt es bei übergewichtigen Frauen, die sich einem Kaiserschnitt unterziehen müssen, häufiger zu Komplikationen. In nur wenigen Studien wurde eine geringgradig erhöhte Säuglingssterblichkeit gefunden.

Dennoch darf Übergewicht in der Schwangerschaft nicht auf die leichte Schulter genommen werden. So treten bei übergewichtigen Schwangeren häufiger als bei schlanken Gesundheitsstörungen wie Bluthochdruck, Harnwegsentzündungen, Krampfadern, Venenentzündungen, Gefäßverschlüsse infolge von verschleppten Blutgerinnseln (Thromboembolien), Zukkerkrankheit, hoher Eiweißverlust über die Nieren oder Wasseransammlungen im Gewebe (Ödeme) auf. Die Geburten sind schwerer und dauern länger, auch ein Kaiserschnitt ist häufiger notwendig.

Übergewichtige Schwangere haben häufiger *übergroße Kinder* mit einem Geburtsgewicht über 4000 g, was bei der Geburt eine höhere Komplikationsrate mit sich bringt. Übergroße Kinder werden durch bereits bestehendes Übergewicht, aber auch durch eine übermäßige Gewichtszunahme in der Schwangerschaft begünstigt.

Übergewichtige Frauen leiden zudem häufiger unter *Wochenbettkomplikationen* wie z. B. verzögerte Gebärmutterrückbildung, Nachblutungen, Wundinfektionen und Thrombosen. Andererseits findet man bei ihnen seltener kindliche Wachstumsverzögerungen oder Kinder mit zu niedrigem Geburtsgewicht.

## ≡ Gewichtszunahme in der Schwangerschaft

Die Frage nach der optimalen Gewichtszunahme während der Schwangerschaft läßt sich nicht einfach beantworten. Für die Gesundheit von Mutter und Kind ist eine gewisse Gewichtszunahme in der Schwangerschaft unerläßlich. Bei der normalgewichtigen Frau liegt die *empfohlene Gewichtszunahme* in einer Größenordnung von etwa 10–14 kg. Insgesamt ist die akzeptable Schwankungsbreite aber sehr groß: zwischen 9 und 18 kg können durchaus als normal gelten. Besonders bei untergewichtigen, aber auch bei sehr schlanken Frauen ist eine größere Gewichtszunahme keine Seltenheit und für das Gedeihen des Kindes förderlich. Natürlich ist eine größere Gewichtszunahme nur von Vorteil, wenn dadurch keine Gesundheitsstörungen begünstigt werden und wenn sie nicht auf einer übermäßigen Wassereinlagerung beruht.

Die Gewichtszunahme in der Schwangerschaft ist – vereinfacht formuliert – zu einem Drittel auf das Kind, zu einem Drittel auf Fetteinlagerungen (für die spätere Versorgung des Kindes mit Muttermilch) und zu einem Drittel auf Mutterkuchen (Plazenta) und Fruchtwasser zurückzuführen.

Das *Geburtsgewicht* des Kindes ist ein entscheidender Schutzfaktor im Hinblick auf die Säuglingssterblichkeit: Je mehr ein Neugeborenes bei seiner Geburt wiegt, ohne daß es dabei eine kritische Obergrenze von 4000 bis 4500 Gramm überschreitet, desto robuster und lebenstüchtiger ist es. Viele Studien zeigen, daß das Geburtsgewicht des Kindes entscheidend von der Gewichtszunahme der Mutter während der Schwangerschaft beeinflußt wird. Es gibt daneben aber auch Untersuchungen, die einen solchen Zusammenhang nicht bestätigen konnten.

Im Gegensatz zu normal- bzw. leicht übergewichtigen Frauen (BMI 20–27) können Frauen mit höherem Übergewicht auch ohne größere Gewichtszunahme während der Schwangerschaft Kinder mit normalem Geburtsgewicht bekommen. Überschüssige Fettdepots garantieren wohl auch ohne Erhöhung der Kalorienzufuhr eine gute Nährstoffversorgung des Kindes. Nehmen dicke Frauen aber in der Schwangerschaft übermäßig an Gewicht zu, besteht die Gefahr, daß sie zu große Kinder zur Welt bringen.

Eine zu große Gewichtszunahme in der Schwangerschaft führt aber auch zu einem erhöhten Gewicht *nach* der Schwangerschaft und kann so Übergewicht begünstigen. Was viele Frauen selbst erlebt haben, ist kürzlich durch eine große schwedische Studie erneut bestätigt worden: Mit jeder Schwangerschaft bleiben einige Kilo »hängen«, im Durchschnitt 3 bis 5 kg.

Allerdings ist dies keine zwangsläufige Folge einer Schwangerschaft. Bei einer bewußten Ernährung läßt sich dieser Gewichtszuwachs vermeiden. Allerdings fällt dies vielen Frauen infolge der besonderen Belastung in dieser Zeit schwer.

Die meisten Fachleute sind der Ansicht, daß übergewichtige Frauen während einer Schwangerschaft eher etwas weniger zunehmen sollten als schlanke Frauen. Eine übergroße Gewichtszunahme (15 kg und mehr) sollte in jedem Fall vermieden werden, da sonst die Gefahr wächst, übergroße Kinder zu bekommen und zu viel überschüssiges Fett anzusetzen.

Andererseits sollte eine Schwangerschaft von übergewichtigen Frauen nicht dazu benutzt werden, um Gewicht abzunehmen. Insbesondere ein stärkerer Gewichtsverlust oder eine strenge Diät kann für die Schwangere und das werdende Kind gefährlich werden. Verschiedene Untersuchungen haben aber auch ergeben, daß eine Einschränkung der Kalorienaufnahme während der Schwangerschaft auf bis zu 1200 kcal/Tag mit keinem erkennbar erhöhten Risiko für das Kind einhergeht.

## Wie sollte die Ernährung der übergewichtigen Schwangeren aussehen?

Etwa ab dem 4. Schwangerschaftsmonat braucht die werdende Mutter mehr Nahrung, aber nur ca. 300 kcal/Tag. Da jedoch viele Frauen mit fortschreitender Schwangerschaft ihre körperliche Bewegung einschränken, liegt der tatsächliche Kalorienbedarf oft nur wenig höher als vorher oder steigt gar nicht an.

Grundsätzlich gelten die gleichen Ernährungsrichtlinien wie für schlanke Schwangere: übergewichtige Schwangere sollten weder Hunger noch Durst leiden, ihre Ernährung sollte *abwechslungsreich* und dabei reich an Vitaminen, Mineral- und Ballaststoffen sein. Auf *Alkohol* sollte ganz verzichtet werden. Ansonsten sollte die Ernährung genauso gestaltet werden wie auf Seite 99 beschrieben wurde. Es sollten eher noch mehr *komplexe Kohlenhydrate* (55% und mehr) auf dem täglichen Speiseplan stehen als zuvor, da sich das heranwachsende Kind hauptsächlich von Kohlenhydraten ernährt. Eine höhere *Fettzufuhr* sollte auch in der Schwangerschaft vermieden werden und wird ohnehin schlecht vertragen. Der *Eiweißbedarf* ist in der Schwangerschaft erhöht, so daß auf eine reichliche Eiweißzufuhr zu achten ist.

Weiter ist der Bedarf an *Eisen, Kalzium, Jod* und anderen *Mineralstoffen* erhöht. Wenn nicht ausreichend fettarme Milchprodukte verzehrt werden, sollte zusätzlich Kalzium eingenommen werden. Da die Jodaufnahme in Deutschland viel zu niedrig ist, sollten häufig jodreiche Nahrungsmittel wie etwa Seefisch auf dem Speiseplan stehen oder zusätzlich Jodpräparate eingenommen werden. Es sollte unbedingt Jodsalz verwendet werden. Auch der Bedarf vieler Vitamine ist erhöht. Wenn aber ausreichend Milch, Vollkornprodukte, Hefe, Fisch, Fleisch und Gemüse verzehrt werden, dann ist ein Vitaminmangel praktisch ausgeschlossen.

## Was muß die übergewichtige Schwangere beachten?

Bei übergewichtigen Frauen besteht in der Schwangerschaft ein erhöhtes Risiko, einen *Bluthochdruck* zu entwickeln. Daher sollte der Blutdruck regelmäßig und engmaschig kontrolliert werden. Vorbeugend sollte auf Nachsalzen sowie stark gesalzene Speisen (z. B. Salzgebäck, Rauch- und Pökelwaren, Konserven, Fertiggerichte, Mineralwasser mit hohem Natriumgehalt) verzichtet werden.

Da auch ein erhöhtes Diabetesrisiko besteht, sollten vor allem in der 2. Schwangerschaftshälfte regelmäßig Blutzuckermessungen, bei erblicher Belastung ein Glukosebelastungstest, durchgeführt werden.

Zur Vorbeugung bzw. Behandlung von *Venenleiden* sollten frühzeitig Stützstrumpfhosen/-strümpfe getragen werden, regelmäßige Bewegung und gezielte Gymnastik zur Verbesserung der Venendurchblutung betrieben sowie längeres Stehen vermieden werden.

Um *Harnwegsentzündungen* vorzubeugen, ist eine ausreichende Trinkmenge sowie Warmhalten der Füße und des Unterleibs empfehlenswert.

### Ernährung während des Stillens

Um 100 ml Milch zu bilden, verbraucht die stillende Mutter in etwa 85–100 kcal. Da am Tag etwa 600–800 ml Muttermilch produziert werden, bedeutet dies theoretisch einen zusätzlichen Energiebedarf von bis zu 800 kcal. Hauptenergiequelle für den Säugling sind in dieser Phase Fettkalorien. Da in der Schwangerschaft an Hüfte und Oberschenkeln zusätzlich Fettspeicher angelegt werden, verfügt die Mutter über ausreichende Reserven, die in der Stillphase gut mobilisiert werden können. Diese besonderen Fettdepots sind von der Natur gleichsam für die Stillzeit vorgesehen und lassen sich beim normalen Fasten nur schlecht verkleinern.

Zwar wird immer wieder empfohlen, daß die stillende Mutter mehr Nahrung zu sich nehmen soll, für übergewichtige Mütter gilt das aber weniger, weil sie ohnehin überreichliche Reserven besitzt. Allerdings darf die stillende Mutter ihre Nahrungsaufnahme nicht zu sehr einschränken, weil dann die Nährstoffversorgung nicht mehr gesichert ist. Problemlos ist eine langsame Gewichtsabnahme übergewichtiger Frauen während der Stillzeit in der Größenordnung von 2 bis 4 kg. Die Zusammensetzung der Nahrung unterscheidet sich nicht von der während der Schwangerschaft, allerdings liegt der Kalziumbedarf in der Stillzeit eher noch höher.

Übergewichtige Frauen können genauso Kinder bekommen wie schlanke Frauen, allerdings ist ihr Gesundheitsrisiko während einer Schwangerschaft etwas höher. Bei einer ausgewogenen kohlenhydratreichen Ernährung braucht die Schwangerschaft nicht zu einer bleibenden Erhöhung des Gewichts zu führen. In der Stillphase werden vor allem die Fettdepots im Bereich der Hüfte und Oberschenkel mobilisiert. Deutlich kalorienreduzierte Diäten sind in der Schwangerschaft und Stillzeit allerdings nicht ratsam.

# Übergewicht bei Kindern und Jugendlichen

Auch im Kindes- und Jugendalter ist Übergewicht immer häufiger anzutreffen. In den letzten Jahren war das Übergewicht gerade in diesen Altersgruppen auf dem Vormarsch. In den Industriestaaten sind zur Zeit zwischen 15 und 25% der Kleinkinder (1–5 Jahre), Schulkinder (6–11 Jahre) und Jugendlichen (12–18 Jahre) mehr oder weniger übergewichtig.

## Wie kann man Übergewicht bei Kindern messen?

Bei Kindern ist es schwieriger als bei Erwachsenen, eine Gewichtseinteilung vorzunehmen, da neben der Körpergröße auch das Alter berücksichtigt werden muß. Hinzu kommt, daß sich während des Wachstums auch die Körperproportionen verändern und der BMI der Kinder und Jugendlichen somit gewissen natürlichen Veränderungen unterliegt.

Während das Fettgewebe bei der *Geburt* noch relativ schwach ausgebildet ist, nehmen die Babys im Verlauf des ersten Lebensjahres deutlich an Gewicht und Fettmasse zu. Nach dieser ersten »Füllungsphase« vermindert sich die Körperfettmasse mit *Beginn des 2. Lebensjahres* wieder, die Kinder kommen in eine längere Wachstumsphase (bis etwa zum *7./8. Lebensjahr*). Die zweite »Füllungsphase« beginnt normalerweise um das *8. Lebensjahr* herum und endet vor der Pubertät. Bei Kindern, die zu Übergewicht neigen, beginnt diese zweite Füllungsphase häufig aber schon früher. Je früher dieser »Wendepunkt« erreicht wird, desto größer scheint das Risiko zu sein, als Kind Übergewicht zu entwickeln. In der *Pubertät*, also ab dem 12. bis 14. Lebensjahr, steht wiederum das Längenwachstum im Vordergrund. Aber auch hier kann es vor allem bei Mädchen zu einer stärkeren Gewichtszunahme kommen.

Die am häufigsten angewandte Methode, um das Körpergewicht von Kindern und Jugendlichen anzugeben, ist die Ermittlung der sog. *Gewichtsperzentile*, in die Gewicht und Größe eingehen. Die 50%-Perzentile bedeutet, daß von 100 Kindern 50 unterhalb und 50 oberhalb dieses Wertes liegen. Von Übergewicht spricht man dann, wenn die 90%-Perzentile überschritten wird. Um rasch die Gewichtsperzentile ablesen zu können, wurden sog. *Somatogramme* erstellt (Abb. 20a und b). Aufgrund des unterschiedlichen Wachstumsverhaltens müssen für Jungen und Mädchen getrennte Somatogramme verwendet werden.

Nachfolgend wollen wir Ihnen einige Beispiele geben, wie Sie feststellen können, ob Ihr Kind tatsächlich übergewichtig ist. Sie benötigen dazu lediglich die Körpergröße, das Körpergewicht und das Geschlecht.

**Beispiel 1:**

Junge, 6 Jahre alt, 27 kg schwer bei einer Größe von 128 cm. Gemäß Somatogramm auf Seite 240 liegt dieser Junge etwa auf der 70%-Perzentile und ist somit normalgewichtig.

**Beispiel 2:**

Mädchen, 13 Jahre alt, 57 kg schwer bei einer Größe von 158 cm. Nach dem Somatogramm auf Seite 239 liegt das Mädchen jenseits der 90%-Perzentile und ist damit übergewichtig.

Inzwischen gibt es auch geschlechts- und altersspezifische Somatogramme für den Körpermassenindex, die sich für die Beurteilung des Körpergewichts ebenfalls gut eignen und sich international mehr und mehr durchsetzen.

## ☰ Ursachen des Übergewichts bei Kindern und Jugendlichen

### ☰ Falsche Ernährung, Bewegungsmangel, Erbanlagen

Bei Kindern und Jugendlichen gelten falsche Ernährung und Bewegungsmangel sowie erbliche Veranlagung ebenso wie bei Erwachsenen als Hauptursachen für das Übergewicht.

Der **Bewegungsmangel** spielt hierbei wahrscheinlich eine noch größere Rolle als bei den Erwachsenen. Die Kinder und Jugendlichen von heute bewegen sich aufgrund eines veränderten Freizeitverhaltens deutlich weniger als noch vor 20 Jahren. Interessant ist dabei die Beobachtung, daß ein direkter Zusammenhang zwischen Fernsehzeit und Übergewicht festgestellt wurde. Je mehr Zeit die Kleinen vor der »Glotze« verbringen, um so größer wird ihr Risiko, dick zu werden.

Auch die heutige **Ernährungsweise** mit hohem Fett- und niedrigem Kohlenhydratverzehr ist am Übergewicht unseres Nachwuchses mitschuldig. Besonders beliebt sind bei Kindern und Jugendlichen kalorienreiche, aber relativ nährwertarme Nahrungsmittel wie Hamburger oder Pommes frites sowie alle Arten von Süßigkeiten.

Gewicht für Körpergröße
Mädchen 50-120 cm

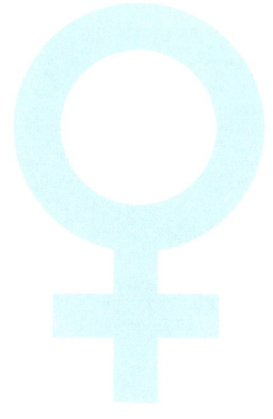

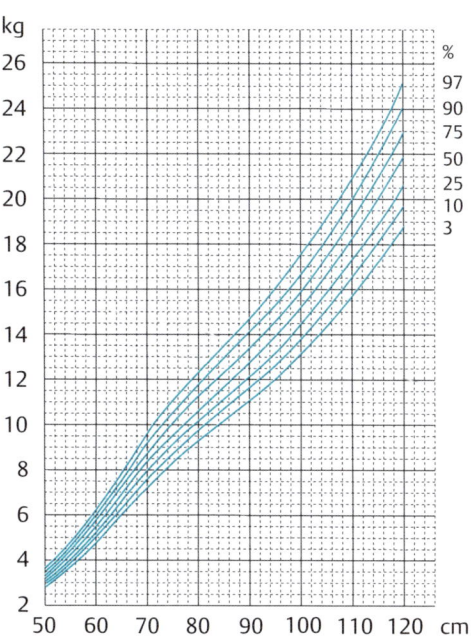

Mädchen 100-160 cm

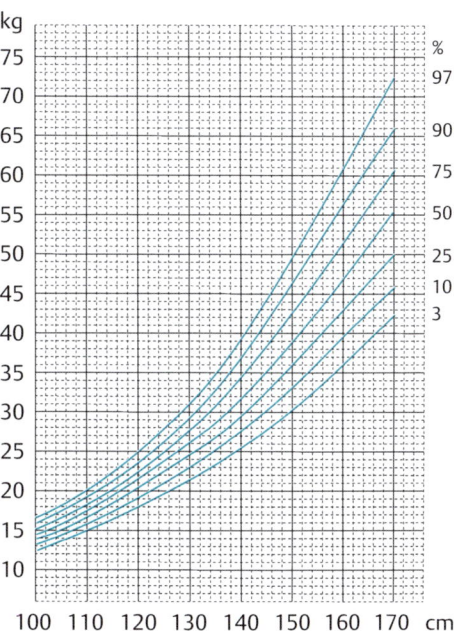

Abb. 20a
Somatogramme für Mädchen.
Verbinden Sie das Gewicht des Kindes
(Vertikale) mit der Körpergröße
(Horizontale) und lesen Sie die
Perzentile am Schnittpunkt ab.

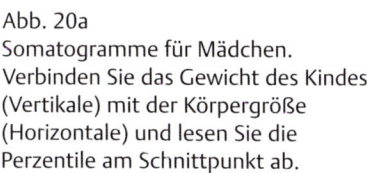

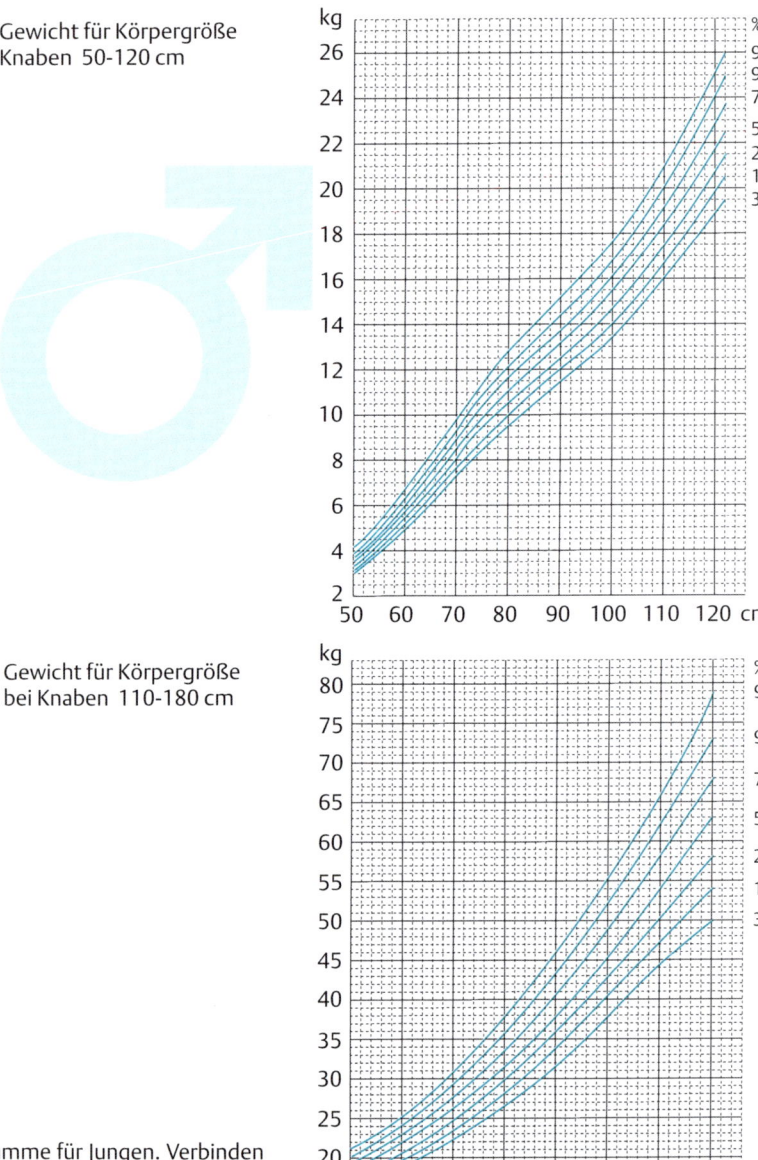

Gewicht für Körpergröße
Knaben 50-120 cm

Gewicht für Körpergröße
bei Knaben 110-180 cm

Abb. 20b
Somatogramme für Jungen. Verbinden
Sie das Gewicht des Kindes (Vertikale)
mit der Körpergröße (Horizontale) und
lesen Sie die Perzentile am
Schnittpunkt ab.

Die **Erbanlagen** haben beim »Dickwerden« im Kindesalter wahrscheinlich eine besondere Bedeutung. Kinder übergewichtiger Erwachsener werden viel häufiger dick als Kinder schlanker Eltern. Manche Studien zeigten auch, daß schlanke Kinder von übergewichtigen Eltern weniger Kalorien brauchen, um ihr Gewicht zu halten, als schlanke Kinder von schlanken Eltern. Würden sie aber – so vermutet man – die gleichen Kalorienmengen essen, so würden sie wahrscheinlich zunehmen. Kinder und Jugendliche, bei denen ein oder beide Elternteile übergewichtig sind, haben daher ein größeres Risiko, selbst dick zu werden.

Ähnlich wie bei den Erwachsenen haben auch Kinder aus niedrigeren Gesellschaftsschichten häufiger Übergewicht als Sprößlinge aus »den besseren Kreisen«. Warum dies so ist, dafür werden ähnliche Gründe wie bei den Erwachsenen angeführt. So stehen Eltern aus niedrigeren Gesellschaftsschichten meist unter stärkerem Streß, was es ihnen schwerer macht, ihren Aufgaben bei der Kindererziehung gerecht zu werden. Besonders ungünstig ist es, wenn die Kleinen mit Süßigkeiten ruhiggestellt werden, wenn regelmäßige Mahlzeiten fehlen oder wenn Kinder mit fettreichem »Fast-Food« wie Pommes frites abgespeist werden. Solche negativen Erziehungseinflüsse kommen natürlich in allen Gesellschaftsschichten vor.

Ganz entscheidend – was Bewegung, Nahrungsauswahl und Eßverhalten angeht – ist die **Vorbildfunktion der Eltern**. Kinder übernehmen viele Verhaltensweisen ihrer Eltern, egal ob diese positiv oder negativ sind. Eltern können daher durch geregelte Mahlzeiten und eine ausgewogene Nahrungsmittelauswahl dafür sorgen, daß Kindern die Gewöhnung an eine gesunde Ernährungsweise leichter fällt. Kinder, die regelmäßig ein Frühstück, Mittag- und Abendessen erhalten, geraten weniger in Versuchung, zwischendurch große Mengen von Snacks und Süßigkeiten in sich hineinzustopfen. Kinder, die auf geregelte Mahlzeiten verzichten müssen und von »Fast-Food« leben, greifen dagegen häufiger zu Süßigkeiten.

Der *Verlust der Großfamilie* und die dadurch bedingte chronische Überforderung der Eltern durch Beruf und Kindererziehung sowie andere ungünstige soziale Entwicklungen, wie der Mangel an Nachbarschaftskontakten, tragen dazu bei, daß es für viele Eltern nicht gerade leicht ist, ihren Sprößlingen zu einer vernünftigen Ernährung und überhaupt zu einer gesunden Lebensweise zu verhelfen. Gerade fett- und zuckerreiche Nahrungsmittel sind für Kinder und Jugendliche besonders schmackhaft und damit attraktiv. Solche Speisen lassen sich ohne großen Aufwand besorgen und sind auch verhältnismäßig billig. Den Rest besorgt die allgegenwärtige Werbung, die eine derart einseitige und minderwertige Ernährung noch als besonders erstrebenswert verpackt.

Diese Manipulation beginnt bereits im frühesten Kindesalter. Denken Sie nur an die »Quengelware« in den Supermärkten: Vor den Kassen türmen sich Regale mit allen Arten von Süßigkeiten, um gestreßte Eltern durch das Quengeln ihrer Kleinen zum Kauf von Süßigkeiten zu animieren. Welche Mutter oder welcher Vater ist nicht froh, wenn der Nachwuchs dann endlich Ruhe gibt. Dieses Beispiel zeigt auch, daß Kinder in der heutigen Zeit mitten im Visier profitorientierter Verkaufsstrategien stehen und leider keine Lobby haben, die sie vor solchen Auswüchsen der Konsumwelt schützt.

## Seltene organische Ursachen des Übergewichts

Es gibt einige seltene Störungen, die mit Übergewicht einhergehen und meist im Kindes- und Jugendalter beginnen. Organische Ursachen sind aber höchstens für 1 bis 3% aller Fälle von Übergewicht verantwortlich. Dazu zählt das Prader-Willi-Syndrom, bei dem es neben Kleinwuchs, Muskelschwäche, verminderter Intelligenz auch zu extremem Übergewicht infolge von krankhafter Eßsucht kommt. Dieses Krankheitsbild ist aber sehr selten. Auch durch Sauerstoffmangel oder andere schwerwiegende Zwischenfälle (Traumen) vor oder während der Geburt kann es zu einer bleibenden Schädigung des Appetit- und Sättigungszentrums im Gehirn kommen, die dann eine massive Fettsucht verursachen kann. Solche Fälle sind aber ebenfalls sehr selten.

Hormonstörungen im Kindes- und Jugendalter können etwas häufiger eine Ursache von Übergewicht sein. Erwähnt sei in diesem Zusammenhang die *Unterfunktion der Schilddrüse*, ein *Mangel an Wachstumshormon* sowie ein *Mangel männlicher Geschlechtshormone* bei Jungen während und nach der Geschlechtsreife. Während es für die oben genannten Krankheiten so gut wie keine Behandlung gibt, können Hormonstörungen fast immer gut therapiert werden.

## Wird die Neigung zum Übergewicht im Mutterleib angelegt?

Eine relativ neue Erkenntnis ist, daß auch das *Milieu* und die *Entwicklung im Mutterleib* das Risiko eines neugeborenen Kindes beeinflussen können, im späteren Leben übergewichtig zu werden. Eine *Mangelernährung in der frühen Schwangerschaft* scheint beispielsweise die spätere Entstehung von Übergewicht zu fördern. In den letzten Jahren wurde außerdem festgestellt, daß Erwachsene, die bei ihrer eigenen Geburt *untergewichtig* waren oder ein *hohes Geburtsgewicht* aufwiesen, häufiger dick sind, aber auch häufiger andere Krankheiten wie Diabetes, Bluthochdruck und Arteriosklerose bekommen als Erwachsene mit normalem Geburtsgewicht.

## Werden aus dicken Kindern dicke Erwachsene?

*»Die pummeligen Kleinen werden sich schon auswachsen, wenn sie älter werden«.* Diese im Volksmund weit verbreitete Meinung stimmt leider nicht. Dicke Kinder sind viel stärker als ihre schlanken Altersgenossen gefährdet, als Erwachsene auch dick zu sein. Je älter die übergewichtigen Kinder sind, um so größer ist die Wahrscheinlichkeit, daß sie auch als Erwachsene mit ihren Pfunden zu kämpfen haben. Bei Kleinkindern bis zu 3 Jahren ist das Risiko niedriger als bei 7jährigen und bei diesen wiederum geringer als bei Jugendlichen. Von den übergewichtigen 10- bis 13jährigen sind etwa 70% auch als Erwachsene übergewichtig und haben dann lebenslang mit diesem Problem zu kämpfen.

## Die Behandlung von Übergewicht bei Kindern und Jugendlichen

### Gefährdet Übergewicht die Gesundheit der Sprößlinge?

Übergewichtige Kinder und Jugendliche haben im Vergleich zu ihren schlanken Altersgenossen einen *höheren Blutdruck* und *höhere Cholesterinwerte*. Die *Geschlechtsreifung* erfolgt bei übergewichtigen Kindern etwas schneller als bei schlanken, erkennbar daran, daß die Pubertät in der Regel früher einsetzt. Allerdings haben die wenigsten Kinder und Jugendlichen sofort gesundheitliche Probleme durch ihr Übergewicht, so daß die meisten nicht einsehen, warum sie Gewicht abnehmen sollen. Zweifellos am stärksten leiden übergewichtige Kinder und Jugendliche unter *Hänseleien* ihrer schlanken Altersgenossen. Es sollte aber nicht außer acht gelassen werden, daß Erwachsene, die bereits im Kindes- oder Jugendalter übergewichtig waren, auch durch das längere Bestehen des Übergewichts gesundheitlich gefährdet sind.

## Was Sie als Eltern selbst tun können

Bei der Behandlung übergewichtiger Kinder und Jugendlicher muß das gesamte *Umfeld* berücksichtigt werden. Von entscheidender Bedeutung ist hierbei natürlich die *Einbeziehung der Familie*. Den größten Erfolg bei einer Gewichtsabnahme haben die Kinder und Jugendlichen, bei denen die ganze Familie mitmacht. Ein 6- oder 10jähriger wird nicht einsehen, warum er sich mit magerer Putenbrust oder fettarmem Joghurt begnügen soll, wenn seine Eltern und Geschwister bei Schweinebraten und Sahnetorte schlemmen.

Genauso verhält es sich mit der *körperlichen Bewegung*: Wenn Mama und Papa ihre Freizeit nur im Liegestuhl oder vor dem Fernseher verbringen, wird sich das Kind kaum zum begeisterten Sportler entwickeln. Wenn aber die Eltern mitmachen und sportliche Interessen fördern, sind die Aussichten wesentlich günstiger.

Ähnlich wie bei Erwachsenen muß auch bei Kindern und Jugendlichen zunächst überprüft werden, inwieweit eine falsche Ernährung für das Übergewicht verantwortlich ist. Trifft dieser Punkt zu, dann sollte selbstverständlich eine Ernährungsumstellung angestrebt werden. Dabei gelten dieselben Empfehlungen wie für Erwachsene: fettarm, kohlenhydratreich, viel Eiweiß, ausreichend Gemüse, Salat und Frischobst, wenig Süßigkeiten, wenig Gebäck und wenig »Fast-Food«. Der Hunger nach Süßigkeiten sollte vorzugsweise durch fettarme Speisen gestillt werden. Dafür eignet sich der Verzehr von Obst oder geringe Mengen an Süßigkeiten, z.B. Gummibärchen.

Besonders wichtig ist bei Kindern die Begrenzung von sehr kalorienhaltigen *Getränken* wie Cola, Limonaden und Obstsäften, zumal Kinder und Jugendliche verhältnismäßig mehr Kalorien durch Getränke aufnehmen als Erwachsene. Erfreulicherweise steht heute eine große Auswahl süßstoffgesüßter Limonaden und Cola-Getränke zur Verfügung. Daneben können auch verdünnte Fruchtsäfte oder Früchtetees getrunken werden.

Ideal wäre es außerdem, wenn Kinder und Jugendliche mehrmals (5–7mal) am Tag *kleinere Mahlzeiten* erhalten. Da der körpereigene Stärkespeicher bei Kindern kleiner als bei Erwachsenen ist und das Gehirn ständig eine ausreichende Glukosemenge benötigt, reagieren Kinder und Jugendliche auf Zuckermangel im Blut empfindlicher als Erwachsene und sind stärker auf eine regelmäßige Nahrungszufuhr angewiesen.

Eine wichtige Aufgabe für Eltern und Erzieher ist es, für eine geeignete *Eßatmosphäre* zu sorgen. Gemeinsam in ruhiger und entspannter Stimmung eingenommene Mahlzeiten verstärken die durch das Essen erlangte Befriedigung und das Sättigungsgefühl. Hektik, Streit oder zu hohe Anforderungen an die Eßmanieren der Kinder wirken sich dagegen negativ aus.

Natürlich ist es nicht einfach, den Sprößlingen einen *gesunden Ernährungsstil* anzuerziehen. Kinder und Jugendliche sehen noch weniger als Erwachsene ein, auf bestimmte Lebensmittel zu verzichten. Deshalb ist es wichtig, eine breite Palette von geeigneten Nahrungsmitteln und Speisen anzubieten. Dabei Lieblingsspeisen generell auszuschließen, ist sicherlich sinnlos. Bei Kindern und Jugendlichen fordern Verbote geradezu eine Widerstandshaltung heraus. Detaillierte Ernährungspläne wie bei Erwachsenen funktionieren bei Kindern und Jugendlichen kaum, da die Nahrungsaufnahme in diesem Alter sehr stark von spontanen Impulsen gesteuert ist.

*Regelmäßige körperliche Bewegung* zählt zu den wichtigsten Maßnahmen bei der Behandlung übergewichtiger Kinder. Am schwierigsten ist dabei zunächst, ein dickes Kind oder einen dicken Jugendlichen überhaupt zu mehr Bewegung zu motivieren. Das gelingt am besten, wenn man dem Kind die Wahl der Sportart überläßt und Familienangehörige oder Freunde ebenfalls mitmachen. Das *Spielerische* sollte betont, die Leistung eher hintangestellt werden. Nicht selten müssen zu Beginn einige Hürden überwunden werden, sei es Trägheit, mangelnde Gewohnheit, fehlende Vorbilder in der Familie oder im Freundeskreis, oder auch die Angst, von den anderen verspottet zu werden. Davon sollte man sich aber nicht entmutigen lassen, denn Kinder und Jugendliche lassen sich aufgrund ihres natürlichen Bewegungsdrangs leichter für körperliche Aktivitäten begeistern als Erwachsene. Ideal ist immer, wenn auch Bezugspersonen wie Eltern oder Freunde die sportlichen Interessen teilen. Es gibt viele Beispiele, wo es bei Kindern und Jugendlichen gelang, alleine durch mehr und regelmäßige körperliche Bewegung Übergewicht zu beseitigen.

Geradezu unerläßlich ist es, daß Kinder und Jugendliche trotz ihres Übergewichts von ihren Eltern *akzeptiert* werden. Leider kommt eine ablehnende Haltung dem eigenen übergewichtigen Kind gegenüber immer wieder vor. Unter solchen Bedingungen kann sich kein Selbstwertgefühl entwickeln, Behandlungsbemühungen werden nach kurzer Zeit scheitern. Dies ist deshalb so schlimm, weil übergewichtige Kinder und Jugendliche bei ihren Altersgenossen ohnehin oft großen Vorurteilen ausgesetzt und dem seelisch noch weniger gewachsen sind als Erwachsene. Das Selbstbewußtsein beginnt sich in diesem Alter erst langsam zu formen und zu festigen. Rückhalt in der eigenen Familie und insbesondere Verständnis und Einfühlungsvermögen der Eltern sind daher für den Behandlungserfolg außerordentlich wichtig.

## Stationäre Behandlungsangebote

Je größer das Gewichtsproblem und je ungünstiger die häusliche Umgebung ist, desto geringer sind die Erfolgsaussichten mit den genannten Maßnahmen. Wenn alle Therapiebemühungen am Wohnort vergeblich waren, kann es sinnvoll sein, das Kind bzw. den Jugendlichen aus der häuslichen Umgebung herauszunehmen und eine Behandlung in einer *Spezialeinrichtung* für übergewichtige Kinder und Jugendliche zu versuchen. Das kann im Rahmen von *mehrwöchigen Sommerferienprogrammen* geschehen, wie sie von mehreren Kinderfachkliniken angeboten werden, in besonders schwierigen Fällen kann aber auch eine stationäre Behandlung über einen *mehrmonatigen Zeitraum* sinnvoll sein. Die Kinder und Jugendlichen erhalten dort eine kalorienbegrenzte Ernährung und nehmen an einem täglichen Sportprogramm teil. Sie lernen dabei auch, mit Nahrungsmitteln umzugehen und ihr Eßverhalten langsam zu verändern. In den meisten Fällen gelingt auf diese Weise eine gute Gewichtsabnahme.

Diese sehr kostspielige Maßnahme ist jedoch nur dann zu rechtfertigen, wenn sichergestellt ist, daß danach eine fachgerechte *Weiterbetreuung* am Wohnort stattfindet. Dies ist erfahrungsgemäß weitaus schwieriger als die eigentliche stationäre Behandlung, weil es bisher viel zu wenig Möglichkeiten für eine qualifizierte, ambulante Behandlung des Übergewichts gibt. Ohne eine langfristige Weiterbetreuung ist der Gewichtserfolg jedoch höchst gefährdet, da die meisten Jugendlichen schnell in ihre alten Gewohnheiten zurückfallen und im Nu wieder zunehmen.

Adressen entsprechender Kliniken sind über die Deutsche Adipositas-Gesellschaft e.V. erhältlich (Adresse s. S. 254).

## Ambulante Betreuungsprogramme

In Deutschland existieren bislang nur einige wenige ambulante Behandlungsprogramme für übergewichtige Kinder und Jugendliche, die zudem viel zu wenig bekannt sind. Diese Programme beinhalten in der Regel *familientherapeutische*, gelegentlich auch *gruppentherapeutische* Ansätze. Sie gehen meist über mindestens 1 Jahr und zielen immer auf eine langfristige Verhaltensänderung ab. Diese sinnvollen und durchaus erfolgreichen Angebote sind leider bisher nur in wenigen Städten vorhanden.

Von *schulärztlicher* Seite gibt es vereinzelt Bemühungen um eine Vorbeugung des Übergewichts. Allerdings handelt es sich auch hier nur um Einzelinitiativen, die in keiner Weise dem gewaltigen Bedarf gerecht werden.

## Wie sollen übergewichtige Kinder und Jugendliche **nicht** behandelt werden?

Die meisten Ernährungstherapien, die sich bei Erwachsenen bewährt haben, sind für Kinder und Jugendliche nicht oder nur bedingt geeignet. Das gilt besonders für alle Diäten mit *starker Kalorienbegrenzung* (< 1000 kcal/Tag), da eine Versorgung des Körpers mit wichtigen Nährstoffen nicht gesichert ist. Da sich Kinder und Jugendliche im Wachstum befinden, ist der Bedarf für bestimmte Nährstoffe wie Eiweiß, Kalzium und andere Nährstoffe im Verhältnis höher als bei Erwachsenen. Auch viele *verhaltenstherapeutische Ansätze* sind bei Kindern und Jugendlichen wenig wirksam. *Chirurgische Maßnahmen* dürfen bei Kindern und Jugendlichen nicht angewandt werden. *Medikamente* zur Gewichtsabnahme, insbesondere Appetitzügler, sind bei Kindern und Jugendlichen grundsätzlich verboten.

Die Behandlung des Übergewichts bei Kindern und Jugendlichen unterscheidet sich in wesentlichen Punkten von der Behandlung übergewichtiger Erwachsener. Entscheidend ist aber auch hier ein mehrgleisiges Konzept, das die gesamte Lebenssituation berücksichtigt und langfristig angelegt ist. Am wichtigsten sind wiederum eine fett- und zuckerarme Ernährung und mehr Bewegung. Die Erfolgsaussichten sind nur dann gut, wenn die gesamte Familie in die Behandlung eingebunden ist.

# So können Sie Übergewicht auf Dauer vermeiden

## ≡ Empfehlungen für Kinder und Jugendliche

Das wichtigste, was Sie tun können, um Ihre Sprößlinge schlank zu halten, ist, in Ihrer Familie ein gesundes Ernährungsverhalten zu fördern und für regelmäßige körperliche Bewegung zu sorgen. Wie bereits angesprochen, ist der Mangel an **körperlicher Bewegung** heute eine der Hauptursachen für Übergewicht.

- Halten Sie Ihre Kinder unbedingt zu Sport, Spielen im Freien, Fahrradfahren, Laufspielen etc. an!

- Sorgen Sie dafür, daß Ihr Kind nicht immer mit dem Auto oder mit dem Bus in die Schule gebracht wird, lassen Sie es statt dessen – sofern es die Verkehrssituation zuläßt – so oft wie möglich zu Fuß gehen oder mit dem Fahrrad fahren.

- Suchen Sie in der Umgebung Ihrer Wohnung nach Spielplätzen, Grünflächen etc., wo sich Ihr Kind austoben kann.

- Melden Sie Ihr Kind in einem Sportverein, einer Gymnastikgruppe oder zum Ballett an.

- Machen Sie selbst mit Ihrem Kind Spiele, bei denen Bewegung gefordert ist.

- Gewöhnen Sie Ihr Kind so früh wie möglich an körperliche Bewegung, dann wird es an dem Gewohnten gerne von selbst festhalten. Vergessen Sie dabei nicht: Der beste Anreiz ist immer das Vorbild der Eltern. Wenn Sie selbst Sport treiben und sich viel bewegen, wird sich Ihr Kind fast automatisch mehr bewegen.

Allerdings fehlt es oft an ausreichendem Freiraum, zumal die modernen Großstädte oft enge Grenzen setzen. Hier ist unsere gesamte Gesellschaft gefordert: Durch die Schaffung von Spielplätzen, Grünanlagen, verkehrsberuhigten Zonen, Spielstraßen, durch mehr Sportunterricht in der Schule, Gestaltung des Schulgeländes für geeignete Spiele in den Pausen, um nur einige Beispiele zu nennen.

Leider scheitern viele Ideen an anderen kommerziellen Interessen oder an finanziellen Engpässen, während z. B. riesige Beträge für den Ausbau des Straßennetzes oder kulturelle Einrichtungen für Erwachsene ausgegeben werden.

Last but not least muß an die Toleranz der Erwachsenen appelliert werden, spielende Kinder zu ertragen, auch wenn damit ein gewisser Lärmpegel verbunden ist (der meist schlimmere Verkehrslärm wird ja auch klaglos hingenommen), und ihnen genügend Freiraum zu gewähren.

Die Förderung einer **gesunden Ernährung** ist eine Aufgabe, die heute immer wichtiger, aber auch schwieriger wird. Die ständige Verfügbarkeit der meisten Lebensmittel und deren oft minderwertige Qualität hat besonders auf das Eßverhalten von Kindern und Jugendlichen einen negativen Einfluß. Empfehlenswert ist dagegen eine abwechslungsreiche Kost, wie sie im Kapitel »Die Behandlung des Übergewichts« (s. S. 84 ff.) beschrieben wurde.

Bei *Kindern unter 5 Jahren* sind aber einige Besonderheiten zu beachten: Kindern unter 2 Jahren sollten nur Vollmilch und keine fettarme oder Magermilch erhalten, Kinder im Alter zwischen 2 und 5 Jahren sollten keine Magermilch (0,3% Fett), sondern allenfalls fettarme Milch (1,5% Fett) erhalten. Denn Milch ist für viele Kinder eine wesentliche Quelle für fettlösliche Vitamine und Mineralstoffe.

Verschiedene Untersuchungen weisen darauf hin, daß gestillte Kinder weniger zu Übergewicht neigen als Kinder, die nicht gestillt wurden. *Stillen* scheint also in gewissem Maße vor Übergewicht zu schützen.

Auch heute wird häufig noch der Fehler gemacht, daß Kleinkinder wohlmeinend regelrecht gemästet, aber auch mit Essen ruhiggestellt werden. Man sollte sich vor allem bei Kleinkindern besser auf das natürliche Hunger- und Sättigungsgefühl verlassen und allzuviele Vorgaben meiden.

Neueste Forschungsergebnisse deuten darauf hin, daß ein zu hoher Eiweißanteil in der Nahrung bei Kindern Übergewicht begünstigen könnte. Deshalb sollte man bei Kindern mit der Gabe von fettarmen oder fettreduzierten Lebensmitteln zurückhaltend sein, da in diesen Produkten der Eiweißanteil oft besonders hoch ist. Es könnte daher bei Kindern günstiger sein, von Produkten mit normaler Fettstufe eine geringere Menge zu essen als größere Mengen von fettreduzierten Lebensmitteln. Mit Streich- und Kochfetten bzw. Ölen sollte man immer sparsam umgehen, günstige Zubereitungsarten wählen und natürlich auch den Verzehr von Kuchen, Süßigkeiten und Snacks sowie »Fast-Food« auf ein vernünftiges Maß begrenzen. Der Hunger auf Süßigkeiten läßt sich z. T. durch das Angebot von Obst gut eindämmen. Ein völliges Verbot von Süßigkeiten bzw. »Fast-Food« ist nicht nur sinnlos, sondern kann geradezu eine gegenteilige Wirkung haben: Was man gelegentlich essen darf, reizt viel weniger als Verbotenes.

Wichtig erscheint uns wiederum das Vorleben der Eltern und – damit verbunden – eine Gewöhnung an eine gesunde Ernährung. *Vorbild* und *Gewohnheit* sind bei Kindern zweifellos viel wirkungsvoller als bloße Informationen, selbst wenn sie kindgerecht vermittelt werden. Da unsere Geschmacksvorlieben und unsere Essensweise in hohem Maße durch die frühkindliche Erziehung geprägt werden, stehen bei Kindern die Chancen besonders gut, durch eine richtige Weichenstellung eine lebenslang gesunde Ernährungsweise zu fördern. Schließlich sei noch angemerkt, daß man Vorbeugung natürlich auch übertreiben kann. Eine zu strikt durchgeführte kohlenhydratreiche, fettarme »Müsli- und Rohkosternährung« – so gut sie auch gemeint sein mag – wird Kindern meist nicht gerecht und kann im Einzelfall sogar schaden.

## Empfehlungen für Erwachsene

Auch im Erwachsenenalter kann der Entstehung des Übergewichts durch eine gesundheitsbewußte Lebensführung vorgebeugt werden. Im Mittelpunkt stehen dabei wiederum eine *ausgewogene Ernährung* und *regelmäßige körperliche Bewegung*. Deren Bedeutung soll hier nicht mehr in allen Einzelheiten erläutert werden, dies ist bereits an anderer Stelle ausführlich geschehen.

Was die Ernährung betrifft, sei zumindest kurz erwähnt, daß vor allem der *Fettkonsum* eingeschränkt werden sollte, während Lebensmittel, die vorwiegend komplexe Kohlenhydrate enthalten, praktisch unbegrenzt verzehrt werden können. In der heutigen Zeit sehr wichtig, weil längst nicht mehr die Regel, ist die Einhaltung *regelmäßiger Mahlzeiten*. Es mag auf den ersten Blick kurios erscheinen, aber Menschen ohne regelmäßige Essenszeiten laufen größere Gefahr, übergewichtig zu werden, als Menschen, die bestimmte Essenszeiten beachten. Beispielsweise hat eine Untersuchung ergeben, daß Erwachsene, die fast nie frühstücken, größere Gewichtsprobleme haben als Erwachsene, die regelmäßig ein Frühstück einnehmen und sich auch sonst an gewisse Essenszeiten halten. Die Gründe dafür sind nicht ganz klar. Es liegt aber nahe, daß Menschen ohne Frühstück dieses Kaloriendefizit im Laufe des Tages mehr als ausgleichen und dabei besonders häufig zu fett- und kalorienreichen Lebensmitteln wie z. B. Schokoriegeln greifen. Menschen ohne geregelte Eßgewohnheiten ernähren sich wahrscheinlich unbewußter als Menschen, die Wert auf geregelte Mahlzeiten legen.

Als besonders kritische Zeit für eine Gewichtszunahme gilt das Alter zwischen 30 und 40 Jahren. *Männer* haben dann oft eine feste berufliche Position erreicht, in der sie stark gefordert sind, so daß bisherige sportliche Aktivitäten eingeschränkt oder ganz aufgegeben werden. Selbst Männer, die zuvor im Verein regelmäßig Sport getrieben haben, nehmen nicht selten in wenigen Jahren 10 Kilo und mehr zu, zumal sich auch die sonstigen Freizeitaktivitäten zugunsten sitzender Tätigkeiten verschieben. *Frauen* sind in diesem Alter meist noch viel gewichts- und körperbewußter. Schwangerschaft und Kinderbetreuung sind aber oft so anstrengend, daß sie immer weniger auf ihre Ernährung achten. Die stärkste Gewichtszunahme beobachtet man bei Frauen zwischen dem 40. und 50. Lebensjahr. In diesem Alter sind die Kinder oft schon erwachsen, der Beginn der Wechseljahre – verbunden mit Befindlichkeitsstörungen und Stimmungsschwankungen – stellt für viele eine starke seelische Belastung dar, so daß sie sich weniger um die Ernährung kümmern, im Essen aber auch Entspannung und Trost suchen. Auch durch Veränderungen des Stoffwechsels infolge der Hormonumstellung wird eine Gewichtszunahme begünstigt.

Überhaupt muß man wissen, daß der *Kalorienbedarf* mit dem Älterwerden abnimmt. Die meisten Kalorien verbraucht der Mensch im Alter zwischen 15 und 25 Jahren. Mit steigendem Lebensalter geht der Grundumsatz dann aber jährlich um etwa 1% zurück, so daß bereits bei gleichbleibenden Nahrungsmengen mit einem Gewichtsanstieg gerechnet werden muß. Da sich die meisten Menschen mit dem Älterwerden auch weniger bewegen, werden auch dafür weniger Kalorien benötigt. Der Gewichtsanstieg mit dem Älterwerden läßt sich also nur verhindern, wenn die Essensportionen kleiner werden. Einen zusätzlichen Schutz bietet wiederum die regelmäßige körperliche Bewegung. Wer weiter sportlich aktiv bleibt oder einen körperlich anstrengenden Beruf ausübt, läuft weniger Gefahr, Gewicht zuzulegen.

Die Gewichtszunahme mit dem Älterwerden entwickelt sich in der Regel schleichend. Dementsprechend machen sich die wenigsten Menschen deswegen Gedanken oder ziehen daraus Konsequenzen. Erst wenn 10 oder 20 Kilo zusätzlich auf die Waage gebracht werden oder Hosen und Kleider aus allen Nähten platzen, wachen manche auf und nehmen ihr Gewichtsproblem zur Kenntnis. Dann gelingt es aber vielen schon nicht mehr, erfolgreich gegenzusteuern und ihr Gewicht wieder zu normalisieren. Deshalb ist es wünschenswert, nicht erst zu warten, bis »das Kind in den Brunnen gefallen ist«, sondern früher aktiv zu werden. Dann sind die Aussichten wesentlich günstiger, ein normales Körpergewicht zu behalten oder wiederzuerlangen. Bereits als junger Erwachsener – dies gilt vor allem für das männliche Geschlecht – sollte man auf sein Gewicht achten und durch eine angepaßte

Ernährung und regelmäßige körperliche Aktivität dem Übergewicht vorbeugen. Besondere Aufmerksamkeit ist dann geboten, wenn bereits andere Familienangehörige Gewichtsprobleme haben oder an Krankheiten wie Diabetes, Bluthochdruck bzw. Herz-Kreislauf-Erkrankungen leiden. Die Vermeidung von Übergewicht ist übrigens die erfolgreichste Maßnahme, um der Entstehung dieser Wohlstandskrankheiten entgegenzuwirken.

> Es ist eine alte, aber auch heute gültige Wahrheit, daß die Vorbeugung von Übergewicht leichter ist als die Behandlung. Daher sollten bereits Kinder und Jugendliche zu einer gesunden, ausgewogenen Ernährung, die wenig Fett und reichlich komplexe Kohlenhydrate enthält, und zu mehr Bewegung angehalten werden. Auch im späteren Leben sollten diese Prinzipien beherzigt werden. Bereits eine leichte Gewichtszunahme sollte Anlaß sein, seine Lebens- und insbesondere Ernährungsweise zu überprüfen und eventuell zu verändern.

# Nachwort

Wir hoffen, daß Sie nach der Lektüre dieses Ratgebers, selbst wenn Sie nur einzelne Kapitel gelesen haben, besser mit dem Problem Übergewicht umgehen können. Wie Sie sicher bemerkt haben, gibt es kein Patentrezept für das Schlankwerden. Vielleicht haben Sie aber dennoch die eine oder andere Anregung gefunden, die Ihnen in Zukunft hilft, Ihr Gewicht besser im Griff zu behalten. Wir wären auch zufrieden, wenn Sie ein kritischeres Urteilsvermögen gegenüber all den hochtrabenden Schlankheitsmethoden gewonnen hätten, die vielerorts angeboten werden, und dadurch vielleicht von unnützen Geldausgaben abgehalten werden.

Selbstverständlich kann auch ein umfangreicher Ratgeber nicht alle Fragen beantworten. Wenn Sie aber in Ihren Augen wichtige Themen vermissen oder auch Kritik bzw. Anmerkungen zu einzelnen Aussagen haben, so lassen Sie uns dies bitte wissen. Genauso würden wir uns freuen, wenn Sie uns über Ihre persönlichen Erfahrungen mit Schlankheitsmethoden berichten könnten. Sollte dieses Buch auf so viel Interesse stoßen, daß es eine weitere Auflage erlebt, dann wird Ihre Rückmeldung der Qualität dieses Ratgebers auf alle Fälle zugute kommen und auch zukünftigen Lesern von Nutzen sein.

# Adressen

**Deutsche Gesellschaft für Ernährung e. V. (DGE)**
Im Vogelsgesang 40
60488 Frankfurt/Main
Tel.: 0 69/9 76 80 30

Bei der DGE können Sie gut aufgemachte Broschüren zur richtigen Ernährung, zur Ernährung bei bestimmten Erkrankungen aber auch zu alternativen Ernährungsformen gegen eine entsprechende Schutzgebühr beziehen.

**Deutsche Adipositas-Gesellschaft e. V.**
Blumenweg 1
89294 Oberroth
Tel.: 0 83 33/41 94

Dies ist die Fachgesellschaft von Experten, die sich mit Übergewicht beschäftigen. Unter dieser Anschrift ist auch ein Verzeichnis von Kliniken mit dem Schwerpunkt der Behandlung von Übergewicht und Eßverhaltensstörungen erhältlich.

**Stiftung Warentest**
Postfach 30 41 41
10724 Berlin
Tel.: 0 30/2 63 10
Vertrieb:
Postfach 810 660
70523 Stuttgart
Tel.: 01 80/2 32 13 13
Das Heft 3 aus dem Jahr 1993 bewertet Schlankheitsmittel.

*Informationen zu Abnehmprogrammen:*

**»Abnehmen – aber mit Vernunft«**
Institut für Therapieforschung (IFT)
Parzivalstr. 25
80804 München
Tel.: 0 89/3 60 80 40

**Modifast, Optifast-Programm**
Wander GmbH
Wasastraße 10
29229 Celle
Tel.: 0 51 41/9 60 01

**BCM-Programm**
Deutsche Gesellschaft für gesundes Leben mbH
Darmstädter Str. 63–67
64404 Bickenbach
Tel.: 0 62 57/5 00 10

**Treffpunkt-Diät**
Gesellschaft für Gewichtsreduktionsschulung und Ernährungsberatung mbH (GfGE)
Carl-Benz-Str. 31
57299 Burbach
Tel.: 0 27 36/5 00 61

**Weight Watchers (Deutschland) GmbH**
Uhlandstr. 9
40237 Düsseldorf
Tel.: 02 11/9 68 60 oder 01 30/47 78

# Weiterführende Literatur

**Nährwerttabellen**

W. Wirths: Kleine Nährwerttabelle der Deutschen Gesellschaft für Ernährung. Umschau Verlag, Frankfurt 1994.

Kalorien mundgerecht. Umschau Verlag, Frankfurt 1993.

**Bücher zu Erkrankungen, die mit Übergewicht einhergehen können**

F. Haid-Fischer: Gesunde Beine – ein Leben lang. Venenleiden und Krampfadern. TRIAS, Stuttgart 1995.

C. Halhuber, M. Halhuber: Sprechstunde Herzinfarkt. Gräfe und Unzer, München 1995.

H. Mehnert, E. Standl: Handbuch für Diabetiker. TRIAS, Stuttgart 1991.

G. Schlierf, R.-D. Geiss, G. Vogel: Der Cholesterin-Ratgeber. TRIAS, Stuttgart 1992.

K. Undeutsch: Bluthochdruck. TRIAS, Stuttgart 1994.

G. Wolfram, J. M. Husemeyer: Ernährung bei Gicht. TRIAS, Stuttgart 1991.

**Bücher zum Thema Abnehmen und Ernährung**

H. Anemueller: Vollwerternährung – aber richtig. TRIAS, Stuttgart 1991.

A. Drosdek: Für immer schlank. TRIAS, Stuttgart 1993.

C. Nickel: Kein Pfund zuviel. TRIAS, Stuttgart 1992.

H. Oberritter: Gesund abnehmen. Wort und Bild Verlag.

V. Pudel: Ketchup, Big Mac, Gummibärchen. Beltz Quadriga Verlag, Weinheim 1995.

H. Scholz: Mineralstoffe und Spurenelemente. TRIAS, Stuttgart 1990.

# Sachverzeichnis